JN246593

# 障害受容はいのちの受容

丸山柾子
NPO法人スキップ前理事長

松尾清美
佐賀大学医学部 福祉健康科学部門 准教授

## 頸《けい》髄《ずい》損《そん》傷《しょう》からの社会復帰

ヒポ・サイエンス出版

# はじめに

## 障害受容＝いのちの受容

この本の目的は2つあります。

一つは、交通事故で重大な障害を受けた人が、どのようにその障害と向き合い、絶望と苦痛の中から自分を取り戻していくかを、頸髄損傷で首から下の自由を失った丸山芳郎さんと、妻・柾子さんの克明な記録から、その心の動きをともに辿りたいと思います。

生まれつきの障害に対して、あるとき、事故や病気などで身体に障害があらわれ、元の身体に戻らないようなケースを「中途障害」といいます。中途障害の場合、その障害を受け入れ、理解し、自分の生活や人生をつくり直すことになりますから、生まれつきの障害とはまた異なる労力と時間が必要になります。

どんなに重度な身体機能の障害でも、急性期から回復期までを治療・訓練し、慢性期には社会参加することを支援する総合リハビリテーションセンターや専門病院の医療職や関連職種（この本では総合せき損センターのスタッフ）は、障害受容の過程と重要性を良く理解しています。しかし、一般病院や救急病院では、それらの経験や実績がある医療職や関連職種を除いて、理解できないと思います。

障害を自分のものとして受け入れることを「障害受容」といいます。

障害受容には、時間もかかるし、苦痛もともない、智恵も必要です。本人にしかわからない絶望も経験します。また、一人ではできないことでもあるのです。障害受容は、本人と本人を支える人々の共同作業で達成されることでもあるのです。

マニュアルのような一つの方法があるものではなく、またどの道が正しいということでもありません。

１９９８年初冬、62歳のとき、国立大学の体育科教育学の教授であった丸山先生は、出張先で乱暴運転の車にはねられ、頸髄を損傷し、手術して入院生活を送ることになりました。入院生活で、最先端の治療を受けながらも、四肢麻痺という重度の後遺障害が残ることになり、電動車いすを使って生活することになったのです。入院中、さまざまな感情、思いを巡らせながら、次第に進むべき方向や気持ちを獲得して、職場復帰に希望を持ち、それを実現させます。

その間に、「障害者として生きる」のではなく、「これまでの自分に障害という新たな価値を得て生きる」という方向を見出し、「障害受容は、自分のいのちを受け入れることだ」と考えるようになりました。そして、事故から2年たった大学の最終講義の中で、受講者にこう伝えました。

「私は、事故で失ったものは非常に大きかった。しかし、得たものはそれ以上だった」。

この手記には、先が見えない状況の中、この思いに至るまでの本人と家族の厳しい道のりが示されています。本人と家族のさまざまな葛藤があり、毎日毎日考え、悩んで対処している状況があります。そして、本人と家族、そしてその支援者たちが、気持ちと気力を振りしぼって努力していることが分かります。

丸山先生は、教育者として大学院の講義やこの最終講義の中で、そしてＮＰＯを立ち上げていく中で、「いのちの受容」を実践し経験したことを背景にして、「いのちの講義」をされ、後輩達に託されました。

## 治療と障害受容を支える専門職の役割

この本の目的の二つ目は、頸髄損傷のような重い障害を負った人を、医療職や支援者、周囲の人がどのように支えるべきか、そして本人や家族とともに、どのように受け止めて、どのように支援していくかを考えることです。芳郎さんの身体と心を支え続けた医療職の専門治療と社会復帰への支援内容、アドバイスのタイミング、家族の支援、正しい情報などが時間の経過とともに理解することができます。加えて、家族や友人などの言葉、態度、準備内容や考え方などが、芳郎さんの心身の回復にどのように役立ったか、本文から読み取ることができます。

私は、芳郎さんに、「リハビリテーション工学士」として、「広義のリハビリテーション（社会活動の支援）」の立場から支援者として、中立の立場で「障害受容」や「思い」、「準備すべき内容」などについて解説させていただきます。

またⅡ部では、私が専門としているリハビリテーション工学について、理解を深めていただきたいと思います。この分野は誰にとっても重要であるにもかかわらず、あまりにも認識されていないのです。この分野の情報が不足すると、障害受容が遅れたり、「障害者」の自立（律）支援が損なわれることがあります。中途障害者の場合、その方を支援しようとする支援者（家族や医師、看護師、セラピスト、ケアマネジャーなど）の役割には、次のようなものがあります。

①「障害受容」の支援
②障害を補完する方法の工夫
③福祉用具や住環境の整備
④「環境を改善して生活を作り直そう、何とかなる」

という気持ちを少しずつ構築していくことです。

リハビリテーション工学では、本人と家族から生活方法や「したい生活」を聞き取ってから、③④の準備を行い、①②の実現を他の専門職の支援者と協力して工夫します。

大きな事故で、「体が不自由になったらもうだめだ」と思うのではなく、適切な治療を受けながら、時間をかけてその人の身体機能、生活方法にかなった福祉用具、住環境を獲得して、自立（律）生活を目指すことが、リハビリテーション（全人的復権）の基本だと思います。

私自身も21歳の学生のとき、第9胸髄を損傷して40年以上、車いすを使って生活をしていますが、障害受容は一度行われたら、「それでよし」とはなりません。環境が変わったり、時間とともに障害は変化していくのです。芳郎さんのような重症ではなかったから悩みもそれだけ小さい、というわけにもいきませんし、だから「ふつうの人」より悩みが大きいとも思いません。

障害はその重さでも大きさでもありません。本人の考え方次第なのです。車いすなどの福祉用具や、住宅などの環境因子を改善すれば、生活の障害や参加の障害は無くなったり小さくなったりします。そうすることで、生活への自信や意欲を獲得できる場合も少なくありません。このことを踏まえて、障害の考え方、障害との向き合い方、障害受容などの支援をする際には、環境因子を如何に改善するかを考えて欲しいのです。

芳郎さんの事例を通して、そのことも理解していただければ幸いです。

## 障害受容は個々それぞれ

身体に障害が現れ、生活への不安や心配事が払拭されなかったり、将来の生活が見えない間、心の中は全てにわたって不安定です。

自分の身体がどのような状態で、今後どのような生活になっていくのか、ある程度理解でき、望ましい方向へ向かっていける計画や目処が立って、はじめて障害受容の方向へ向かうものです。したがって、まず生活や生活方法の安定を図る支援が大切です。障害受容は、個々の心の中にあります。

周囲の人たちの適切な見守りと支援は、障害受容を促進してくれるものです。この本の中で、本人と家族の会話や、医療職の言葉への反応などからも障害受容過程をみることができます。障害受容は、百人百様で正解があるわけではなく、当人も支援者も、回り道、迷い道、つまずきながら進むものです。

周囲の人が「何とかして支えたい」と考え、本人の前向きな気持ちを引き出すことができれば障害受容はいい方向に向かうことがあります。当事者と周囲の人が、互いに理解しあうこと、心を合わせること、信頼しあうことのうえに、障害受容はあります。先述のように障害受容は共同作業なのです。「広義のリハビリテーション」とは、当事者に障害を受容してもらい、前向きになって社会参加してもらうことです。芳郎さんの言葉を借りれば、「いのちの受容」のための共同作業であると思います。

この本を通して、「身体には障害をもっているけれど、ふつうの人として生きたい」と考え、「人の心に残るような生き方」をされた丸山芳郎さんの教育論と、「いのちの受容」過程を読み取って頂き、医療者は今後の医療に、教育者は今後の教育に、支援者は今後の支援に生かしていただければ幸いです。

佐賀大学大学院医学系研究科
医学部附属地域医療科学教育研究センター福祉健康科学部門　准教授　松尾清美

障害受容はいのちの受容　頸髄損傷からの社会復帰　目次

CONTENT

# 第Ⅱ部　心に向き合うリハビリテーション

# 第Ⅰ部

# 障害に向き合う

丸山柾子

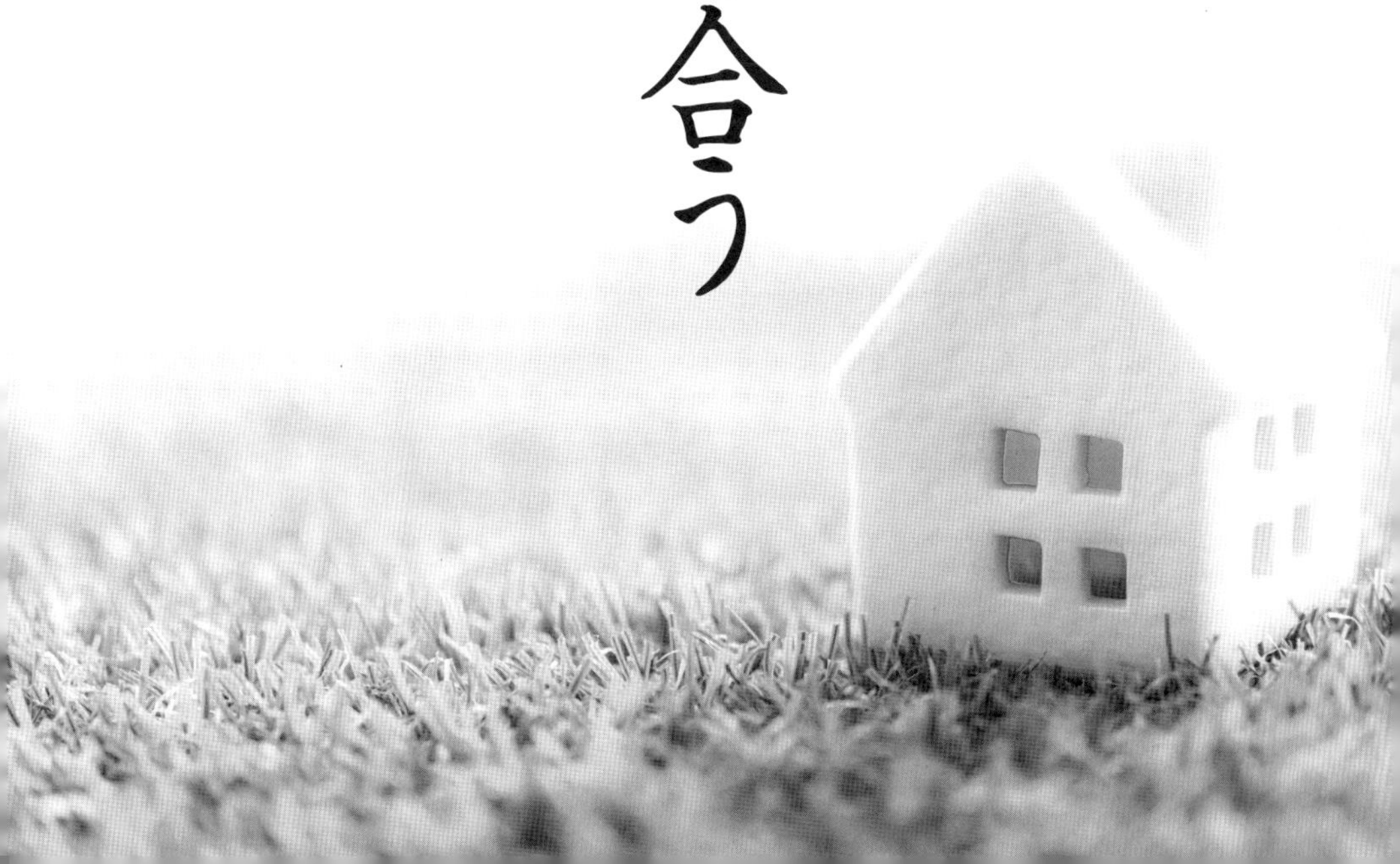

# 第一章　ある夜、突然の電話

## 突然の電話

新潟の晩秋にしては穏やかな11月末のある夜のことでした。その電話は、突然にありました。福岡県の見知らぬ病院からでした。福岡は夫の芳郎が出張でその日の午後出かけた先でした。「ご主人が交通事故にあって運ばれてきました。意識ははっきりしていますが、首を骨折して、手足に麻痺《まひ》がみられます。自呼吸はしていますが頸椎《けいつい》の5～6番がやられています」という内容でした。

私は、驚きはしましたが、「首の骨折」を、手足の骨折ぐらいにしか考えることができませんでした。駆けつけてくれた元看護師の友人があきれるくらい、私は落ちつき払っていました。医学に関して無知そのものでした。頸髄《けいずい》の損傷はあらゆる怪我のうちで最も悲惨な怪我の一つといわれているのだと、彼女はずいぶん後になって教えてくれました。

友人の説明で多少状況が理解できた私は心臓をどきどきさせながら、病院からの二度目の電話で、医師の説明をメモしました。メモ用紙には、「CT、MRI、呼吸ちゅうすう、4～5、折れ、ずれ、せきずい、圧迫、はれ、出血これから、チューブ、せきそんセンター、楽観許さない、ＩＣＵ」と残っています。

夫は、頸椎の4番、5番が折れ、呼吸中枢にまで影響が及んでいる可能性があり、腫れ、出血があり、ＩＣＵで処置されている状態とのことでした。

「楽観は許されません。今は救命救急、整形、脳外科の担当が最善を尽くしていますが、今夜は遅いので、奥さんはもうこれからではこちらに来られませんよね」。

そう言われて、ことの重大さに身体が震え出しました。私は冷静さを失い、電話を切ると、福岡へ行くために、夜は飛んでいるはずもない、新潟の空港へ問い合わせの電話をかけました。もちろん、つながりませんでした。80キロほど離れた長岡市に住む長女に、ともかく家に来るようにと連絡しました。ジャージ一枚という軽装で車を飛ばしてきた娘も留守番をするくらいのつもりだったそうです。私はもう身体の震えが止まらなくなっていて、夜勤中の息子には後で知らせることにして取るものも取りあえず、娘と深夜の寝台列車に飛び乗りました。身体は横になっていましたが、眠るどころではありませんでした。当時98歳で施設にいた義父には申し訳ないことですが、「おじいちゃん、どうか代わってください」と不謹慎なことを夜通し祈っていました。

夫の様子は、全く想像できませんでしたが、「死ぬ」ということも考えられませんでした。奈良の大学に在学中の次女とも大阪で合流して博多へ向かいました。母娘三人は何も喉を通らず、何も話せず、ただ不安な時間を列車に揺られていました。

病院には翌朝10時過ぎに到着しました。夫の事故から12時間が過ぎていました。

## 病院に駆けつけて

病院はごちゃごちゃした感じが第一印象でした。

通された医師の控え室のフィルムを挟むボードには、頸椎《けいつい》の写真が2枚貼ったままになっているのが見えて、瞬間、夫のものだと直感しました。

娘たちと救急救命の医師の説明を聞きました。医師は、ラフな図を描いて脳幹部のすぐ下を指し示しながら、次のような説明をしました。

「頸髄《けいずい》の損傷です。ここのところですから、損傷箇所が1センチずれていたら即死でした。しかし、炎症は後になってひどくなる場合もあります。呼吸中枢に炎症が及ばないように、直後から腫れと出血を止める治療をしています。

まず、命を助けることと、自由になる部分をなるべく多く残すことを考えています。

ただ、頭、脳、肺、腹、足、腰などを打っているはずですが、神経に麻痺があるので痛みの自覚がなく、発見が遅くなる可能性があり、実際24～48時間後に現れることもあります。また、横隔膜まで影響があって胸で息ができなくなっています。

したがって呼吸困難の心配がまだあることと、これから症状が進む心配のほうが大きいです。回復は、まず不可能でしょう。良くて寝たきりと思います。あの身体ですから（178㎝、約75kg）**褥瘡**《じょくそう》も3日でできます。午後から、ずれを戻すための手術をします。」

私たちは、医師の説明を必死に聞いていました。私の全知識である「**星野富弘**さんと同じ怪我なのですか」と

尋ねるのが精一杯でしたが、

「あの方は自力で呼吸していますからね、丸山さんの場合、それができるかどうかまだわかりません」という返事が返ってきました。

長女は必死に涙をこらえている様子でしたが、次女は声を上げて泣きじゃくりはじめました。私は、やっとのことで自分を保っていました。

本人は意識がはっきりしていて、声をかけてもよいということなので、一人でＩＣＵに入りました。ベッドの数が多く、向きもあちこちで雑然としている部屋でした。

夫は、私の顔を見ると、思ったより元気な声で、「すまん」「悔しい」を繰り返しました。事故当時の模様をはっきり覚えていて、「身体がどうなっているのかわからないので、首をやられたと思った」と、私よりしっかり状況を理解していました。

「そのときからのことをよく覚えているんだ。身体が麻痺している。俺は頭も麻痺したかった」と言いました。夫もまだ混乱の中にあったと思いますが、それは紛《まぎ》れもない本心だったことと思います。私は涙ながらに、「頭も麻痺してしまったら､話もできないでしょう。これからはあなたの手足になるよ」と答えるのがやっとでした。ごくふつうに話している夫と、身体がまったく動かない夫とが、私の頭の中で結びつきませんでした。

**褥瘡**　寝たきりなどで長時間同じ姿勢でいると、背中、腰、足などが、身体の重さ・ずれによって血行が阻害され、部分的に筋肉、皮膚などの組織が壊死すること。

**星野富弘**　１９４６年、群馬県生まれ。詩人、画家。体育教師でマット運動のとき頸髄を損傷し、首から下の神経が麻痺。その後、口に筆をくわえて描く詩画集を多数発表し、世界的に知られる。

私も混乱していたはずなのに、なぜかＩＣＵに入るときに羽織ったエプロンと帽子が、明らかに使用済みのものだったとか、夫のベッドの下には処置のために切り落とされた髪の毛が散らばったままだったとか、そんなことが気になっていました。

## 突然、身体が宙に浮いた

夫は、前日の夜、福岡に到着し、担当者と翌日からの講習会の打ち合わせを済ませ、一人でホテルから食事に出ました。その帰り道のことです。横断歩道に立ち止まり、歩行者用の押しボタンを押しました。

信号が青になり、車の流れが止まったので、大股に車道に数歩踏み出したとき、突然、右ひざあたりに衝撃が走って、身体が宙に浮いたそうです。

その後の警察の事情聴取で知らされたことですが、事故時、夫の身体はボンネットに跳ね上げられ、フロントガラスを直撃し、そのまま30ｍ運ばれて路上に落とされたのだそうです。いわばダルマ落としのような状態で首の骨が折れたことがわかりました。目撃者の証言です（夫をひいた車は、車検切れでしかも他人の車、したがって何の保険もなく、60代女性の信号無視という乱暴な運転によるもので、運転者は後に実刑判決を受けます）。

夫は、その特異な体験の手記を克明に書きとめました。といってもそれは、私が口述筆記したものや、後に首の動きでパソコン入力が可能になったときに、彼自身が自力で書いたものです。

### ◆手記から

**横断歩道に立ち止まって押しボタンを押した。車の流れが緩やかになってやがて向こう側の車線の流れが止まるのを見た。信号は青になっていた。大股で踏み出して数歩だった。突然、右膝あたりにダーンという衝撃が来て体が浮いた。・・・救急車に運び込まれた。短時間で病院に着いた。不思議に痛みは感じなかった。・・・手足の自由が全く利かなくなった自分をもうひとりの冴え切った頭の自分が見つめていた。・・・**

**いろいろな思いが脳中を駆け巡り始め、苦しみが始まった。一睡もしなかったような気がした。病室での他の患者さんの動きや看護師の叫ぶような声も覚えている。自分は意識がはっきりしていると絶えず確かめていたように思う。家族が着いたことを知らされ、早く顔を見たい、顔を見たらなんと言おうかいろいろ言葉を選んで待ち構えているのになかなか顔を見せない。長い長い時間を感じた。**

私たちは、改めて整形外科の担当医から説明を受けました。

「場合によってはここから一時間ほどのところにある、せき損センター（総合せき損センター、以下「せき損センター」）へ行くほうがいいかも知れません。今も危険な状態であり、呼吸困難におちいったときは人工呼吸器をつけるが、そうなると話ができなくなるから息子さんを会わせるなら今のうちです」という内容でした。

私は、夫の顔を見てほっとしたものの、ことの重大さに押しつぶされそうになりました。息子や、夫の職場などに連絡しなくては、自分たちの宿泊先も考えなくては・・・などと方々に気がいくものの、考えとしてまとまらず、ただおろおろするばかりでした。

その間に、夫はＩＣＵから手術室に入っていきましたが、私たちは気づきませんでした。

## ◆手記から

この日午後1時には、脱臼《だっきゅう》している頸骨《けいこつ》の修復手術を受けることが告げられていた。

頭蓋骨前頭部に4か所穴を開け、ワイヤーを通して錘《おもり》をつけて牽引《けんいん》固定し、頸骨を（元の位置に）戻す措置と聴いた。

冷静に受け止めはしたが、頭に穴を開けられることにはこだわりが消えず、午後1時の手術開始を恐れていた。予定の時刻より手術の開始が遅れている。ナースの「先生、錘が足りません」などという声から、錘の調達に手間取っているらしいのがわかった。ふっと不安が脳裏をよぎる。この種の手術を久々に手がけるらしい雰囲気が、二人の医師の不安そうな会話から伝わってきた。「頭蓋に穴のあくのが一刻でも遅れて欲しい」と願い、「頭蓋の下の脳を傷めないでくれ」と願った。長くていやな待ち時間だった。

手術がはじまった。頭皮に局所麻酔され、メスが入れられたのがわかった。耳元でドリルの回転音がした。「骨だけで終わってくれ」と祈った。

と、「あれ、おかしいな・・・」という患者の耳にだけは入れて欲しくない医師のつぶやきがはっきり聞こえた。観念した。今度は、ドリル音が消えて、手を使って何かで骨を削る音に変わった。その時、電話の鳴る音が聞こえた。そして看護師の応対の声がした。

「・・・え?はい、わかりました」。続いて「先生、手術を止めてください。丸山さん、転院だそうです」。

「えーっ?なんだって?」と言った医師の声は、私には驚きと安堵が入り混じっていたように聞こえた。急いで頭にあいた穴を塞いでせき損センターへ送られることになった。

事故の直後の不安と絶望と混乱の中にいた患者にとって、この手術室での出来事はどんなに恐ろしかったことだろうか、と激しい憤りを感じました。転院先の総合せき損センター（以下「せき損センター」）で、手術の後にこ

**松尾記**

### 総合せき損センターの開設意図

総合せき損センターは、１９７９年に開設されました。

脊髄損傷になると、病院か障害者施設に、数年かあるいは生涯にわたって入ることが今でも少なくありません。年間の脊髄損傷の発生率（約５０００人）から考えると病院施設の不足が問題になります。

同センターが開設された70年代当時、国際的に、脊髄損傷者をはじめとする「障害者」の権利と社会参加が提唱され、日本でも旧労働省のリーダーシップで、脊髄損傷者の社会参加を促す機運が高まり、広義のリハビリテーション（以下リハ）の発想は全国に広がりました。そのとき、イギリスの病院をモデルに、脊髄損傷や脊椎疾患を専門に、医学的支援と工学的支援などを集中的に行うリハ病院として、総合せき損センターが設立されました。

多岐にわたる専門家が雇用され、手術と治療から、リハビリ療法士によるリハサポート、心理的サポート、そして私が専門とする工学的サポートなどを行うことで、早期の家庭復帰と社会復帰を目指します。

同センターは、当時、脊椎損傷の急性期から回復期まで総合的な支援を行う日本で唯一のリハ病院でした。現在は、北海道にもせき損センターがあります。

芳郎さんを最初に受け入れた福岡の救急病院の担当医は、総合せき損センターにおける「高位頸髄《けいずい》損傷《そんしょう》」（頸髄の高い位置での損傷）の治療実績やリハビリ実績を知っていたと思われます。ですから、開頭手術の途中にもかかわらず、「転院がベター」という判断をしたものと思います。

のときのことを思い出して「怖かったよ」と、まだ夜が明けきらないころ、あえぎあえぎ話してくれました。本当に怖かったのだと思います。せき損センターで、手術の麻酔から目が覚めて真っ先に話したかったことだったのでしょう。それを聞いた私には、憤《いきどお》りとともにあの病院のごちゃごちゃした雰囲気が頭の中に甦《よみがえ》ってきました。

## 転院までのいきさつ

その日の午後、救急病院での手術中に、飯塚市にあるせき損センターへの転院が決まりました。

総合せき損センターは担当医が勧めていた病院ですが、私がどうすることもできないでいる間に、新潟で心配してくれていた友人とその息子さんから福岡在住の息子さんの友人、麻生さんへ、そして麻生さんから職場の先輩へ、さらにその上司へ・・・といったように電話がリレーされ、最後にアンカーの上司が頼んでくれた医療コンサルタントの言葉かけで急な転院が可能になりました。私たちは、その経緯を10日も経ってから知ったのですが、顔も名前も知らない人たちの温かい連携に感激するとともに心から感謝しました。

急な転院が決まると、担当医は、「私はそのほうが良いと思っていました。すぐに行きましょう。医者はいつも最悪のことも含めて話すものです。でも、希望を持ってください」と励ましてくれました。私は、それまでの医師、看護師などの手当や処置に感謝の言葉が自然に言えました。案外落ち着いていたのかもしれません。

せき損センターへ向かう救急車には、点滴をした夫、救命救急医、検査資料を抱えたナース、それに私と二人の娘が同乗しました。車が揺れるたびに、医師は夫の頭を浮かすように支えて、「大丈夫ですか?」と聞きます。そのたびに、「大丈夫」というしっかりした声が返ってきました。夫の一息一息に耳を傾けながら、悪路と渋滞でなかなか進まない車に、頭痛がしてきました。

1時間15分かかって、せき損センターに無事に到着しました。赤レンガ造りの広い空間でした。落ち着いた雰囲気に不思議な安らぎを覚えました。

救急車からベッドごと下ろされた夫は、ネクタイをした数人の集団に囲まれ、どこかへ運ばれて行きました。とりあえず、夫の出張先の所長に電話を入れました。救急病院を出るときに、「せき損センターについたら電話をください」と言われていたからです。出張先の所長は、夫の救急救命医から、「救急車で無事にせき損センターに送られれば、それが一つの鍵です」と言われて心配していたのだそうです。それだけ危ない状態だったのかと実感しました。

## 「じゃ、行ってくるぞ」

私たちは静かな広い廊下でしばらく待ちました。二人ともそれぞれの不安を抱えたまま無口になっていました。夫は、X線、CT、MRI等と再検査が続いていたようです。

途中一人のナースがやって来て、「手術になるので必要なものを売店で揃えるように」と準備品のリストを手渡されました。同時に、手術前の血液検査の同意を求められた私は、なぜ、同意が必要なのかわからないまま、「全然気になりません」と答えたら、

「ですよね」と快活に答えが返ってきました。その人が担当に決まった永井さんでした。血液には、さまざまな個人情報が含まれますので、医療者は同意を求めねばならなかったそうです。

検査後すぐに手術が決まりました。

主治医となった森先生が、冷静に夫の状態と手術の内容を説明してくれました。

「頸椎《けいつい》4番が前に飛び出しているために脊髄《せきずい》が圧迫を受けています。物理的にその圧迫を取るために骨を正常な状態にしたほうが良い。そのための手術をします。その上で脊髄がどれくらい回復するかは不明です。脊髄の治療というのは今まではありません。骨（頸椎）は元に戻りますが、（頸椎の中を通る）頸髄のほうは期待値しかありません。

わずかに残る感覚も不完全麻痺の状態です。呼吸についても、難しくなって止まる可能性もありますが、人工呼吸器をつければ心配ないし、それも次第に取り除くことができます」。

私たちもまた、その内容を驚くほど冷静に聞くことができました。

夫は、事故の衝撃で、頸椎（7つある首の骨）の4番目が前にずれて飛び出し、ふつうは頸椎によってガードされている中枢神経が、逆に頸椎によってつぶされている状態でした。それによって全身の神経系統が麻痺して感覚を失っていたのです。

手術の応諾書にサインをして廊下に出たら、ベッドの夫は手術室へ運ばれるところでした。不安と安心が半々の気持ちで、慌《あわ》ただしく送りました。

「じゃ、行ってくるぞ」と夫は繰り返し、「待っているからね。頑張ってね」と、私たち三人も同じ言葉を繰り返して、夫がドアの向こうの長い廊下へ消えていくのを見送りました。

死ぬかもしれないという意識はありませんでした。しかし、控室に案内されると、先の見えない不安に再び胸が押しつぶされそうになりました。人工呼吸器をつけたら、しばらくの間、夫と話をすることもできなくなります。朝から何も食べていないのにお腹も空かず、喉も渇きませんでした。

夫の出張の受け入れ先の林所長と渡邉先生が病院に来てくださり、手術中、ずっと私たちに付き添ってくださいました（夫は大学で体育科教育学を教え、このたびの出張は福岡県の現職体育教師の講習会の講師でした）。忙しい中を長時間おつきあいいただき、お気の毒ではありましたが、私たちにはとても心強く感じられてありがたいことでした。

## 手術完了でほっとする

5時間かかって手術が終わり、午後10時ごろ、病室へ呼ばれました。病室の前まで来ると、医師の呼びかけに応える夫の声が聞こえてきました。その声で、呼吸器が装着されなかったことを知り、ほっとしました。

ベッド上の夫は頭にネットをかぶり、鼻に酸素のチューブ、顎の下から首は全体に厚いガーゼで覆われていて、それに点滴2本、傷口（首の前後と両脇の腸骨《ちょうこつ》）から出血を吸い取るチューブが4本、それらのチューブの先にタンクが4つ置かれていました。尿カテーテル（尿を導出する管）もついていました。目はつぶっていました。

別室に案内された私たちに、森先生は、レントゲン写真を示しながら、次のような内容の説明してくれました。

「手術は計画通りでした。首の後ろを開くと、首の骨（頸椎）はすでに元の位置に戻っていました。全身麻酔で筋力が弱まると、自然に戻ることがまれにあります。しかし、計画通りワイヤーでくくり（画像には、ワイヤーの結び目が蝶《ちょう》型に見えた）、腸骨を取って埋め（自分の腸骨を使って、骨に楔《くさび》を打つとやがて首の骨に同化する）、さらに首の前から開いて邪魔になっているものをきれいにしました。

しかし、感覚は左手にわずかにあるものの、右手、両足にはありません。ただ、右のお尻が何度もわかります。それが今後の回復にどれだけ有効となるかは疑問です。術後の感覚は術前と変化はありませんでした」。私が、気になっていた「遅れて現れてくる」可能性がある障害について尋ねたところ、その心配はないとのことで少し安心しました。あくまで冷静で淡々とした説明でした。

その後、ナースからも簡略な説明がありました。

「鼻から入れた酸素のチューブは経過がよければ翌日には取ります。ガーゼは手術室できれいに止めてあるので次の日ぐらいは外しません。傷からの出血も2~3日でなくなります。出血がなくなったら首にカラーをはめます。そうすれば体位交換（寝返りを打たせる）もできるし、起きてリハビリもすぐにはじめられます。褥瘡《じょくそう》はつくりません」。その手術の方法や褥瘡のこと、呼吸器のことなど、前の病院から受けた説明とはだいぶ違います。その違いについては、この段階では「えっ？」と思っただけで、まだ深く考えられませんでした。

夫は、喉や唇が渇き、鼻が詰まるので管（カテーテル）で除去しなければならず、水様便《すいようべん》（液状の便）が出続けるなどで、目が離せない状態でした。長女は貧血を起こし、看護師長が手配してくれた**厚生棟**で休ませました。次女と交代で見守りました。

明け方になって血圧が落ち着き、おならも出てくると、夫は苦しそうに息をしながらも、「首が痛い・・・硬《かた》～い石の上に乗っているような感じだ・・・両足を曲げて・・・俺の手は今どうなっているか?・・・右足は外転している（外に開いている）・・・尻だけが地面について、両足を宙に浮かしているようだ・・・俺の首はいまどうなっているか?・・・」などなど、多弁になりました。こんな中で、前の病院の手術室でのことを話し出したのでした。

## 看護師の励まし

せき損センターに着いて検査室に運ばれた夫は、その時から付き添ってくれた永井ナースにぽろりと本音をのぞかせたそうです。

検査の合間に永井さんが、彼の顔をのぞきこんで、「大丈夫ですか?」と聞いたとき、「もう、僕の人生、これでダメだな、終わりだな」と言ったのだそうです。

事故以来、果たしてどうなるのかという恐怖と不安のどん底にあった夫が、永井さんの問いかけに誘われるようにしてつい出した本音だったのでしょう。それまでは、医師に対しては冷静に、家族にも、自分にさえ気丈に振る舞っていた夫の心の奥が現れていました。

彼の心を読み取った永井さんは、

「何を言っているんですか。ここへ来たということは、これからがスタートですよ。ダメなら、途中でダメになっています。ここまで来たんですから、今から始まるんです。終わりじゃありませんよ。私たちがこれから一緒にやっていきますから大丈夫ですよ」と半ば叱るようにこういって励ましたそうです。

これは入院後しばらく経ってから永井さんが話してくれたことですが、この励ましがあったからこそ、そのあと手術室に行く夫は、私たちに「行ってくるぞ」と絞り出すように、しかし、力強く何度も言ったのだと理解できました。

---

**厚生棟**　付き添いや、遠くからリハビリなどに通院する患者のために、センター敷地内にある宿泊施設。6畳程の個室にベッドと洗面台がある。貸しふとんも使える。共同のトイレ、浴室はあるが、火気厳禁のため炊事場はない。1泊2000円（いくらか安い畳の相部屋も用意されていた）。柾子さんは1年間、厚生棟で暮らす。

## 院長の言葉に安心感を覚える

手術の翌日は、リハビリ科、泌尿器科の回診があり、それぞれの医師が感覚や身体の状態を調べました。ベッドに寝たままの夫を、携帯用のレントゲンで撮影しました。そんな装置があることにさえ、私たちは感心したものです。

そのあと、院長がやって来て、

「このたびは大変なことでした。大丈夫です。ここの医師やスタッフは皆よくやります。頑張ってください」

と言われました。

この言葉が私たちにとってどれほど心強かったかわかりません。その後もずっとこの病院に対して抱き続けることができた信頼感、安心感の原点でした。私たちは、この強い病院への信頼から、新潟へは帰らず、このままこの病院で治療に専心専念する決心を固めました。

### ◆手記から

「丸山さーん」。遠い呼び声で目が覚めた。「無事に終わりましたよ」。不思議に安らいだ気持ちの目覚めだった。ベッドを覗き込んだ妻と二人の娘の顔が大写しになって喜びがこみ上げてきた。

しかし、その安らいだ気持ちは長くは続かなかった。次の目覚めからは痰《たん》の苦しみと先行きの不安など心の苦痛に責められ続けた。

一方で「入院は1年」、これを乗り越えれば「元の体に戻れる」という思いが唯一の支えとなっていた。事の重大さを知らない当人だけの世界であった。

## 松尾記　感覚がないという不安

転院後のスタッフの対応から、救急車で運ばれて手術までのシステムとスムーズな流れを読み取ることができます。急性期、それも受傷直後の頸髄損傷者の治療内容については、この事例によく表れています。

せき損センターでは、「高位頸髄損傷者」の急性期の治療は、次の手順で行われます。

損傷した頸椎を固定し、泌尿器や呼吸器の感染症や褥瘡予防の処置をしながら、MRIやCT、レントゲンなどさまざまな検査を通して身体状態を確認します。その後、針や筆などを使っての触覚・痛覚検査、残存筋と筋力検査などを行なって、完全麻痺か不全麻痺かを調べます。

残存機能が明確になったら、リハビリテーションプログラムがつくられます。

損傷部位の整復や治療とともに、急性期に最も重要なことの一つとして、医師や看護師による患者と家族への心理的サポートがあります。

脊髄を損傷した患者の多くは、触られても感覚がないという、初めての経験である身体部位の不思議な状態に恐怖を覚え、今後どうなるのか不安になっています。

芳郎さんは、大学で体育科教育学を教えていて、脊髄損傷についてのある程度の知識があり、今後、歩けなくなる可能性などを知っていたため、「僕の人生は終わりだ」という言葉となったと思われます。

永井看護師は、「何を言っているんですか？　ここへ来たということはこれからがスタートなんです」という言葉で不安を払い、将来への希望を引きだそうとします。

これは看護師による適切な支援といえます。また、家族は今後の生活への見通しの見当がつかず、どのようになるのか不安や悲しみが大きいこともスタッフは知って支援する必要があります。

## ◆手記から

院長以下、担当主治医、整形外科部長、病棟看護部長、看護師長、セラピスト（PT、OT）等、病室からあふれんばかりの人たちの回診訪問を受けた。大勢の人の顔、顔、顔が私を見下ろしている。院長は主治医の説明に聴き入りながら時々うなずいている。私はその言葉のやり取りを一言も聞き漏らすまいとした。「丸山さんには、手足に感覚が残っています。肛門の反応もあるので、希望があります」。当時、絶望の極みにあった自分にとって、それは心にちょっぴり灯がともった瞬間であった。主治医は院長への説明のかたちで、間接的に私を絶望させまいとの気遣いのメッセージをくれていたように思う。もし、その場が専門家同士の正確な診療情報のやり取りの場だったなら、私にとって絶望的な内容であったに違いない。このときの希望が急性期の私の精神の支えになっていた。

何もかも闇の中で、不安と恐怖の中でおろおろしていた私たちでしたが、少しずつ自分を取り戻していくことができるように思いました。

前の病院で「最悪」の説明（よくて寝たきり）を受けていたことが、かえってよかったのかもしれませんが、この病院ではじめて希望のようなものが見えてきました。

## 「もう元の身体に戻れない」

手術の翌日、新潟の会社で仕事をしている長男がせき損センターに到着しました。

息子は、父親の「お父さんはもう元の身体に戻れないんだ」と無念そうに話す姿を見た後、廊下に出て足で壁を蹴りながら声を殺して泣いていました。

その姿を見て、私はまた辛くなりました。夫は家族を大事にしてくれていました。スポーツが大好きで、家族でスキーに行ったり、海や山へもよく出かけました。仕事の合間には野菜作りをしたり、薪割りをしたり、愛犬を散歩に連れ出すなど、いつも身体を動かしている人でした。そんな夫の姿を思い浮かべるといたたまれなくなります。家族みんなの気持ちが悔しさと悲しさでいっぱいでした。

その間も、水様便がひっきりなしにありました。その都度きれいにしてもらいますが、すぐに爛《ただ》れはじめます。便に鮮血が混じるようになって、それも次第に多くなってきました。

首が固定されているせいか、全身の緊張がつらいらしく、私にいろいろな注文を出します。「酸素マスクを外してくれ」「首を浮かしてくれ」「耳を出して」などなどです。

頭と枕の隙間に指を入れて頭をマッサージすると気持ちよさそうでした。喉が渇くので頻繁に口をしめしました。朝食は、お粥、梅肉、コンソメスープ、牛乳などで、ストローで少しずつ飲むのですが、すぐにむせそうになりました。

1時間ごとに「何時だ?」と尋ね、よくしゃべりました。かと思うと、グーグーいびきをかいて眠りました。

私たちは、夫が目覚めているときは、代わる代わる彼の身体をあちこち触っては、「ここがどこかわかる?」と聞きました。夫の感覚が残っているところが少しでもあると嬉しかったし、何かにすがりたい思いで夫の身体に触れ、夫の声を聞いていました。このとき、夫は、体の感覚として、触っているところは大体分かりました。ただ、痛みは肩から下の部分にほとんど感じられなかったのです。

## ひざに靱帯断裂《じんたいだんれつ》はあったものの

術後3日目の朝、内部出血を吸い出すチューブが外されました。ベッド上で身体を動かすための準備がはじまりました。

まず頸《くび》を固定するプラスチック製のカラーが装着されました。これで体位交換（寝返りを打たせること）が可能になりました。

ベッドは**ギャッチベッド**になり、上半身を起こすことができるようになりました。

といっても、上半身を起こすと、頭が高くなるにつれて、身体にかかる負担が重くなり、呼吸が苦しくなります。はじめは、背中を45度より少し低くした状態まで起こしてみました。それだけでも、昼食からは、自分の目で食べものを見ることができます。その朝までは、寝たままの状態で、「次はお粥よ」などという解説付きで、口に入れるものを食べるしかありませんでした。また寝たままの状態だと、飲み込みが難しく、むせやすくなりますから、少し起きるだけでも状況はずいぶん改善されます。

後になってわかったのですが、この「起きている」訓練は、他の意味でも重要なことでした。

首が固定され、ある程度、身体を動かせるようになったので、私流の指圧もしやすくなりました。背中の下に手を入れると、神経が麻痺しているためか岩のような重さを感じました。人間の体は不思議です。同じ重さなのに神経が生きているのと麻痺しているのとでは感触が異なるのを知りました。

右ひざがひどく腫《は》れていて、診てもらったら内側靱帯《ないそくじんたい》に断裂《だんれつ》があるとのことで、支柱入りのサポーター（布製）で固定しました（ギプスだと褥瘡《じょくそう》をつくる恐れがあるそうです）。サポーターは、その後は、ナースによって一日一回外され、褥瘡のきざしがないかチェックされました。

この内側靭帯断裂に関しての治療はなされませんでした。歩行するわけではなく、むしろ手術によってリハビリに支障が起きるリスクの方がはるかに大きかったからです。「歩くわけではない」から治療しないという理由には、夫は、さすがにがっかりしましたが、先生は「必要になったときに縫えばいいことです」とさらりと言われました。

## 「褥瘡は絶対につくらない」

カラーで首が固定されると、その午後からリハビリがはじまりました。

「関節が固まらないように今日からリハビリをします」。

そういうと、作業療法士（OT）と理学療法士（PT）が、それぞれベッドに上がって、術後間もない夫の手足をびっくりするほど激しく動かしはじめました。

私には頚髄損傷についての知識は全くありませんでしたから、以下のことはずっと後になってからわかってきました。

---

**ギャッチベッド**　米国の外科医W・Dギャッチによってリハビリ用に開発されたベッド。患者の体幹を起こす角度を変えられ、次第に身体を重力に慣れさせ、座位、立位を可能にする。長時間、上半身を起こしておくと、お尻に上半身の重さが集中して褥瘡が起きやすくなる。

**OT（Operational Therapist）**　作業療法士。回復期にある患者が日常生活に戻れるように、主に手による作業を中心に訓練する人。パソコン作業、家事などを可能にするため、訓練のほか、器具などの開発を行う。

**PT（Physical Therapist）**　理学療法士。硬直して動かくなった関節の可動域を広げるなどして、立ちあがる、歩行するといった人間の基本的な動作を訓練する人。

た事柄です。

頸椎《けいつい》は、重い頭を支えている首の骨で7つあります。小さな積み木のように重なった頸椎の中を、太い神経の束である中枢神経（頸髄）が通っています。ふつうは頸椎が中枢神経を守っているのですが、頸椎がダメージを受けて中枢神経を圧迫し、神経の流れをせき止めてしまうことを頸髄損傷といいます。

中枢神経は首から背中を通り、腰まであります。中枢神経から細い神経（末梢神経）が手足などの筋肉に伸びて脳の指令を伝えたり、反対に手足などの感触を脳に伝えます。太い中枢神経の損傷の程度によって末梢神経にさまざまな影響が出ます。損傷が中枢神経の上部に行くほど全身状態は悪くなり、麻痺は重くなります。夫の場合、頸椎の4番と5番の損傷ですから相当に重いものでした。

私が気になったのは、最初に入院した救急病院とせき損センターの診断書では入院治療の方針が異なることでした。前の病院では、「3か月の安静加療を要す」でしたが、せき損センターでは、「1年の入院加療を要す」です。3か月と1年の違いは何だろうかと永井ナースに尋ねたら、

「『安静加療』とは良くて寝たきりの治療です。ここではそうはしません。しっかり損傷部をガードして早い段階でリハビリをはじめます」と答えてくれました。手術3日目でリハビリが開始されたのもその一環でした。

永井ナースは、さらに、

「私たちは、絶対に褥瘡をつくりません。今は痰を出すのにかけています」と言いました。

私は、褥瘡について詳しく知りませんでしたが、前の病院では、「3日で褥瘡ができます」と宣告されていたのを思い出しました。

その違いは大きなものだったと後になるほど分かってきました。

## はじめて大泣きする

子どもたちはそれぞれの家に帰って行きました。夫は、彼らの夜通しの看病が嬉しかったと、その夜しみじみといいました。

**松尾記**

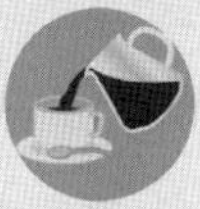

### 急性期管理

急性期の治療や管理として、医師による頭部や四肢、体幹などの治療、看護師による排痰《はいたん》管理、呼吸器管理、排尿・排便管理（急性期の排尿管理は、**留置カテーテル**で管理）、褥瘡予防管理が行われるとともに、PT、OTによる拘縮《こうしゅく》予防、筋力維持のためのベッドサイド訓練が開始されます。これらの対応には、将来、寝たきりにしない、という共通の目的があります。

芳郎さんの場合、手術後3日目には、頸椎カラーを装着して、電動ベッドで身体を起こすことができ、食事も食べ物を見て食べられるようになりました。

姿勢が60度以上起こされると脳に血液を上げることができず、起立性低血圧を起こしやすくなります。呼吸も苦しくなるなどが観察されています。今後、少しずつベッドの背上げをすることや、早期離床を促すためのベッドサイド訓練が重要になります。

**留置カテーテル**　急性期では、尿道口に「カテーテル」と呼ばれる管を留置して、尿を体外へ排出する。膀胱や身体に負担なく尿を排出する安全な処置。脊髄を損傷すると、排尿・排便機能に何らかの障害があらわれる。中枢神経の障害であることから、「神経因性膀胱・直腸障害」といわれる。

私は、厚生棟の部屋に一人になって、事故後はじめて夫の出張時の荷物を整理しました。救急病院で夫の服を脱がせるために切り裂かれたジャケットがビニール袋に入れられてあって、手をつける気になりませんでした。夫のお気に入りのジャケットでした。

ズボンはどこも傷んでいませんでした。履き慣れた靴、持ち慣れたカバン、いつものように自分で整えた旅支度で、几帳面にたたまれた下着、着替えなど、夫の性格や生活がそこにあって涙が堰《せき》を切ってあふれてきました。事故以来、はじめて大泣きました。加えてこれから先の生活の見通しもつかず、不安に押しつぶされそうでした。夫の前では、「前を向くしかないよ」と、彼の気持ちを引き立てようとばかりしていましたが、そういいながら、自分の気持ちが崩れそうになるのを必死に抑えていました。

## 今は苦しくても

夫は、手術直後から痰《たん》に苦しんでいました。痰が絡《から》まると、昼夜を置かず、看護師が、ネブライザー（鼻から肺にかけて湿った空気を送る機器）をかけて、勢いよく胸を押して痰を出してくれます。

痰は、気道についたウイルスや細菌を体外に排出するための身体の防御反応です。痰が排出されないと窒息したり、そのまま肺に落ちていくと、肺炎を引き起こす可能性があるので、「痰出し」はいのちに関わります。

この痰出しは、夫にとって「マラソンみたい」に苦しいことでした。

## ◆手記から

呼吸は浅くしかできず、その分、呼吸数を増やしているが、絶え間なく襲ってくる「ゼーゼー」という痰の引っかかりで、息苦しさは倍加する。

自力では痰を吐き出すことができないからナースに助けを求めるしかない。ベッドサイドに付き添う妻は、昼夜別なく、ナースを呼ぶために私に起こされる（私は自分でナースを呼ぶことさえできない）。痰の兆候があると、ネブライザーを鼻孔に当て、湿気を吸い込んで気管を湿らせる。十四、五分経つと、「ゴロゴロ」という音に変わる。そのとき、駆けつけたナースが胸に両手を当て、「セーノ、エイッ」とばかり圧力をかける。そのはずみで、口中に痰が飛び出してきたときの感じは、たとえようがないほど快い。

巧くいくときばかりではない。（ナースは）ベッド上から馬乗りになって両肺の圧迫を繰り返すが、引っかかったまま、ビクともしないときもある。

ナースにも得手不得手があり、夫は「谷さんが巧《うま》いから呼んできて」とナースを指名したりするので、谷ナースが担当ではないときでも、タイミングを見はからって無理して来てもらったことが多々ありました。

ある日、夫が、朝食前から痰と悪戦苦闘してグッタリしているのを見た主治医の森先生は、「今は痰との戦いです。今、苦しくても、必ず過去のものになります。『あのときは苦しかった』というようになりますよ。今はそれを頑張りましょう」と言われました。

私たちは、「そんなときが果たして来るのだろうか」と半信半疑ながらも、その言葉は苦しい時の支えでした。

朝も昼も夜中も、出しても出しても痰は出続けました。排痰でぐったり疲れ切ってしまい、その後は眠ってしまいます。ところが眠っているうちにも痰が上がってきて、また目覚めて排痰をする、という連続でした。

## ◆手記から

**いつも見る夢は、元気いっぱいの自分だった。バスケットボールに興じている若いころの自分だったりした。走りまくって息が絶え絶えになって目覚めると、痰にあえいでいる自分がいつもそこにいた。**

痰の吸引器があり、気管にチューブを入れて排痰する方法があるのですが、チューブで痰を吸引するのはさらに苦しいようでした。ナースに胸を押してもらって力わざで排痰するほうがまだ楽といいます。

9時の消灯のころになって、続けて2度も排痰に挑戦することもあり、「胸押し排痰」の上手な谷ナースにしょっちゅう来てもらいました。谷ナースは、「これでよかろう。痰が出ないと、チューブで吸引するけんね」などと福岡弁でおどけながら上手に取ってくれました。

痰がとれて呼吸が楽になると、夫も私も、ものすごくほっとしました。

私も次第に、胸を押すコツなどを見よう見まねで覚えて、ナースを呼ばなくても自分でできるようになりました。この技術はその後子どもたちも覚えて、夫の退院後にとても役立ちました。

術後6日目に呼吸訓練がはじまりました。マウスピースをくわえ、肺に酸素を送る装置で、朝夕2回、15分ずつ行います。この器械は大きくコロがついていて、朝夕、ナースステーション前から病室に運び込みます。緑色の長い管がついているので、全体のイメージから、私は「カマキリ」と命名しました。これも夫にはつらかったようです。

## ◆手記から

肺活量は激減していた。受傷間《ま》もない頃は測定不能、かろうじて８００程度の数値が読めた。呼吸訓練器が持ち込まれ、日に2回、午前午後15分間ずつ、急速に送り込まれる空気が肺を充たし、それをしっかり吐き出すことを繰り返す。つらい時間だった。終了のベルが待ち遠しくて目を閉じて耐えた。

永遠に続くと思われた痰の苦しみも、呼吸訓練も時間の経過とともになくなっていきました。2か月が過ぎるころには、痰の量はずいぶん減り、自力でも「があがあ」と声を出しながら吐き出せるようになってきました。

**松尾記**

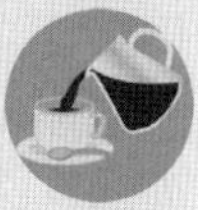

### 排痰訓練はしっかり行う

急性期における排痰《はいたん》管理（呼吸器の管理の一つ）と排泄《はいせつ》管理は、心理的にも肉体的にも大変な苦痛をともないます。

急性期から数か月経過し、回復期に入るころには、頸髄の炎症が治まり、残存機能が明確になって呼吸器機能が改善されます。

森医師は、排痰訓練をしっかり努力していれば、楽に排痰できるようになることを予測しており、「今、苦しくても、それは必ず過去のものになります」と伝えました。もし、回復期となっても、排痰が自分でできないときには、吸引器を使って痰を取り出す方法を家族に伝達することになります。

「必ず過去のものになります」という森先生の言葉がようやく実現しつつありました。

3か月過ぎた3月はじめに肺機能検査（肺活量などを測定する検査）で、1670という記録があります。

「吸気はいいのだが呼気が弱いのでカラオケとかいいですよ」と言われて、「歌をうたうなんてなあ・・・」とつぶやいていました。

## 排尿、排便のつらさ

排尿や排便も大きな問題でした。

受傷後、夫は、排便、排尿ともに自分でできなくなってしまいました。

尿は、受傷直後からは、膀胱から管でとっていました。しかし、最初は少なかった尿量が、数日すると1日2400ccになっていました。

泌尿器科の主治医、岩坪《いわつぼ》先生が念入りに夫の感覚をチェックし、排尿についての治療計画を立てました（夫には整形外科と泌尿器科のそれぞれの主治医がついていました）。

その治療とは、訓練によって膀胱に尿が溜まった感覚を呼び覚まし、自力で排尿できるようにするというものです。そのために約8~9週間の訓練中は、水の摂取量を1日1000cc程度に抑え、尿の量を減らして、一定時間ごとに導尿（カテーテル＝チューブを尿道に挿入して排尿）するという方法です。

この訓練は、術後1週間目の夜中の0時からはじまり、同時に膀胱に留置されていた管が抜かれました。

この訓練のゴールは、夫の「尿を出したい」という感覚が得られたときです。

期間中、ナースによって、日に3回（8時、16時、24時）、驚くほど厳密に滅菌された器具を使って、厳密で正確な手順で、テキパキと導尿され、尿量がチェックされました。結局、最後まで「尿を出したい」という感覚はあらわれませんでしたが、チューブが一つ身体から抜かれたことはうれしいことでした。

一方、水様便（下痢）はいつまでも変わりませんでした。ひっきりなしという感じでした。腸はストレスを感

**松尾記**

## 8時間ごとの排尿管理

排尿管理については、回復期となって反射機能が戻ると、膀胱に溜まった尿が本人の意思とは関係なく排尿されるようになります。いわゆる失禁です。

ただし、多くの場合、すべて出るのではなく残尿があります。そこで、反射が戻ってくるまでに、膀胱に溜めることができる容量を大きくすることで、排尿の間隔をある程度長くできる管理方法が採用されました。

この管理方法は、芳郎さんの主治医の一人である泌尿器科の岩坪医師が開発したものです。無菌間欠導尿《かんけつどうにょう》法といい、1日に3回、8時間ごとに看護師が、かぎりなく無菌的に導尿を行うことで、感染を予防しながら排尿管理をします。

これは看護師の管理負担が大きいため、その重要性の分かる看護師の協力がなくては実行することができないものです。家族がこの方法を引き継ぐことができれば、当事者は社会参加がしやすくなります。

芳郎さんが、車いすで社会参加するころには、その後に行われた括約筋切開術によって排尿管理できるようになりました。

排泄管理がうまくいかないと、失禁や、失禁後の臭《にお》いなどの問題が生じて、社会参加が妨げられます。

これは人間の尊厳に関わりますから、脊髄損傷者の治療やリハでは、排尿・排便管理は非常に重要と考えられています。

じやすい臓器で、ナースは、「内臓にもストレスがかかっているから」と言われました。

夫は、自分で排便のコントロールはできませんが、便やガスが身体から出る感覚はあるといいます。痔によるひどい出血もありました。本来なら痛いのでしょうけれど、麻痺があって痛みを感じません。そのことが反対にかわいそうでした。

肛門からの出血が1か月近く続き、貧血症状が出たので、念のため近くの総合病院で大腸のカメラ検査を受けましたが、腸に異常はなく、単なる痔疾患であることが確認されました。

主治医からは、明るく「ヘモ（痔）でよかったですね」と言われました。ナース達も、「どうもなかったんだから、しっかり食べましょう」と明るく励ましてくれました。

## マッサージは身体にも心にも効く

全身の感覚がほとんど失われた夫にとって、リハビリなど外部からの働きかけは「命綱」ともいえるものでした。「身体に触って刺激を与えてもらうと、嬉しい。そうしてもらうと自分の身体に戻るような気がする」といい、子どもたちにもマッサージをしてもらいました。マッサージは、身体だけでなく心にも効いているようだと私には思えました。

先述の通り、術後3日目の夕食後、作業療法士（OT）の上田先生が、「今日から関節が固《かた》まらないようにベッドサイドでリハビリを始めます」と言って、ベッドに上がって夫の身体をバンバン動かしました。「術後、間もないのにあの動かし方はすごい」と、私たちは目を見張りました。

上田先生は、夫の体を動かしながら、「自分の目で、身体のどこが動いているのかを見て、少しでも動かせるところは、『今、この筋肉が動いている』と自覚してください。そうすると、その筋肉と脳をつないでいる神経回路が次第に強くなります。ダメなところはダメでも、生き残っているところは精いっぱい生かしましょう」と言い、また「自力で排便できなくても、便やガスが出るときの肛門の感覚が残っているのはとてもよいことです」とも言って、頸髄損傷から立ち直った人の話をたくさんされました。

手足に感覚がなく、「自分の身体」という意識が持てない夫が強く不安を募らせていたときでしたから、その話を聞いて私は希望を捨てまいと思いました。夫が、新潟の自宅で愛犬のモモ太郎と散歩するという想像をふくらませました。このころは、彼の身体が元に戻るという希望が私にも彼自身にもまだ強くあったのです。

## 術後一週間でリハ本格化へ

術後7日目からは、ベッドごとリハビリテーション室に運ばれ、訓練を受けるようになりました。お腹に力が入らないので、腹帯《ふくたい》を巻いてお腹をサポートし、売店でリハビリ用に買ったガーゼのパジャマに着替えました。靴は、夫の出張の荷物の中にあった運動靴のひもを、着脱《ちゃくだつ》しやすいようにゴムに替えましたが、そういう作業をすることにさえまた悲しみがこみあげてきました。

リハ室では**リクライニング式車いす**に移乗してリハを行う予定でしたが、痰が出はじめて苦しくなり、安定し

**リクライニング式車いす**　背もたれが倒れるとともに、座面のひざ側が傾斜して、ひざを上げる形式の車いす。

た座位（座り姿勢）がとれず、何もできないまま、その日は終わりました。

夫には、この日に見たリハ室の様子が衝撃的だったようです。

### ◆手記から

この日からいよいよ病室を出てリハビリテーション棟へ行く。ベッドに寝たままで運ばれる。部屋の光景に思わず目を見張る。広い空間には初めて目にする器具、ベッド上で仰臥《ぎょうが》する人、錘《おもり》を懸命に引く人、歩行器で歩く人、自転車をこぐ人・・・。

圧倒されて息を呑む。何より驚いたのは、患者に向けたセラピスト（療法士）の声である。ほとんど怒声に聞こえる。まるで、修行道場の雰囲気である。初日のこの印象は忘れがたい。

## 院内散歩へ

翌日の作業療法では、初めてリクライニング式車いすに座って外を見ました。車いすの背もたれ（バックサポート）を45度ぐらいに上げました。

テニスコートで、「車いすテニス」をしている人が見えました。夫はテニスが大好きで、よく夫婦でもテニスをしました。ときには試合に出てカップを持ち帰って来るほどだったので、「お父さん、テニスだってできるね」と、話しかけながら、見ているだけで思わず二人で涙ぐんでしまいました。私は、車いすテニスというものがあるなら、また一緒にプレイできるかもしれないと、本気で思っていたのです。

その後、ベッド上で、頭部を起こして、90度近くの座位が保てるようになりました。90度の座位は、頭や体幹（胴体）の重さをすべて腰で支えなければならないので負担が重く、約1時間が限度です。車いすに乗ると、さらにその時間は短くなります。苦しくなったらすぐに体を倒せるようにリクライニング装置が付いた車いすに乗り、最初は10分、次は20分と時間を延ばしていきました。

だいぶ慣れてきたころ、車いすに乗って院内の散歩を勧められたので、病棟のナースたちに、顔を見てもらいに出かけました。夫はナースの顔を見つけると、少し嬉しそうにあいさつしました。久しぶりの彼の表情の明るさに私もホッとしました。

## 「生きててよかった」という言葉が

しかし、この散歩でちょっとショッキングなことがありました。というのは、エレベーターが開くとそこに大きな鏡があったのです。彼は「初めて自分の姿を鏡で見た」と複雑な表情を見せたのです。

それまでは、夫が車いすに乗った自分の姿と向き合うことがないように、私は意識してきました。彼も同じ気持ちだったと思います。ですから、私もびっくりしましたが、夫のショックは大きかったようです（エレベーターの正面にある鏡は、車いすの人にとって、後ろの様子が見えるので、なくてはならないものだったのです）。

けれども、車いすの自分の姿を見て、自分と向き合うことは大切なことでした。こうして、だんだん新しい自分を受け入れていかなければならなかったのだと思います。私のような考え方では一歩も前へは進めなかったことでしょう。

術後2週間目に、リハ科医師の植田先生の回診がありました。「リハビリ中、目まいはしませんか？もう車いすに45分も乗っているんですか。これからきついでしょうが、何といってもリハビリです」と言われました。

幸いにも車いすに乗っても目まいはほとんど起きなかったのでそれはとても良いことだとも言われました。

夫は、リハビリにはとても熱心でした。せめて指先にだけでも、自分の気持ちを伝えたいという、もどかしさがそうさせていたようです。「自分の身体とこんなに対話したことはなかった」とも言いました。体育の教師らしい言葉だと私には思えました。

ある日、中庭で日光浴をしているとき、「ああ、生きててよかったなあ」と実感のこもった声でポツっといいました。隣にいた私はそれを聴いて心の底からほっとしたものです。

## 「1㎜動いたように感じる」

術後1か月ほどしたころ、「俺の言葉を書き留めてくれ」と私に口述筆記を頼むようになりました。このころの「手記」は彼が口にしたことを私が筆記したものです。この口述筆記の時間は、私にとっても彼の心と対話できる楽しい時間となりました。

### ◆手記から

OTの立位訓練は、湯上りだったせいか、45度（の座位姿勢）が5分位で頭がボーッとなって気分が悪くなった。

湯上りや、排便後は、誰でもそうなりやすいとのこと。今日はその両方が重なったからだろうか。リハの先生に、ベッドで寝ている時にお腹を自分で揺《ゆ》すったり、肩を動かしたりすると、両足に強い痙れんが起きることを話したら、それはとても良いことだと言われた。一つの回復の兆しなんだとも言われた。

◆手記から

ＰＴ（理学療法士）の訓練では、座位で後方からささえられての肩の上下や腕の脇開けは、寝ている時の同じ動作の時とは比べ物にならないほど負担が大きく苦しかった。でも、寝ていてやるのではダメなんだと言われた。左腕を釣り上げて首を起こすつもりで、吊り上げた輪を引っ張る新しい課題。手首でスプリングなし。金曜日には肘でスプリング付きだった。その輪を舐めるようなつもりで首を持ち上げる。手首だったから口からは遠かった。回数は少なくていいから全力でやるように言われた。首が10㎝くらい持ち上がった。

◆手記から

ＯＴ（作業療法士）の上田先生が俺の右手を俺の目の前に差し出してゆっくり握ったり開いたりしてみろと言った。その時５本の指がわずか１㎜だけど動いたことを自分で確認できた。ただ、上田先生はそんなに言わなかった（たいしたことのように言わなかったという意味）。

いま、布団の中で指をゆっくり開いたり狭《せば》めたりしているのが、感覚の上では１、２㎝（動いた）の感じがする。リハビリの運動の後で、それが悪い方の右手だったのが嬉しかった。（上田先生は）足の方にも、もう少し出てきてもいいんじゃないかと言っていた。

# 付き添いへの気配り

## ◆手記から

今までやっているところをみると、PTは外からの刺激を与えながら身体の動きを引き出していくというか、拡げていくように、OTは、外見は同じようだが、本人からの（動きの）発信を意識させるように見える。

両方の共通点は、本人の一番動くところからそれを強化しようとする順序に見える。今日は、作業療法で足を自転車こぎのように踏み込み、両股《また》を閉じる。足首を、ブレーキを踏むように踏み込む。手首を後ろに反らさせる。患者と、OT、PTの先生の会話は聞いていて楽しい。

## ◆手記から

左足がわずかに動く。自分の意志でわずかに動く。天井から吊るした片足を浮かせ、仰向《あおむけ》の姿勢で足首を、両股を閉じる感じで動かしてみようという。私の目に入るのは天井から吊るした鎖で足の部分は見えない。そこで、命じられた動作に挑戦する。

この動作をするのは入院後初めてのことである。おそらくその日の足の開閉の中で、私自身の中から発する動きの反応を上田先生は感じ取ったものと思われる。

目を閉じて懸命に両股間《こかん》を締めるイメージで1、2、3、4と試みた。「ほれ見てごらん、丸山さん見てごらん。鎖が動いているでしょう。僕はさわっていないよ」。

目を開けると確かに鎖の横揺れが目に入った。わずかな横揺れだが足元の揺れ幅はそれより大きいはずだ。

**松尾記**

## 受傷後2週間目のリハビリ

受傷後1か月にも満たないころの芳郎さんの記録では、「OTの立位訓練でいつもは何ともないのに湯上りと排便後だったためか、45度（の座位）が5分くらいで頭がボーッとなって気分が悪くなった」と書かれており、起立性低血圧を経験しています。

また、「ベッドで寝ているときにお腹を自分で揺すったり肩を動かしたりすると、両足に強い痙れんが起きる」と書かれていますが、これで反射が戻ってきていることがわかります。

大学で体育科教育学を教えていた芳郎さんは、自分の身体のことだけでなく、リハスタッフや他の患者などを客観的に観察していて、PT、OTの特徴をとらえ、会話を楽しんでいる様子がうかがえます。

芳郎さんは、左足が自分の意志でわずかに動くことに感動しますが、リハビリ療法士が無関心で立ち去っていくことにちょっと悔しい思いをしていて、芳郎さんのリハにかける思いが伝わってきます。

高位頸髄損傷者の受傷から2か月ほどの時期に、残存機能を引き出そうとするセラピストの訓練プログラムの内容と、言葉かけ、それを受ける芳郎さんの回復への強い願望と努力を読み取ることができます。

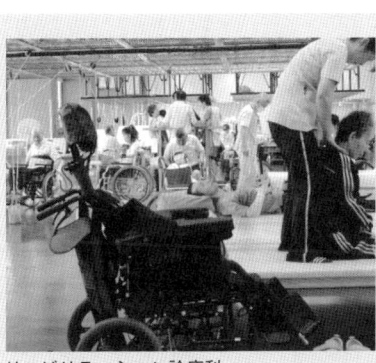

リハビリテーション診療科

**感動的な瞬間であった。にもかかわらず。先生は「じゃ、あとそれを繰り返してください」と言いおいて、別の患者のところへ立ち去った。患者の一喜一憂に比べて、先生の対応は冷静そのものである。**

**左手に比して、特に右手に大きい（麻痺の）差があることを上田先生に訴えた。「両肩の動きは、左右それほど差がないのだから、4～5か月は遅れて（右手も）追いつくと思いますよ」。**

**これでまた元気が出た。いま、一番動く左手を使って一人で食事を摂る訓練に入ることを告げられ、その装具を作るためにスプーンとフォークを用意するように言われた。**

夫は、どんなに苦しくても必死でセラピスト（ＰＴ、ＯＴ）の指示に従いました。どこまで元の自分の身体に戻れるか、いのちをかけた戦いだったと思います。

また、そのころのことだったと思いますが、夫の訓練をそばでじっと見続けていた私に、上田先生が、「ここは私たちに任せて、この時間は、奥さん、上手に気分転換を図ってください。そうしないとあなたがつぶれてしまいますよ」と言ってくれました。付き添いの者への気遣いが感じられて嬉しい言葉でした。

## 褥瘡知らずの入院生活

最初の病院では、先述のように、「よくて寝たきり、褥瘡も3日でできます」と宣告されました。しかし、せき損センターでは、ベテランの看護師からは、「褥瘡はナースの恥」といわれました。私たちはまだ、褥瘡の恐ろしさを知りませんでした。

その怖さを知ったのは、他病院から移って来る患者さんの褥瘡を見聞きするようになってからです。せき損センターを退院して別の病院に移ったり、自宅に帰った人が、褥瘡をつくってセンターに再入院して戻って来るのです。

褥瘡は皮膚、筋肉組織の壊死《えし》で、ひどいものは骨まで達することがあり、治療のために大がかりな手術と長期入院が必要になります。

褥瘡があると、リハビリも十分に行えず、患部によっては仰向けに寝ることもできないほどの激痛が走るといいます（褥瘡についてはその後、保険制度の見直しがあり、病院で褥瘡予防の徹底がはかられるようになりました。褥瘡をつくると病院側の収入が減少するという「減算措置」が講じられます。褥瘡予防専門のナースも育成されていますが、それでも「褥瘡ゼロ」は難しい課題であるとのことです）。

褥瘡予防には、入念な管理が必要です。患者の身体の一部に長時間圧力がかかったり、「ずれ」（摩擦）が起こらないように、着る物や履くもの、車いすのクッション、ベッド等に細心の注意が払われました。右ひざの靱帯《じんたい》断裂《だんれつ》のときも、褥瘡予防のためにギプスではなくコルセットが装着され、毎日コルセットを外して皮膚がチェックされました。厳重な管理がなされていたと思います。

夫の場合は、朝から夕方までは、食事、着替え、移動、リハビリなどで身体を動かしているので心配ないのですが、問題は夕食後から翌朝までです。

入院の一日のスケジュールは次のようなものでした（術後15日目）。

6：00　目覚め、両腰に当てていた棒座（細長い棒状のクッション）を抜く。

7：30　座位にて、顔拭き、朝食、歯磨き、排痰。

8：45　導尿、清拭《せいしき》（私が行う）、着替え、呼吸訓練、回診。
10：30　回診後、身支度、助手さんにリフトで車いすに移乗させてもらい、理学療法を行う（理学療法室で1時間半）。
12：00　部屋に帰り、ベッドに移動して昼食、休憩。
13：30　車いすに移乗して作業療法を行う（作業療法室で約2時間）。
15：30　部屋に帰り、ベッドへ移動。身支度を解く（上半身はシャツ1枚、下半身はおむつを敷き当て、バスタオルを横がけにして布団をかける）。
16：00　導尿、便の始末。
17：00　夕食、歯磨き（座位）。
18：00　体位交換《たいいこうかん》（横向きに）。
21：00　体位交換（反対横向きに）。
24：00　体位交換（両腰に棒座を入れて仰向けに）。

体位交換《たいいこうかん》は2人の看護師で行い、2つの大きなクッション（体交枕《たいこうまくら》）を使って身体を反転させます。夕食

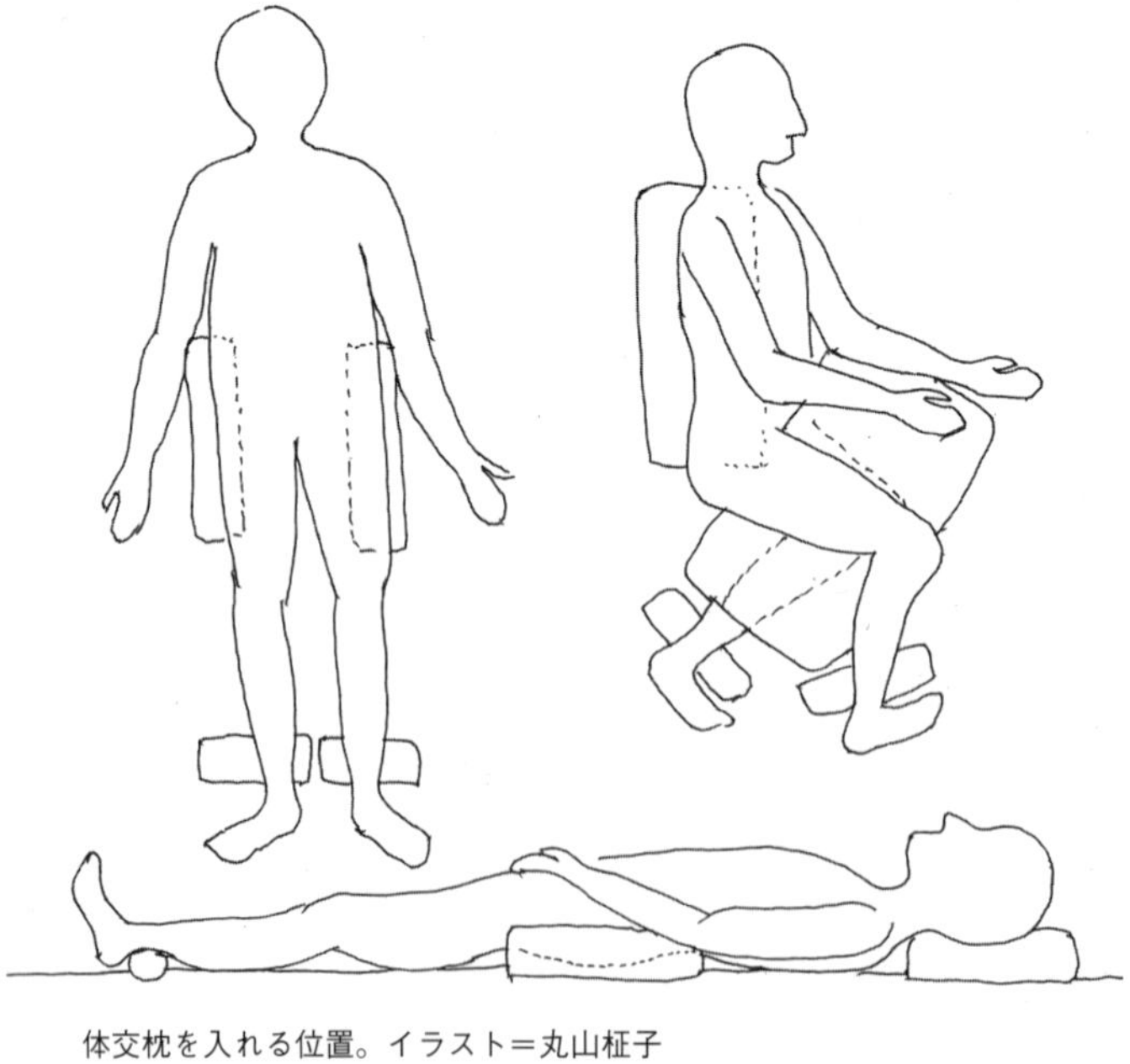

体交枕を入れる位置。イラスト＝丸山柾子

後18時に横向き、就寝時21時は反対横向きにします。午前0時には、上向きにし、夫の両腰に、直径約15㎝、長さ約40㎝の棒座を入れて腰を浮かせ、朝6時に仰向けのまま棒座を抜いて、平らにします。

## ◆手記から

体位交換は、通常2人のナースによる共同作業でテキパキと行われる。

患者の尻の下には、シーツの上に常に二つに折りたたんだネル地の布が横長に敷かれている。「丸山さーん、向きを変えます。どっち向きますか?」

私の返事が終わるか終らないうちに、2人はベッドを挟んで立ち、ネル布をつかんで、「よいしょ」の掛け声で、私の身体を一方のサイドに寄せて横向きにする。

素早く体交枕《たいこうまくら》が背後に挟み込まれる。両足の組み方を整えて両膝の間にも体交枕が挟まれて作業が終わる。

就寝時にはその反対を向き、真夜中には仰向け姿勢に戻す作業で目を覚まされる。逆の手順であっという間もなく上向きになり、ネル布が左右交互に軽く持ち上げられて、できた隙間に棒座という縦長の棒状の枕が差し込まれ、臀部《でんぶ》が軽く浮き上がったところで完了する。

毎日定時に何十人もの患者を対象に繰り返されるこの作業のおかげで、恐ろしい褥瘡から守られていると思うと感謝のほかはない。が、作業が整然と効率的に機械的にテキパキと進行すればするほど、身体に伝わる感触は「物」として扱われたような後味《あとあじ》が残る。

その後味を仕分けしてみれば、およそ、人間、ヒト、物の順になろうか。人間を相手にした仕事には、熟練、慣れ、馴れなどの落とし穴があるものだ。

「サッと引き、グッと返して枕入れ、立ち去る手際の見事さに、ああ、いま俺は物か、と苦笑す。」

長い入院中にも、病院に対する苦情はほとんど口にしなかった夫ですが、微妙な患者心理が働いていると思います。同じことをされても、扱われ方に差があって、患者はそれを敏感に感じ取るということなのでしょう。手当というよりただ動かされるだけの作業ですから余計に感じやすくなっていたのでしょう。それぞれに患者の「後味」というものがあったのだと思います。

ですが、物扱いされたといっても、褥瘡の怖さを知らずに過ごせたことは、ナースたちの努力の賜物です。そのやり方を見習い、退院に備えて「マイ棒座」や足首を浮かせるための「足枕」などを作って自宅でも体位交換を続けました。

そのおかげで退院後も褥瘡は一度もできませんでした。そのこと自体がすごいことだと褒められたことがありました。退院後、2週間ほど新潟の病院に入院したことがありますが、そのとき看護師が、「今まで褥瘡をつくらなかったのに、私たちがつくってはいけない」といって緊張して大切に褥瘡予防してくれました。

## 術後13日、全身痙れんという希望

朝、夫の身体を起こし、身体を拭き、着替えのためにシャツのボタンをかけていたら、電気が走ったように全身が震え、それが2回続きました。

自分の意思とは関係ないのですが、それでも嬉しくて、森先生に話したところ、あっさり、

「身体が勝手に動いたんでしょう」といわれました。

「けいれん」といわずに、「痙性《けいせい》」というそうです。夫は、この日から、亡くなるまでこの痙性とつきあうことになります。痙性は突然起こり、日を追うごとに頻繁になりました。

**松尾記**

### 褥瘡は看護師の恥

芳郎さんは、最初搬送された救急病院で、「よくて寝たきり、褥瘡も3日でできます」といわれました。しかし、これは、高位頸髄損傷者の急性期の管理方法を知らない医療職の言葉です。

当時も、頸椎の損傷部位の固定、体位変換、褥瘡予防マットレスなどの組み合わせによって、褥瘡は予防できました。せき損センターでは、「手術後にしっかり頸椎をガードしたうえで、早くからリハビリテーションで（体を）動かして、褥瘡もつくりません」といわれます。

その言葉通りを実践するために、身体の一部に長時間、圧がかからないように、着る物、履くものなど、身につける物から、車いすのクッション、ベッド等に細心の注意が払われます。

実際の管理の徹底ぶりは、入院直後に看護師からいわれた「褥瘡は看護師の恥です」という言葉に現れています。この言葉は、せき損センターの看護師のオリジナルの言葉ではありません。19世紀のナイチンゲールの時代から褥瘡予防は看護の重要な仕事の一つとされます。

### ◆手記から

明け方、両肩を軸にして、お腹を左右に揺する（転《ころ》がすようにする）とおなかを取り巻いているしびれが一緒に左右に動き、瞬間に両脚にもしびれが伝わって両脚が動く。

動くのが自分でよく分かる。それを何度か繰り返し試みる。だが、すべての時に脚が動くとは限らず、3〜4回に1回そういう反応がある。それをやると眠気がとんでしまってどんどん目が冴えてくる。脚が動く瞬間は、おなかを揺するというだけでなくて、痰を出すために深呼吸をして自分で吐き出そうとした時とか、腰やお尻、お腹を触られた時にも同じ反応が出るようになった。例えば、家族の者が横に居て、手を取ってさすろうとした瞬間にも脚に反応がある。

勝手に動くとはいえ、回数が増え、関連動作もわかってくると回復の望みにつながるかも知れないと私は思いました。

### ◆手記から

手首から先は、感覚は鈍いが、特に右手は一本一本触られても第何指か判別ができない。意識では左手は親指と後の4本、ミトンのような感じがする。

それをゆっくり狭《せば》めたり広げたりを試みると、実際にそのように指が動いているように感じられる。見ることができないので妻に確かめると実際にはそのような動きは現れてはいないらしい。

## 松尾記　「てきぱき」の落とし穴

芳郎さんは、朝から夕方までリハなどで身体を動かしていますから、褥瘡予防は、夕食後から翌朝までの管理がかぎになります。

夕食後18時に横向き、就寝時21時は反対横向き、真夜中24時は両腰に棒座を入れて上向き、目覚めの6時には棒座を抜き、平らに上向きにするという体位交換が看護師2人によって行われます。この体交によってはじめて、寝返りを打てない身体を褥瘡から救ってくれます。

いっぽうで、芳郎さんの感想は、「作業が整然と効率的に機械的にテキパキと進行すればするほど、身体に伝わる感触は『物』として扱われたような後味が残る」というものでした。医療職は肝に銘じなければならないと思います。

芳郎さんが寝ていて気づかないような状態でも、静かな口調で、「体位交換をさせていただきますね」「ゆっくりおやすみください」といった言葉かけがあると「モノ」として扱われたという感覚を少なくできたかもしれません。

患者を起こしてはいけないという配慮から、静かに作業をして立ち去る看護師の姿が思い浮かぶのですが、言葉かけは、相手に対するものだけではなく、「人間」に向き合っているという自分自身の気持ちを確認するものでもあります。

芳郎さんは、このような経験から、退院後の生活、「モノではなく人に戻る」という気持ちで、家庭復帰への期待がふくらんでいったと思います。

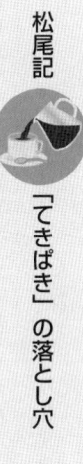

## 痙れんは唯一の筋肉運動

肩を動かしているとき、足がビリビリ痙れんするのがうれしい、と主治医の森先生に報告すると、「まあ、それも一つの表現ですからね。いろんな方法で表現する人がいますよ」と、冷静な返事でした。

彼は、身体の動きを引きだそうとするあまり、消灯後も、暗い病室で目をむいて歯を食い縛りながら身体を揺すろうとします。その結果、夜眠れなくなり、昼間うとうとするという昼夜逆転になってしまいました。夜、眠れないと、なおさら事故後の悔しさと不安、焦りが強くなり、落ち着きもなくなりました。

「ちくしょう」「悔しい」などとふいに口にしたりします。私が、「え?」と聞き返すと、「何でもない」と返事します。仕方なく、夜、眠剤を出してもらうようにしました(レンドルミンという眠剤を退院の日まで飲み続けましたが、彼は自分の意志で退院を機に止めました)。

次第に痙性が強くなり、身体のどこかにちょっと触れただけで脚が動きます。処置してもらっている間にも、脚が大きく震えて、足枕《あしまくら》(かかととベッド面が摩擦を起こさないように、足首に当ててかかとを浮かす小さなクッション)から足が落ちてしまうこともありました。

「なぜ痙性が起きるのかはっきりしませんが、悪いことではないと、先生が言っています」とナースからも聞きました。実際に痙れんが起こると、筋肉が弛緩《しかん》(硬くなった筋肉の緊張がほぐれる)するようでした。

### ◆手記から

**この痙性と付き合っているうちに意外な効用もあることを知った。**

睡眠中や車いす等で長時間同じ姿勢でいることによって起こる血流障害を、痙性が起きるたびに回復させることで、褥瘡を予防する働きがあるというのだ。また、「痙性の激しい人は筋肉のやせ細りが遅いということもある」と、セラピストから聞いた。唯一の筋肉運動なのだから、それもうなずける。

そのうちに無意識に起きるだけでなく、意識して痙性を自分で引き起こす術を知った。一定の姿勢を取り続けていると、身体中が重苦しく感じはじめる。そんなとき、大きく深呼吸すると痙性が起こる。

両肩をすくめるようにすると、てきめん全身痙れんが起こる。身体中が、バタつくような痙れんが去ると、一気に全身が弛緩して、ゆったりとした状態がやってくる。まるで、全身に溜まっていたマグマが噴出された後のような気分だ。寝返り一つできない身体にとっては、それに代わる貴重な身体リラックスの機会になる。

## 障害を受け入れられない

夫は、事故後、「あのとき、いっそ死んでいたほうがよかった」とか、「夢の中では自由に動き回っている自分がいるのに、朝、目が覚めると天井をにらむしかできない、寝返りも打てない現実がある。朝は嫌いだ。目が覚めないようにするにはどうしたらいいか」などと、よく口走り、私は答えに詰まることが度々ありました。

手術後20日目のことでした。急性期の思いがけない身体の変化や痰の苦しみの上に、身体に思いが伝わらない歯がゆさ、加えて加害者との交渉の道筋すら見えなく、職場の災害補償もおぼつかないという状況の中で、２人とも精神的にも疲れきっていました。

そんな気持ちの持って行き場所がなかったのでしょう、夕方夫婦の間に小さな諍《いさか》いが起きました。

気まずい雰囲気になったその直後、タイミングよく泌尿器科の若い医師が、「ご無沙汰しています」とふらっと病室に立ち寄られました。身体の様子を尋ねられたあと、

「今は（首から）下は下で動いていて、上（意識、首から上）とつながっていない。ラットではつなげる実験が行われているから、遠い将来ですが、希望はないとは言えません」と話されました。

「私の場合、上と下で、つながりが切れているのですか」と夫が尋ねたところ、

「そう考えていいと思います。それよりむしろ、そういう状態を受け入れたほうが、それより少し良くなったら『もうけもの』という考えができるからいいですよ。社会復帰がスムーズにいけると思います。今はあるものをこれ以上なくさないように心がけるんです。食べることも眠ることも・・・。そして3か月後からはプラスのものとして考えていったほうがいいと思います。焦ってできるものではありませんしね。先生のお気持ちはよくわかりますが・・・」と話してくれました。

若い医師の穏やかな言葉に私たちは二人して泣きそうになって言葉もなく黙りこんでしまいました。ではあっても、失ったものを受け入れて、なお、今できることをプラスに考えるということは、私たちにはとても納得できませんでした。私たちは何かにすがるような思いでした。

歩いたり、職場復帰したり、旅行したり、車いすテニスのようなスポーツだってあきらめてはいませんでした。

## ナースの言葉にショック

ある日曜日の午後、病室に入って来たナースが、

## 松尾記

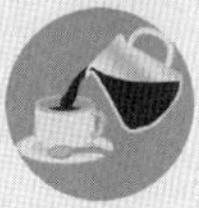

## 痙れんにもよい面がある

術後13日目の朝、「電気が走った感じ」で足が動いたのは、脊髄反射が現れはじめたことを意味します。これは「回復期」に入ったことを知らせるものです。

しかし、芳郎さんだけではないのですが、患者の気持ちとしては、「足を動かせるようになる前兆かもしれない」と期待をふくらませます。そして消灯後の暗い病室で、眠気もふっとび、目をむいて、歯を食いしばり、身体を揺するのです。大学で体育科教育学を講じる芳郎さんでさえ、この期待感は、昼夜を逆転させるほどのものでした。

事故後の悔しさも不安感も次第に募ってきていて気持ちも落ち着かないうえに、一定の姿勢を取り続けていると、身体中が重苦しく感じはじめます。

そのようなとき、大きく深呼吸すると痙れんが起こり、両肩をすくめるようにすると、てきめんに全身痙れんが起こります。失意と希望で、夜中に「畜生」「悔しい」などと口走ったりします。

この気持ちは、体験者でないと理解できないものです。しかし、次第に、身体中からバタつくような痙れんが去ると、一気に全身がゆるんで、ゆったりとした状態がやってくる感じをつかむようになります。

芳郎さんは、「全身に溜まっていたマグマが噴出された後のような気分」といい、「寝返り一つできない身体にとっては、それに代わる貴重な身体リラックスの機会」ととらえます。

痙れんが習慣化することを痙性《けいせい》といいますが、痙性の良い点に着目し、毎日の生活のリズムの中に取り入れようとする前向きな面が見て取れます。痙れんが起きると実際に筋肉が動くわけですから、その部位の血流がよくなります。医療職にも痙性の欠点だけでなく利点も理解してほしいと思います。

「入院期間がどんどん短くなってきているので、そろそろ、奥さんは、(退院後のことを考えて) 摘便《てきべん》の訓練をされたほうがよいでしょう」と言いました。

摘便とは、便を肛門から掻き出すことです。当時はナースにやってもらっていましたが、夫も私も、いずれ自力で排便、排尿できるものと漠然と考えていましたから、この言葉は、唐突に感じられました。

私はどういうことかが理解できず、思わず、「ということは?」と聞き返しました。「この怪我の場合、手足の機能の麻痺や回復は目で見ればわかるけれど、排便や排尿についての機能回復はわかりません。目に見えないことは、私たちには見当もつかないことです。そういう場合にはこうなる、というような介助者や本人への指導(説明)のようなものはないのでしょうか?」

私たちは頸髄損傷に対してほとんど無知だったので、手足がきかなくなるうえに、自力での排泄が困難になるなんて想像もしていなかったのです。

しかし、ナースは、私の反応に驚いたようでした。

「(説明や指導をするのは) 基本的には担当ナースです。それもドクターの話があってからナースの出番がある仕組みです。ドクターの話がないと (ナースが) 先走ることはできません。しかし、慣れておく意味で、今から排便などやっておいたらどうかという意味です」という答えが返ってきました。

私は、先行きどうなるかということをそのつど説明してほしいと言ったつもりでしたが、ナースは、摘便の指導のことと勘違いしたようでした。

排尿、排便は、人間の尊厳に大きくかかわるものだと思います。ナースがごく自然のものとして行った忠告は、私たちには一足飛びに、尊厳を二つに割るように感じられた言葉でした。医療者にとって当たり前のことでも、患者にはそうでないことがたくさんあると知った出来事でした。

**◆手記から**

**神経因性直腸・膀胱障害・・・。頸髄損傷がもたらす四肢麻痺《ししまひ》から受けた心のダメージに必死に耐えて来た私は、少し遅れて入ってきたこれらに関する情報には、まさに心身ともに打ちのめされた。将来ずっと自分の意志で排尿・排便のコントロールができない身体とその生活は想像を絶することだった。**

## 手術50日目で知った障害の全容

後日知ったのですが、私の反応を、ナースは、私の「摘便拒否」と受け取り、看護記録にそう書き留めたそうです。夫は、このやり取りを聞いた直後に大量の排便をしました。処置してもらいながら「悲しいなあ」と涙している夫を見ながら、私も涙があふれました。この排泄障害を知ったことは受傷後の夫にとっては、最も大きな打撃だったと思っています。

私は、入院以来「脊髄損傷」に関する何らかの情報を得たくて書物などを探していましたが、病院には娯楽以外の本など置いてありませんでした。

**入院期間が短くなっている**　当時、日本の病院は平均在院日数が異常に長く、医療費も高額になるので、国は在院期間を短くしようと指導していた。さらに総合せき損センターには新しい新規入院希望者が多く、病院としては、ベッドを早く空ける必要があった。

折りよく、その日の翌日、リハ室前の掲示板に、『脊髄損傷の方の健康管理のしおり～労災年金福祉協会』という薄い冊子がぶら下がっているのを見つけました。リハの先生から貸してもらって一人で読みはじめると、「これは大変なことなんだ」とようやくわかってきました。

術後50日もたっていました。大学ノートを買って、冊子の内容を必死でメモしました。後遺症など障害の全体像がおぼろげにわかってくると、気持ちが落ち着かなくなりました。

身体的、精神的に疲れていることもあったと思いますが、落ち着きのなさが自分ではっきりとわかりました。「先を思うことなかれ、今できることを精いっぱいにやろう」と、気分不安定な自分に一生懸命、言い聞かせていました。

その冊子で受けたショックを、夫とも語り合わずに、一人で抱え込んでしまいました。人に話を聞いてもらうという余裕もなかったのです。冊子を元に返しに行ったとき、リハの先生に、「奥さん、読みましたか」と聞かれましたが、私は単に「はい」としか答えられませんでした。

## 術後2か月の告知

それから5日後のことでした。

私が、夫に付き添ってリハ室にいると、森先生がやって来て、隣の作業室で私に話をされました。その内容はやはり厳しいものでした。

「2か月目のレントゲンでも異常（変化）はなく、これからどうということもないと思うから首のカラーを外します」。それに続いて、「2か月経過しても大きな変化、傷みなどが見えてこないことなどから、おそらく今のような状態でこのまま車いすの生活となるでしょう。なので、まず、奥さんが覚悟を決めたほうがいい。いたずらに希望を持って、かえって気持ちの回復が遅れてしまってはいけない」と言われました。

そして、数日前のナースとのやり取りも関係あったのでしょう、摘便についての話もされました。

私は、摘便をするのが嫌だと言っているのではなく、手足の麻痺などは見ればわかるけれど、そのほかの目に見えない障害などについて知りたかっただけだということを正直に話しました。あの時は、先のことが全く分からなかったけれど、その後、リハ室前にあった冊子を借りて読んだので今は後遺症について少しわかるようになったことも話しました。

それに、家族で彼を支える覚悟ができていることを伝えたあと、

「定年まであと2年あるのですが、診断書にあるように治療に1年かかったとして最後の1年は職場に戻したいと思います。大学への復帰は難しいでしょうか」と私はおそるおそる聞きました。

まだ私のわからないことがあって、「そんなことは不可能だ」といわれるかもしれないと思いながらの質問でした。

しかし、森先生は、

「車いすに座れるし、頭もしっかりしているし、しゃべることもできるんですから、今すぐにでも大学に連れて行きたいくらいです。是非そうしてください、そのほうが励みになります」と賛成してくれたのです。

リハビリをしながら、隣の部屋で私と先生が話しているのを見ていた夫が、あとで、「先生、何の話だった?」というと気にしていたので、私は、森先生の後半の言葉、「大学へは今すぐにでも連れて行きたいくらいです」という

部分だけを伝えました。彼はうれしそうでした。

## どこかで乗り越えなければならない

森先生の言葉は私にとっても味方ができたようでたいへんうれしかったのですが、正直、話の前半部分の内容には打ちのめされていました。そしてそれを夫に言うことはできませんでした。「ご主人には言いません。それで落ち込んではいけないからです。だんだんわかってくると思います。ただ、奥さんにはちゃんと覚悟を決めてもらわないと・・・」と言われていたので、夫にはとても言えなかったのです。

### ◆手記から

職場に戻り、学生の前に立つことができるという思いに私は勇気が湧き上がった。受傷から2か月目のことであった。

私にとって職場復帰など思いも及ばず、ただ絶望の淵にあったころ、妻は何とか私を職場に戻れるようにしたいとの一心を主治医に打ち明けた。

妻は「いますぐにでも連れて行きたい」という森先生の言葉だけを私に伝えた。しかし、この言葉の前には、「手足の動きは元に戻らないこと、立つ・歩くなどの望みはないこと」が告げられていた。

主治医からは段階を踏んだ慎重な告知が進められていたようである。さらに妻は、その告げられた全情報を、その内容と、私の状況によって、小出しに私に伝わるようにしてくれていた。仲介する妻にとっても大変な重荷

**だったに違いない。**

受傷以来、私は、夫とは常に同じ方向を見て、同じ気持ちでここまで乗り越えてきました。しかし、今、夫に言えないものを抱え込んでしまいました。つとめて平静を装ったつもりでしたが、彼は見透かしていたようにも思います。

私は、告知を受け止めよう、受け止めなければならない、と考えながら、気持ちがついていけません。動揺しているのが自分でよくわかっていました。また、それを夫に覚《さと》られないようにしなければならず、この時期が入院中で最も苦しい日々でした。

事実を知りたいと思いながら、いざ事実を知らされると、思っていた以上に打ちのめされたわけです。しかし、やはり泌尿器のことも含めて早い時期に、予想できる未来をしっかり教えていただきたかったと思います。

患者によって、それぞれ異なった症状と障害が残るということも、はじめに知っておけば、患者同士あるいは付き添い人同士の交錯した情報交換に振り回されなくて済んだとも思います。

告知による動揺はある意味当然のことと思えます。どこかで乗り越えなければならない試練なのです。その動揺を乗り越えるための支援を、医療者が各仕事の領域ごとに、あるいは領域を超えてしっかり連携されてなされれば患者や家族にとってはありがたいことだと今でも思っています。私がもっと積極的に知ろうとすればよかったのかもしれませんが、私には知りたいことが何なのかさえわからないのが正直なところでした。

# 第二章　ゆっくり障害を受容する

## 希望の芽生え

話は少し前後するのですが、お見舞いの方にいただいて病室に飾ってあった「生命あるところ希望あり」という色紙の中の「希望」という言葉に少しの現実味を感じたのは、病院で迎えた正月のことでした。入院して1か月あまりです。

九州は、夫にも私にもほとんど馴染みのない土地でした。そこで負った再起不能とも言える絶望的な怪我、先行きの生活への不安、最初は難しいとさえ言われた「公務災害」（公務員の仕事の最中の災害と認められたときに下りる医療費、生活費などの保証）認定への不安、加害者の顔も見えず保障の見込みさえ立たず・・・。

事故の加害車は車検切れ、信号無視の乱暴運転で、任意保険も強制保険にも入っていなかったので損害賠償金は一切望めないといわれました。病院のソーシャルワーカーが調べてくれたところによると、加害者は社会的に問題を持つ人物で、「あなた方が単独で交渉しないほうがいい」とのことで、とうぜんながら、加害者からは、その後も見舞いは愚か、わびの言葉もありませんでした。

大学へは「公務災害」を申請していましたが、大学側が夫の出張を公務と認めるまで1か月かかりました。その一か月間は、夫の状態への不安と、「何の保障もないかもしれない」という経済的な不安で、まっ暗闇の中にいました。

正月には、家族全員が病室に集まりました。まるで新潟の家が福岡にやってきたみたいでした。年末に、ようやく「公務災害」が認められ、学生だった下の娘の春からの仕事の目処《めど》が立ったことも気持ちを軽くしました。

## ◆退院後の手記から

「生命あるところ希望あり」。入院中の1年間、そして退院後も私の居室に掲げてある色紙の言葉である。希望とはどうしても読むことができない日々が長かった。真っ暗な世界であった。その中で「生きていてよかった」と一瞬の光を初めて感じたのは、正月の家族との談笑時であった。「あの時、自分が消えていたら、みんなのこの笑顔はなかった」と思った時であった。

# 人の支えが心の支えだった

正月の私の日記にも、「・・・こんなに落ち着いた気分で過ごせるのは、年末のうちに公務災害の件にケリがついたことが大きい。塩谷さんに巡り会えた。おかげで市川先生にも出会うことができた（塩谷さん、市川弁護士は、若いときの夫の教え子）。これも大きい。映子（次女）の将来につながる春からの仕事の目処もついた。みんな大きい。私たちは一人じゃない。みんなに支えられている。テレビも年賀状もない病室での正月だけれど誰の顔にも安心感がある」とあります。

実際、数え切れないほど多くの人たちに支えていただきました。

どん底にいた私たちに、福岡の出張先の先生方は、家族ぐるみで病室を訪問して、「奥さん、九州でただ一人だと思わんでくださいよ」などと、ただオロオロするばかりの私にいろいろアドバイスしてくれました。

そのうえ、夫を心配した新潟の若いころの教え子の一人が、いろいろなつながりを探すうちに、なんと病院のある飯塚市に住む仲間の一人を探し当ててくれました。

受傷から一か月ほど経ってようやく連絡がとれたらしく、それを聞いた彼（塩谷さん）は、すぐに飛んできてくれました。塩谷さんは地元の懐石料理店の主となっていました。夫が指導していたバスケット部の生徒の親友だったという彼は、若い頃の夫の姿をよく覚えていてくれました。

私たちの困難な状況を知ると、「先生、驚かないでくださいよ」と言ってもう一人の教え子を連れてきてくれました。それが福岡市で事務所を構える弁護士の市川さんでした。

塩谷さんも、市川さんも、連絡をとってくれた佐藤さんも、はるか40年もの昔、新卒だった夫が、たった4年間勤務した新潟の中学校の生徒だった人たちでした。どん底の暗闇の中で奇跡とも思える再会に心が震えました。

これらの人々の支えにどれほど救われたかしれません。夫だけでなく私たち家族も、「一人じゃない、みんなに支えられている」と感じ、先の見えない不安と押しつぶされそうな孤独感の中でようやく耐えることができたと思います。

## 悔しさをバネに

夫は大学卒業後、中学校の体育の教師になりました。

その後17年間、大学の付属小、中学校で体育科教育の研究と実践を重ねてきました。その実績が認められて、新設の教員養成大学に呼ばれました。そこでは教員を目指す学生や、大学院生（主に全国から集まった現職教員等）を対象にした教育と研究を行っていました。

大学での彼は、水を得た魚のように、やりたかった仕事に打ち込み、生き生きしていました。学生との交流も彼には楽しく、学生もよく彼を訪ねてきました。同僚にも恵まれ、充実した日々を送っていた姿は私にも喜びでした。

そんな生活が、ある日、まったく弁解のしようもない不注意で乱暴な運転によって、突然断たれたのです。「悔しい」の一言に尽きます。

その悔しさからも、「何とか、もう一度学生の前に立たせたい」という思いが私の中にふくらみ始めました。「この人をこのまま終わらせてはいけない」と考えるようになっていました。

実は私はすでに受傷直後、新潟から見舞いにやって来てくれた学長には、「職場に戻してやりたいと思います」と復職のことを相談していました。診断書には「1年の入院加療」と書かれていたので、それが過ぎればと単純に考えていたからです。

そのときは、まだ頸髄損傷の後遺症のことなど全く知りませんでした。もし知っていたら、学長にそうはっきり言えなかったかもしれません。学長は、「丸山先生には定年まで頑張ってもらいます」と答えてくれていました。

## 術後3か月、気持ちの落ち込み

2か月経過して、頸髄損傷の後遺症についてある程度の知識を得た後、「歩けないながらも復職は可能」と言う森先生の意見を聞いてから、私は本気になりました。

その後、初めて新潟へ帰った私は、夫の大学に行き、同僚の先生方に、ご迷惑をおかけしたお詫びや、お見舞いのお礼などとともに、主治医からの応援もあるので復職したいという意思を伝えました。そして先生方からの励ましの伝言をたくさんかかえて福岡に戻りました。

夫は、同僚からの伝言を聞いて、「そうか、また大学へ行けるか」と喜んでいたのですが、そのうちに、「近ごろ、先のことばっかり考えるんだ」と浮かない顔を見せるようになりました。

手術から3か月ほどたちリハビリも順調で、森先生から、「車いすは少しも問題ない。声もしっかり出るようになった」と言われたばかりです。私は、心細さを感じながら、「先生の言われるように、今できることを一生懸命やりましょう。その日その日を一生懸命過ごしましょう。学校へ戻らなくてはならないんだよ」と夫を励ましました。

「そうだな」。

夫はそういったまま口をつぐんでしまいました。

## 未来が見えると悲しくなる

私が新潟から帰って2～3日後、せき損センター医用工学研究所の松尾先生を紹介されました。松尾先生は、「リハビリ工学」を専門にしていて、先生ご自身も学生時代の事故で脊髄を損傷し、車いすを使われています。

研究所には、体が不自由な人が生活するために、移動機器、入浴機器、食事介助機器などさまざまなものや、実際それらを使って生活している写真等が展示されていました。

展示品を見ながら、夫は「こんなになるんか・・・」と重いつぶやきを漏らしました。今まで食事も入浴も排泄も、自分の手足を動かして当たり前にしていたのに、それを器械の力を借りて行うことになると、これだけ複雑な道具が必要になり、こんなふうになるのか・・・そうと思うと、私も「大変なことだ」と改めて思い、戸惑いというより、胸のつぶれるような思いになりました。

松尾先生は、そんな私たちの心を知ってか知らずか、「これからどんな生活がしたいですか。それがはっきりすれば道具はそれについていきます」と、明快な説明をされました。

複雑な器械や写真の数々にすっかり気落ちしていた私たちは、「あと2年の在職期間のうち最後の1年はぜひとも復職したい」ということを伝えるのが精一杯でした。私は、夫に気づかれないように自分のため息を飲み込みました。

### ◆手記から

「丸山さんがこの身体でどのように生活していきたいか、道具は必ずそれについていきます」。

せき損センターには、院内に医用工学研究所が併設されている。これは初めてそこを訪ねた時の松尾先生の言葉である。所内に展示されている機器・器具の数々に目を奪われ、そしてそれらの機器に助けられている近未来の自分の姿を重ね合わせ、ある種のショックで気持ちが沈み込んでいた時であった。

**退院後の自分の生活を具体的に思い描くまでに至らなかったころでもあったし、そんな姿を否定したい気持ちでもあったころだけに複雑な気持ちで聞いた。**

翌日になっても、私たちは機器の陳列をみたショックで暗たんとした気持ちが続いていました。夫は、「近頃、自分の将来の姿がだんだん見えてきて、ちょっと憂うつだ」といいます。

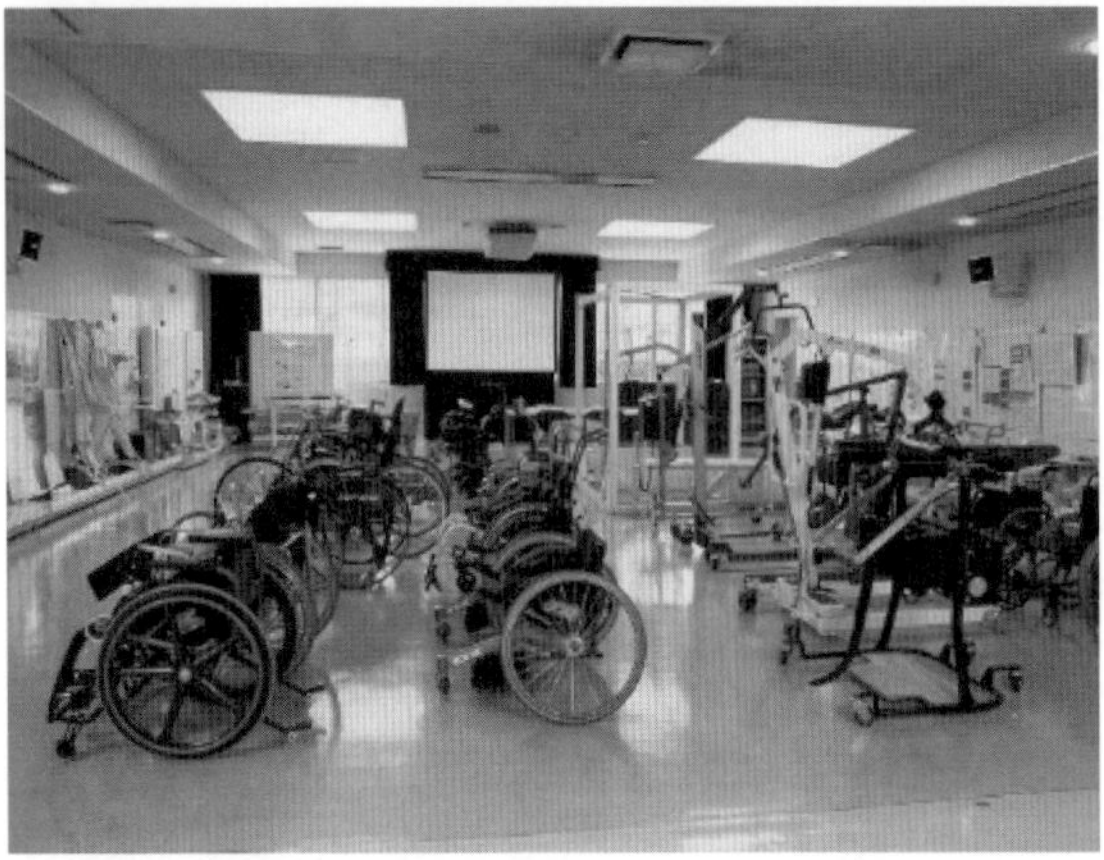
医用工学研究所の福祉機器展示場

私は、元気を出してもらおうといろいろ励ましますが、私自身の気持ちも整理できていないから励ましにもなっていなかったと思います。彼は傍らの色紙を見て黙ってしまいました。色紙は娘の友人の書家がお見舞いに書いてくれたもので「生命あるところに希望あり」とありました。

「その色紙の通りだな」とひとこと言っただけでした。

夫の気持ちが痛いほどよくわかりました。生命はある、命だけはある。あのとき「あと1㎝ずれていたら」命はなかった、ありがたかった、そう実感できたのでしたが、「希望」は、日を追って一枚一枚はがされていきます。この頃は、命があることと、希望があることは同じではないということもズシンと心に響いていた時でした。夫は、自分の想いを喚《わめ》き散らしたり、人にぶつけたりしたことがない人でしたから、やっとの想いで辛さに堪えていたのだと思います。

## 気分が上向いてきた

数日後、告知からちょうど1か月が経っていました。受傷後3か月でした。廊下で出会った森先生が、立ったまま、

**松尾記**

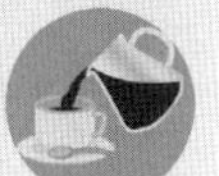

### 障害受容への道

丸山夫妻は、告知を受けてから2週間が過ぎたころ、私が所属する医用工学研究室へ、主治医の紹介でこられました。私は、主治医から大まかな状況を聞いていましたし、近日中に来られることも聞いていました。「あと2年の在職期間の最後の1年はぜひとも復職したい」というご夫妻の相談に、私が見せたのは研究室の展示室にある、たくさんの機器と、それを使っての入浴、食事、排泄などの写真です。

私が伝えたかったのは、「どんな生活がしたいか。どんな仕事、どんな暮らしがしたいか、それがはっきりすれば道具はついてくる」ということです。

ふつうに考えると、道具を使っていろいろなことができるようになるのですから、気持ちは軽くなると思うはずです。しかし、受傷後の人の気持ちはそんなに簡単ではありません。

柾子さんはあらためて「大変なことだ」と思い、芳郎さんも「こんなふうになるんか」と、重苦しく受け止めています。他の頸髄損傷者が介助を受けている機器や写真を見せられても、退院後の自分たちの生活を具体的に思い描くまでにいたりません。そんな自分の姿を否定したい気持ちがあり、複雑です。

「自分の将来の姿が段々見えてきて、ちょっと憂鬱」というのが本心であると思います。

「こんなこと言うのもなんですが、丸山さんのところは遠いし、時間もかかるから、住宅の改造について、そろそろ相談に入ったほうがいいと思います」とためらいながら私に話しかけてきました。

住宅改造とは、車いすが家の中で自由に使えるようにするなどして家を改修することです。

森先生のためらいは、まだ、告知後の動揺が続いていて生活の将来像を見すえるゆとりのない私たちに配慮してのものだと思われました。

そして、「医用工学の松尾さんがきめ細かく相談にのってくれます。ご主人をぜひ家に連れて帰ってください。施設に入れるなんて考えないでください。職場復帰のこともぜひやってほしいと思います」と続けられました。

「施設」というのは障害者施設だと思いますが、私たちも施設のことは全く考えていませんでした。ですから、「家に帰って、家から大学に通ったり、リハビリに行ったりできるといいなと思っているのですが」と答えますと、

「それは絶対できます。ぜひそうしてほしいんです。車いすがあるし、左手で食べられるし、頭がしっかりしているんですから。パソコンの相談も松尾さんにしてみてください」とも言ってくれました。

「実は、このところ、医用工学で大がかりな機器を見たり、私が摘便するようになって時間がかかったり、散らかし過ぎたりして、将来が見えてきたものですから、ますます気が滅入るようになって、少し落ち込んでいるところだったんです」。

そう正直なところを話しながら、涙が出そうになりました。

この、森先生からの退院後の生活へのアドバイスは大きな励みになりました。

失意の中から大きな力が湧いてくるような気持ちでした。そのままリハ室へ飛んで行って、夫に森先生の言葉

を伝えました。今度は先生の言葉をしっかり全部伝えました。森先生が時と言葉を選んで声をかけてくれたのだと思いました。

## 5年で心身ともに落ち着く

夫は、「3か月経ったなあ。いっしょにリハビリをしている人を見ていると、みんな少しずつ変わってきている。皆がんばっている」としみじみ言いました。少しずつ、周りの人達のことも冷静に見ることができるようになってきていたのでしょう。

ちょうど3か月目にMRIの検査がありました。その結果について森先生から、画像を見ながらの説明を受けました。

1　頸椎の4、5番については骨盤の骨を埋め込んで補強し、変形はしているが固定されているから骨は大丈夫。

2　脊髄の管の中に黒く見えるところが損傷である（私の見た感じでは、鉛筆の先で縦に無造作に書き潰したように見えました）。

3　この黒い部分をみると、どれだけのダメージか、どのくらい回復するかが症例上だいたい見当がつき、それがだいたい当たっている。

4　この場合、周りにまだ白い部分が残っていて、ベタっと黒くなっていないので不完全麻痺と言える。だから可能性がないわけではない。

5 外からの刺激に反射的に反応する末梢神経と中枢神経は、それを抑えたりコントロールしたりする。が、コントロールする部分が傷んでいるので、少しの刺激に過敏に反応する。痙性としびれは、つきまとうから上手に付き合って前向きに処理するほうがいい。

6 黒い損傷部分は、たまに、まれに進行することがあって、脊髄空洞症が起きるかも知れない。早期発見のために定期的にMRIを受ける必要がある。

受傷後はじめて2人で詳しい説明を受けました。内容は深刻なものでしたが、これも冷静に聞くことができて充分に納得することができました。

同じ日に、医用工学研究所の松尾先生を2度目に訪れました。先生がご自身の体験も合わせて具体的な話をしてくれました。

「車いすはどんなものがよいのか（車いすは、どこでどういう目的で使うのか）」。「眠るとき、排泄、入浴はどのように行うのか」などを話し合いました。

また、私たちがこれからどんな生活をしたいと思っているのか、その生活スタイルに合わせて家の改造計画を行うので、私たちの家の写真と図面を用意するように、と指示されました。

さらに「職場復帰するためには大学の改造も大学側に具体的に注文しなければならない」とも言われました。夫のために、大学の改造までお願いしていいものかと考えてしまいましたが、松尾先生はそんなことは当たり前だという話しぶりでした。

「5年後くらいには、心身ともに落ち着きます。今は前向きに生活のしかたを考えてください」との言葉は、体験者ならではのアドバイスと私たちは受け止めました。

ちょうど居合わせた看護師長も、

「丸山さんには、ご専門に合わせて、ご自身の経験をぜひ学生さんに話してください。これからもっといろんな人に会いますし、忙しくなりますよ」と言い添えてくれました。まるで夫の経験が貴重で豊かなものだったみたいな言われ方でした。

研究所から病室への帰り道、何だかおぼろげに未来が見えてきたようで、少し気持ちが軽くなりました。

私が、「今日は将来について考えることの多い日だったね」と言うと、「うん、俺にとっては記念すべき日になったなあ」と彼が応えてくれました。きっと同じ気持ちだったのでしょう。

## リハビリにゴールはない

**松尾記　ターニングポイント**

看護師長の言葉、「ご専門に合わせて、ご自身の経験をぜひ学生さんに話してください。これからもっといろんな人に会いますし、忙しくなりますよ」は、芳郎さんの背中を押す強い支えの言葉であると思います。

また、「俺にとっては記念すべき日だった」という芳郎さんの言葉から、脊髄損傷を受け入れて生活をしていくという覚悟を決めたターニングポイントであったことがわかります。

いろいろな意味で3か月というのは節目であったように思います。

さまざまな年齢のリハビリ仲間もできました。こうした仲間からも、多くの刺激を受けました。

## ◆手記から

入院生活が3か月を経たある日のこと、退院の挨拶をしているKさんを見て私は隣にいた尾形青年にふと思いを洩らした。

「マラソンで、後から来る人に次々と追い越される時のようだね・・・」。その時、少し間をおいて帰ってきた言葉「ええ、でも僕たちにはゴールはないんですよね」。

尾形君は私より20日早い受傷、同じ頸髄4、5番損傷の先輩患者である。私の息子と同い年のこの青年の穏やかな言葉は、この重傷を負って打ちひしがれ、焦りと苦痛のまっただ中にあった自分にとって雷に打たれたような衝撃であった。

彼はすでに、リハビリを終わりのない営みと受けとめていたこと、自分の生涯と正面から向き合っていること、リハビリの本来の意味を理解していること、焦っても意味ないこと、自分は自分のペースで進むしかないこと、しかし、いっときも止まるわけにはいかないこと、希望を捨ててはならぬこと・・・、「僕たちにはゴールはないんですよね」の言葉にたくさんの意味を込めていたのである。

夫は、事故と後遺症にうちひしがれ、焦りと暗たんとした気持ちが先だって、将来に希望を見いだす余裕がなかったときのことです。

しかし、尾形君は、すでに将来を見すえていました。「リハビリに終わりがない」というのは、ほんとうは絶望的なことであると思うのに、彼は、確かな未来として静かに受け止めていたのです。

自分の生涯にわたる後遺症と正面から向き合っていたからこそ出てきた言葉だと思います。毎日のリハビリは、希望がなければ苦痛でしかなく、義務のように過ぎていきます。リハビリは単に身体の機能訓練ではなく、社会に復帰するという希望そのものです。尾形君はそのことをすでに知っていたことに夫は感銘を受けたといいます。「終わりのないリハビリというのは、焦ってもどうにもならず、あとは自分のペースでいっときも止まらずに進むしかなく、希望を捨ててはいけないという意味がこめられているんだ」と夫は息子と同年の彼に教えられたと話してくれました。

## ◆手記から

毎日のリハビリは、今後に向けての希望と意欲が支えとなっていた・・・。

セラピストが患者にかける言葉を私は聞き漏らすまいとした。セラピストの一言一句が誰に向けられた言葉であっても、注意を払った。

「○○さん！動きが戻るかどうか、3か月が勝負なんじゃ！」——何かと理由をつけて、リハビリを早く切り上げようとする患者に向けたセラピストの叱責の言葉である。すでに3か月をとうに過ぎて手足の動きの戻っていない私が一つの腹を決めたきっかけの言葉であった。「あきらめ」とは違う。その言葉を受け入れることができる状態にあったから、あきらめや失望に打ちのめされずに済んだのであろう。「リハビリテーション」の目的と限界をわきまえることができたセラピストからの間接的な一言であった。

手記に書かれた生《なま》の言葉からリハビリにどれだけの思いを込めてあたっていたかが痛いほど伝わってきます。そしてまたリハビリそのものを冷静に考えられるようになるには夫にも3か月という時間が必要だったのでしょう。

## 「待っている」といわれ勇気が湧いてきた

大学が春休みを迎えるころになると、修論を仕上げたゼミ生が次々と見舞いに来てくれました。卒論発表会のビデオレターも届いて、夫はリハ室のテレビで嬉しそうに見ていました。

わざわざ遠い福岡まで見舞いに来てくださったり、出張や帰省の途中などに寄って見舞ってくださった同僚の先生方や、各地にいる卒業生のほか、往復40時間もかけてフェリーで来てくれた学生もいました。

「正直言って、先生にどう接していいか実はわからなかった」と、悩んだことを素直に私に告白してくれた人もいました。

首から下が動かなくなった夫に、何と声をかけていいのかと思い悩みながらやってきたのでしょう。しかし、会ったとたん、皆さんはごく普通に夫に接してくれました。夫も今までと少しも変わらず当たり前に接して嬉しそうでした。

部屋に入るなりサッと夫に駈け寄って、手をさすりながら、「先生、生きててよかった」と泣き出す学生もいました。

**松尾記　障害受容ができると可能性がふくらむ**

脊髄損傷後の回復期に入ってからは障害の受容過程になります。

障害を持った自分の生活が見えはじめると、健常であったときと比べ、惨《みじ》めな気持ちになったり憂鬱になったりします。

しかし、排泄とか入浴行為の具体的な方法がわかり、生活全般に目を向けるようになると、気持ちが吹っ切れて、どんな生活をしたいかがクローズアップされてくることが多くあります。ターニングポイントは自分で見つけ出さなければなりません。「生命あるところ希望あり」という言葉はまったく同感です。

告知から1か月後、退院後の丸山夫婦のやりたいことがはっきりしてきたようです。家に帰って、自宅から大学に行ったり、リハビリに通ったりできるといいなと思っていることを主治医に伝達したところ、主治医は「それは絶対できます」と太鼓判を押しています。

主治医は、重度の障害を持っても、障害受容さえできると、福祉機器を適切に使うことで安全にできる動作や行為が増えていくことを知っていました。

せき損センターの医師が知っているのは当然なことですが、これを知らない医師が多いのです。医療者があきらめてしまうと、それで受傷者の生活の可能性が一度閉じてしまいます。

医療者が、リハビリテーション（社会復帰）は、受傷者にとって、ゴールのない永遠に続く営みであり、さまざまな可能性を持っていることを知っていれば、受傷者の気持ちも変わります。自分でできることが少しずつ増えてくると、本人も家族も生活への自信を取り戻せます。自信を取り戻せれば、リハビリテーションに対してもっと貪欲になれます。

「帰ってからみんなに報告するから」といわれて怪我をした後、写真も初めて撮られました。リハビリ中の写真でした。車いすを押してもらったり、付きっきりでさすってもらったり、リハビリの様子を見てもらったり、シャンプーしてもらったりして、彼は嬉しそうに、ずっと「ありがとう」と言い続けていました。見舞いの方々の顔を見ると、本当に嬉しそうにしていました。

電動車いすにはじめて乗った日も、院生が来ていました。廊下の広いところで車いすを操作しながら、「スラローム（スキーの回転技）だ」などと遊んでみせたりもしました。事故後はじめてといっていいくらいの明るい表情でした。

そして、迷惑をかけてしまって「すまなかったなあ」としか言えない夫に、皆さんが「待っていますよ」という何よりの言葉を残して新潟に帰っていきました。

春休みのたくさんのお見舞いが夫の心に大きな変化をもたらしてくれたように私は思いました。

## 憎しみにとどまったら前に進めない

夫の心もかたまってきたようでした。憎しみや悔しさを吹き払うことはなかなか難しいのですが、それにとどまっていたのでは前に進めないということも少しずつわかってきました。

森先生の3か月目の検査説明の2日後のことでした。夫は、病室に見舞ってくださった林先生（夫の今回の出張先の所長）と、市川弁護士に、

「この姿で学生の前に立とうと決意しました」と、はっきり宣言したのです。

私にではなくて、他の人に向かって宣言してくれたことが私には嬉しくてなりませんでした。数えてみたらちょうど受傷後100日目のことでした。ここまで100日かかったと思うと感無量でした。

丈夫な体を持ち、病気一つしたこともなくスポーツマンで仕事に生きがいを感じていた、いわば人生の絶頂期に理不尽にも突然身体の機能の殆どを奪われ、立つことさえできなくなった自分の姿にどれだけの悔しさがあったことでしょう。悔しさや悲しさに耐えられずにどれだけ落ち込んだことがあったことでしょう。その上で、このころようやく新しい自分を受け入れはじめたのでしょう。悔しさや悲しさをはね返す自信も芽生えてきたのかもしれない、と私は彼の気持ちを推し量りました。また、このころは、お見舞いに来てくれた方が、久しぶりに、しかも車いすでお会いする夫の姿を見ると、「生気があります」などといって、元気になったことに一様に驚かれました。

周りの患者さんたちのように夫も頑張ってきたと思います。3か月経って、大きく心も変化してきたのだと思います。

夫は、何よりもリハビリを優先したい様子で、あるときなど森先生の回診を待てないで、さっさと一人でリハビリに行ってしまいました。そのころは電動車いすを使っていて、上手に操れるようになっていました。森先生の回診は私が受けました。

主のいないベッド際で、こんな会話が交わされました。

森先生「松尾さんのところはどうでしたか。電動車いすでぜひ職場復帰してください」。

私「ＭＲＩの結果の話に、ショックを受けながらも受け止められたようです。その後、松尾先生にいろいろ話を伺い、その中には体験談などもあったので、俺にとっては記念すべき日だったと言っていました。前向きになってきました」。

森先生「誰でも後ろを向くと思います。僕らも自身のことだったらそうなると思いますが、丸山さんの場合、ご自身も、ご家族も、周りの人たちも、その状態を支えていかれると思うから（職場復帰のことを）言うんです」。それから森先生は、私に運転免許を取るように勧めていかれました。

主治医の暖かいフォローが身にしみて、すぐにリハ室の夫に報告に行きました。もちろん全部伝えました。夫は嬉しそうに頷《うなづ》いていました。

## 術後4か月、決意を新たに

リハビリをしながら生きるという覚悟を決めても、夫には、「障害はやむなく引き受けた重く悲しい運命」という気持ちが拭いきれませんでした。

そのせいか、「障害を負った以上、俺は、今度はそちらの世界で生きる」と言うようになっていました。「そちら」というのは、「障害というマイナス」を背負う者として生きるという意味のように聞こえました。

そういう夫に、私は一つの願いを伝えました。

「そうじゃなくて、今までのあなたに、『プラスアルファ』という形で生きて欲しいと願っているの。今までのあなたを変えるんじゃなくてね。障害という部分が加わった付加価値というかな・・・」という願いでした。

当時の夫に対してずいぶん厳しい言葉だったかもしれませんが、私もまた、彼とこれからどう生きていくべきかを探っていたのです。これは私の意思表明でもありました。

夫の今までの生き方が変わるなんて考えられなかったのです。障害をプラスアルファとして考えて、今までのように一緒に生きていきたい。「障害者として生きる」などという構えた生き方でなく、これからも一緒に今までのように、私たちらしく生きていきたいと心から願っていたのです。

術後4か月を過ぎて、急性期病棟から慢性期病棟に移動するときが近づいてきていました。

**松尾記**

### やる気と環境は相互に作用する

MRIやCTなどの画像で、脊髄損傷のダメージの程度がわかることによって、残存機能はある程度判断できます。

しかし、本人のやる気が出ないと、本来あるはずの身体機能を発揮させることができません。したがって、医療者は、本人のやる気を引き出しながら残存機能を発揮してもらえるように働きかけます。

このとき理解していただきたいのは、生活スタイルに合わせて、身体の機能回復訓練（狭義のリハビリ）をするのは当然ですが、適切な道具を使うことで、さまざまな生活能力が引き出せることです。

医師、看護師だけではなく、リハセラピストの中にさえ、このことを理解していない人がいます。患者さんが残存機能を発揮しようと集中しているとき、道具や環境に無関心な医療者が少なくありません。道具や環境で、障害をどう受け止めるかを考えることによって、治療方法、機能回復訓練の方法も変わってきます。

道具や環境が自分にぴったり合うと、やる気が出て、相乗的に生活能力が高まることがあります。残存機能、やる気、環境（道具）は、相互に働きあって、最大限の力が発揮されます。

急性期を見守ってくれた病棟の看護師長が、「丸山先生はお見舞いを言われる立場だけで終わらないで。当たり前の今までの丸山先生の生活に新しいものが加わったと思って活躍してほしい」と励ましてくれました。

この言葉は、私にとっても、「夫に伝えた私の願いは間違っていなかった」と思える、とても嬉しい励ましでした。

同じころ、夫に関わる医師、PT、OT、看護師などの話し合い（合同カンファレンス）があり、「家庭復帰、社会復帰の意思が固いので、別の病院へ送るなどは考えず、復帰に問題がなくなるまで、ここで全面的にバックアップしましょう」と話し合われたそうです。

これはPT担当の西村先生が教えてくれました。西村先生は、「そのための環境づくりに取りかかりましょう」と付け加えてくれました。感激でいっぱいで、心がとても強くなりました。そうして社会復帰への第一歩といわれた慢性期病棟へ転棟しました。

担当ナースだった永井さんも、「また、人の輪が広がりますよ」といって送り出してくれました。

私たちも「いよいよ腰を据えて頑張ろうね」と気持ちを確認し合いました。

## 残されたものを数えたら

3月末に、近くの中学校の生徒の吹奏楽の演奏会が病院であって、夫は看護師さんたちと聴きに行きました。私は用事があって病院を留守にしていました。

夫は、その時のことを、

「演奏自体はまだまだのものだったけれど、真剣に演奏している生徒を見ていたら涙が出てしかたがなかった。

音楽にではなかったけれど、俺にはまだ感動する心が残されていると思ったら嬉しくなったよ」と話してくれました。

また、4月のある日曜日には、病院のグランドで、職員の野球部の試合があることを聞いてきた夫は散歩の途中、それを見に行こうと言い出しました。

試合はすでに終わっていて、みなさんはバーベキューの最中でした。そこへ顔を出した夫に、OTの渡邉先生が、

「ほら、丸山さんお肉」と、病院食にはまず出てこない焼肉を差し出してくれました。

「俺、それよりビールが欲しい」と、夫は思わず口にしたようでしたが、

「あー、そうだね」といって、渡邉先生はためらいもなく、ビールを夫の口に近づけて飲ませてくれました。

そのビールがよほどおいしくて、元気なころに味わったビールの味と変わらなかったそうで、「俺にはビールを味わうことも残されている」と、夫は感動していました。そこにいた人たちの大らかさに感謝するとともに、その感動がずっと心に残りました。

「怪我でなくしたものばかり数えているうちは絶望に打ちひしがれていたが、残されているものを一つひとつ拾い集めていくうちに少しずつ元気が出てきた」と、そのころからよく話すようになりました。

## いのちを考える授業をしたい

慢性期病棟に移り、日も経って、夫も元気になってきていました。

ある日、若いころのバスケットボールの仲間が遠くから見舞いに来てくれて、帰りがけに、「丸山さんは今まで『健常者』だった。今度は『障害者』になられたので、どうか両者の橋渡し役になってください」と励まされました。

夫は、かつてのチームメイトの言葉を数日考えていたようです。そして、私に、「励ましてもらったことは嬉しかったけど、俺は、橋渡しは嫌なんだよね。『橋を渡す』ということは、そこに川とか溝があるということなんだよ。そうじゃなくて、どちらも同じ平面で生きていかなくてはいけないと思うんだよ。俺は、そのためにどうしたらよいかということを考えたい」と心のうちを話してくれました。

この言葉を聞いた私はそこまで考えを発展させた夫が、とても誇らしく思えました。

私は、障害を「プラスアルファ」として考えましょう、と漠然といっただけだったけれど、彼はその意味を、もっと広く、もっと深く考えてくれていたのでした。

春休みも終わったある日、NHKテレビで「命の授業」という番組を夫といっしょに見ました。番組の中で、『100万回生きたねこ』という絵本を紹介したり、健康の考え方、新しい課題をもらって生まれ変わった人の話などが語られていました。番組を見てから2人で話し合ったこととして、私の日記に書いてあります。

## ◆私の日記から

「俺も100%生きた、というふうに、人の心の中に残るような生き方をしたいなあ。寝る前に一人でしゃべっているんだが、『いのちの授業』って俺に話す資格あるかなあ。体験を誇張して言いたくはないけど、できれば学生や子どもらにこんな話ができるといいなあ」と彼が言うので、

## 松尾記　「できること」「したいこと」を組み合わせる

「障害受容」は生涯にわたって行う営みですが、受容がある程度できてからは、リハセラピストとリハエンジニアの活躍が求められます。本人にとっては「したいこと」と「できること」を増やす時期に入ります。

「したいこと」「できること」を組み合わせ、生活スタイルをイメージすることで、機器や環境を設定します。逆に機器や環境の設定によって、生活スタイルのイメージはふくらみもするし、制限もされてしまいます。セラピスト、エンジニアとよく話し合い、全員で最善策を講じることが大切です。

機器や環境の中で、最も大きい要素が車いすです。「どんな生活をしたいか」によって、車いすのタイプが変わります。

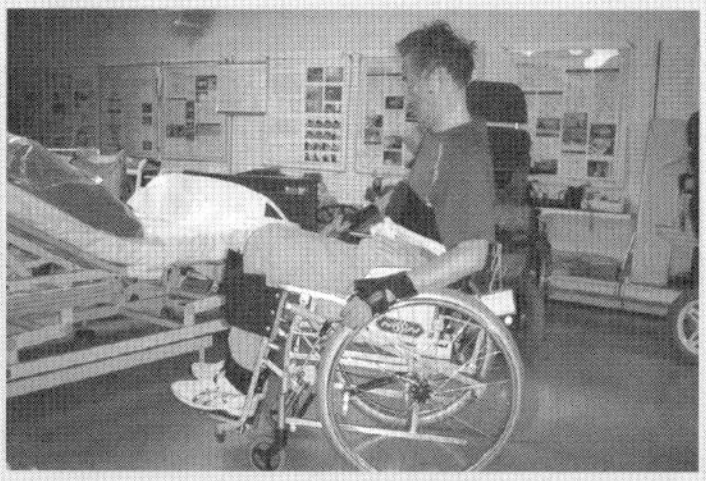

医用工学研究室での芳郎さん

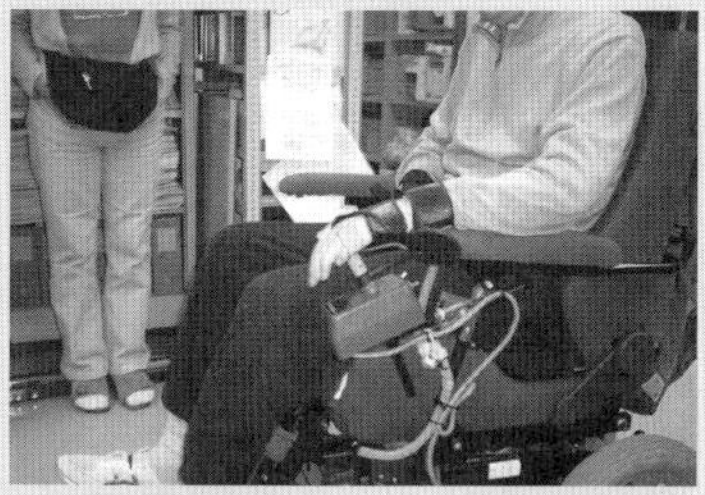

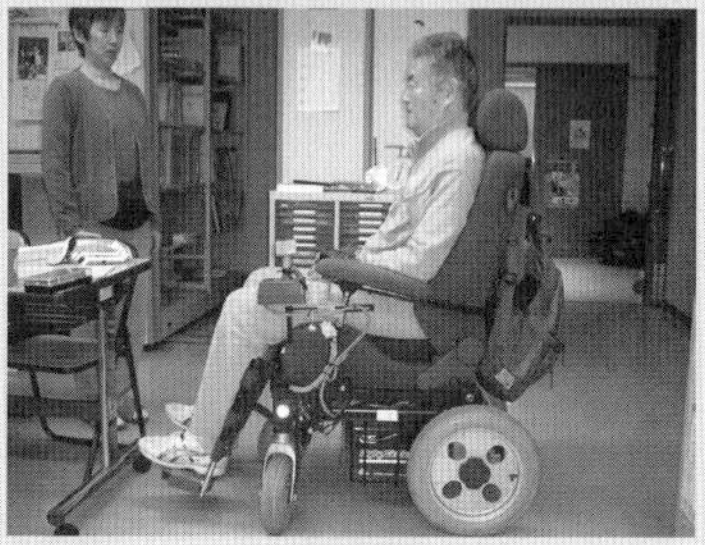

電動車いすのジョイスティック・レバーを芳郎さんの手の動きに合わせて改善。

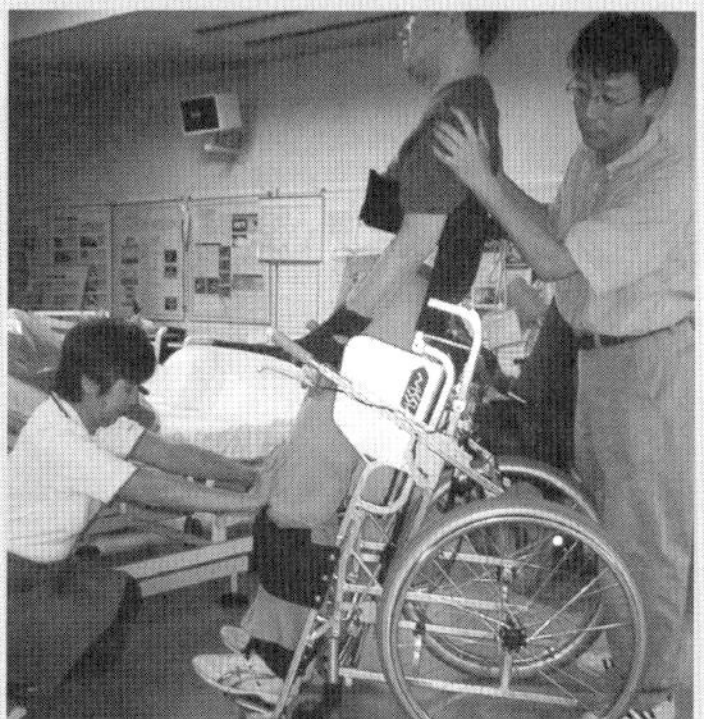

スタンダップ車いすに試乗する芳郎さん。

家の改造方法も、眠るとき、排泄時、入浴時、車いす利用時などによって異なります。車いすと住環境は、本人に適合していなければなりませんが、家族のライフスタイルとも溶け合う必要があります。

丸山夫妻には、住宅改造のために、家の写真と図面を用意してもらい、大学の改造も具体的に注文するようにアドバイスしました。

たいていの人は退院後5年後くらいには、生活方法がかたまり、生活が落ち着きます。そのころには、自立度が高く、前向きで落ち着いた生活をしてほしいと願って、私たちは環境づくりをお手伝いします。

「最初からその姿だった人にもその資格はあると思うけど、あなたのように今までの姿とすっかり変わってしまった人が、その身体で語るというのは別の意味の資格があるんじゃない?」と答えた。意欲と意志力。人間性と専門性などに話が及ぶ。

2人とも、もがきながら新しい生き方を探り探り暮らしていたように思います。しかし、このときすでに夫は前を向いていて、頭の中で、これからの授業の案を練っていたことがわかります。

## 排尿、排便の悩み

重複を恐れず、排便・排尿の話をします。

排泄の問題は命に関わる非常に重要なことがらですが、先述のように、排尿・排便は表に出にくいうえ、人間の尊厳に大きく関わる問題でもあるからです。

「排尿・排便の障害は治らない」と言われたときの私たちのショックは非常に大きなものでした。夫にとっては、あらゆる後遺症の中で最もダメージが大きかったと思われました。

医学的には中枢神経の遮断《しゃだん》によって起こる排尿・排便の障害は、正式には「神経因性膀胱《しんけいいんせいぼうこう》・直腸障害」というそうです。

私たちは、この障害を受け入れるのに、最終的には、食事が生きるうえで大切なことなら、排泄もまったく同じだと思い定めるようにしました。が、それでもずいぶん時間と覚悟が必要でした。

入院中は、排便は毎日ではなく、習慣をつけて週に2～3回、定期的に摘便する試みもなされました。夫の身体にその習慣をつけるために、便が下りてきているのがわかっているのに、「明日がその日だから、明日摘便します」といわれ、眠れないまま夜中に便失禁したこともありました。

かと思うと、不意な下痢もあったりして、排便はまったく不定期で、習慣的、定期的にはなかなかいきませんでした。排便には精神的な状況もかなり影響していたように思えました。

いっぽう、排尿も、受傷後1週間目に膀胱のカテーテルを抜いてからは、ずっと日に3回の導尿が続いていました。週に1度、冷たい水を膀胱に注入して、神経を刺激することで「尿意」の反応を調べるのですが、反応がありません。いつまでも尿意がない不安は大きいもので、焦りも出てきました。

また、こういう話は入院患者同士でも話題に上ることがあって、「お宅はまだ?」と言われて、私まで一緒に焦ったりもしました。泌尿器科の主治医である岩坪先生から、「焦らないで半年ぐらいは様子を見ましょう。今は身体を動かすことに専念しましょう」と幾度も諭すように言われました。

慢性期病棟に移動後（手術後4か月）、岩坪先生が、「丸山さんには、これからまだまだ活躍してもらわねばならないので、今後、尿意が戻らなければ、括約筋を切開して、収尿器（尿道口に装着する交換可能な袋）をつけるという方法をとることになるでしょう。**膀胱瘻**《ろう》とかチューブで尿を取るというのは不便ですから」という見通しを話してくれました。

岩坪先生も、夫の復職を念頭において治療を考え、「泌尿器科の出番は、これからです」と心強い言葉を付け加えられました。

## 刺激を与えて尿を出す排泄法

その後も尿意は戻らず、手術（括約筋切開術）を受けることになりました。内視鏡の手術で、膀胱の括約筋を少し切開することで、膀胱を軽くたたいたり押したりといった圧を加えることで排尿できるようにします。

ふつう、膀胱内に尿がたまると、脳への伝令が走り、脳からの指令で尿意が起こって括約筋が開き、排尿します。しかし、夫の場合、伝令が途切れてしまっていて括約筋が開かず、膀胱内に尿がたまったままになります。すると、膀胱内の圧が高まり、過緊張から頭痛を起こしたり、血圧が上がって脳血管障害などの原因になります。

脊髄損傷の患者の場合、かつては尿意の有無にかかわらず、尿が出るようにすることが最終目的だったそうです。いわゆる「失禁」状態です。しかし、今回の手術では、括約筋を切開して尿が膀胱に溜まったら、刺激を与えて出てくるようにするもので、術後、膀胱のリハビリとセットで行われます。

膀胱を軽く叩いたり、または押して尿が出るようにできれば、膀胱が空になり、再び満たされるまで尿は出ません。それでも、失禁ということに備えて収尿器を装着します。

留置カテーテルや膀胱瘻では、膀胱とカテーテルの接続部位に細菌が増殖して、尿道や膀胱に炎症を起こしたり、血液循環を阻害し、潰瘍《かいよう》や褥瘡の発生、膀胱萎縮《いしゅく》などの可能性があるそうです。さらにカテーテルを膀胱に装着すると、身体的、社会的に束縛されて生活上の不便が少なくないというのが岩坪先生の説明でした。

## 排泄の自立を優先する

受傷6か月後に手術は行われました。

手術中、その様子を夫はモニター画面でじっと見ていたそうです。「すごい手術だった。出血もすごい。ちょっと切るだけといったけど、大手術だった」。そういいながらグッタリして病室へ戻ってきました。しかし、あとで若い医師から、「あれを順調といわずして順調な手術なんてありませんよ」と笑われました。拡大されたモニター画面を見つめていたから大変なことに思ったのでしょう。実際はファイバーの先での手術だったそうです。

1週間後にカテーテルが抜かれ、尿が順調に出てきました。夫は尿器に流れる自分の尿の音を半年ぶりに聞きました。それまでは導尿していたので、いわゆる「放尿」の音は聞こえませんでした。

**膀胱瘻**　手術で尿路を変更し、下腹部から尿を出すための瘻孔（ろうこう）を造設して排泄を行う。カテーテルの交換がしやすく清潔管理しやすい。

「音がするんだよ」と夫は嬉しそうにいいました。私も、「感動でしょ」と余裕で答えられるようになっていました。

日中は、失禁に備えて、収尿器を尿道口に装着することになりました。それに続くコンパクトな収尿袋を片方の足のひざ下にベルトでとめます。収尿袋がいっぱいになったら、ズボンの先から外して、トイレで流せばよいので、見た目には全くわかりません。

最初は市販の収尿器を使っていましたが、その後、コンドームを使って手作りする方法をナースから教えてもらってからは、ずっとそれを使いました。コンドームは肌になじむし、使い捨てできるので清潔も保つことができました。

## 介助負担も軽減

括約筋切開術の1か月後に、岩坪先生から次のような説明がありました。

「手術により膀胱に無理がかからなくなり、変形もありません。しかし、なるべく括約筋を残すように切ったので、（尿がたまったときの）圧がまだだいぶかかっています。

丸山さんの場合、そのうえ自律神経（の働き）が戻ってきているので、とてもいいことですが、そのバランスが問題です。

自律神経の刺激で膀胱の括約筋が強く緊張し（過緊張し）、そのことで尿意をもよおしています。これは自然な尿意ではありません。過緊張がひどくならないように、膀胱のリハビリをしながら様子をみましょう。自律神経がまったく働かないと困るが、コントロールがありすぎても困ります」。

過緊張が起きると脂汗《あぶらあせ》が出て、頭が痛くなったり血圧が上がったりします。そのときは緊急に私が導尿するのですが、大体500～600ccほど溜まっています。

自律神経と過緊張の説明は私にはよく理解できませんでしたが、退院後、新潟に帰ってから、再び膀胱の過緊張が頻繁に起きるようになったので、退院して2年後に、せき損センターで再度、少し広く切開する手術をしました。それ以降は全く順調でした。

この手術のありがたさは、退院後にあらためて感じました。まず、収尿器は片方の足元に装着するだけなので、ズボンに隠れて外見はまったくわからず、どこへでも堂々と出かけることができました。膀胱が空の間は介助が必要ないので、夫は気兼ねなく自分の仕事に専念することができました。授業や会議などが長引いても、少しも心配ありませんでした。

その間、介助者である私にも貴重な自由時間が確保されました。「奥さんが付いているんだから、導尿してあげなさいよ」などという医師もいましたが、私たちにとってはその言葉がむしろ「なんで？」とマイナスの意味に聞こえるようになっていました。

## 地獄のような生活なんて送らない

事故が起こる5年前に、夫の退官後の生活を見すえて、小さな家を新築していました。

自然をいっぱい取り入れた質素ながらお気に入りの家でしたが、事故後は、そこでこれまでのような生活はできないと観念していました。

ところが、松尾先生が、当たり前のように、「またそこで、気持ちよく暮らせばいいじゃないですか」といわれたので、目の前が明るくなった気がしました。

ですから、私たちの目標は、いままでの生活スタイルをできるだけ変えずに、自然豊かな自宅での暮らしを楽しみながら、大学やリハビリに通うということに設定しました。

大学まで車で7分という地の利も職場復帰には好都合でした。

私もまた、夫の介護で汲々とするのではなく、さり気なく介護をしながら、自分たちの生活を大切にしたいと願っていました。

とくに、あるときから、はっきりそう意識するようになりました。

その日も、私はリハビリ室で夫に付き添っていました。そこに一人の婦人がいかにももの言いたげに近づいて来ました。その方はすでに退院された脊損患者のご主人が、外来でリハビリに通うのに付き添って来ているようでした。

私も同じ脊損患者の妻だと察したらしく、

「奥さん、この怪我は本人ばかりでなく、妻にとっても地獄ですよ。ちょっとでも傍《かたわら》を離れることができないし、これから世話が大変ですよ」と切り出されました。

それから、その「大変さ」をいろいろと話されました。

その婦人の言葉が長い間、耳を離れませんでしたが、その時から、「私は地獄のような生活なんて送らない」とひそかに決意していました。

## 住宅のバリアフリー計画を話し合う

新しい家を設計してくれた設計士さんが、わざわざ新潟から見舞いに来てくれました。設計士さんとは新築後も懇意にしていたので、住宅改造の計画を話し合う良いチャンスになりました。夫の体の状態を説明し、夫と松尾先生と私とで話し合うことができました。

受傷後3か月を経て、夫の生命保険が下りることが決まっていました。

そのときの私の日記には、「彼の不自由になった部分をカバーすることにそのお金を使おうと思う。住宅、車、パソコンなどの機器に全部使ってもいい。幸い家のローンも保険が利いた。公務災害なので生活は保証されるのだから他の心配はいらないので・・・。私の判断でそうするから」とその覚悟を記しています。保険金は大した金額ではなかったけれど、必要なことはやろうと思っていました。

私たちの話し合いの結果、基本プランは次のように決まりました。

◇新潟は雪国で、家は高床式のため、駐車場は1階部分にある。したがって、車いすで駐車場から2階の居住部分に上がるためにエレベーターを設置する。
◇居間の隣にある8畳の和室は、車いす用にフローリング（板床）にして、夫の書斎兼寝室にする。その際、パソコンやベッドの位置、車いすへの移乗スペース、移動などの動線を考えて、押し入れを取り払って10畳にする。
◇居間との間のふすまを昼間は開けておくことで、広く開放的なスペースができる。
◇浴室は構造上、改造が不可能なので、居室の側に新たに設置する。

◇エレベーターは、あごや指などさまざまな身体部位で操作できるような技術開発を、医用工学研究所と民間企業の間で進んでいたので、それを使う。そうすることで、夫は家の出入りが自由になる。

もともと、仕切りの少ない間取りに設計していたことが、思いがけずバリアフリー化に功を奏しました。居住部分はオープン空間になるので夫はいつも家の中心にいることになります。

退院後の生活が少し見えてきて嬉しくなりました。

## 自然な生活空間がほしい

住宅のバリアフリー化で、浴室の考え方が、設計士さんと大きく異なることが、あとでわかりました。私たちは、医用工学研究所の指導で、大きな身体の夫を私一人でも、毎日、楽に入浴介助できるように、ボタン一つで稼働できるリフトを使う方法を考えていました。

元気だった時のように、座位で浴槽に浸かることができるので、夫だけでなく、家族も利用できるような普通の浴槽と、介助のために少し広めの洗い場がある一般的な浴室を希望しました。

しかし、新潟へ帰った設計士さんから、

「こちらのヘルパーや経験者の話によると、これからのこと、あるいは奥さんの労力のこと、また、先生（夫）が吊り下げられる苦労等を考えると、ベッドサイドでの入浴、キャスター付きのバスタブをベッドサイドに持って行って、そこで済ますほうがいいのではないかという意見が圧倒的なんですが・・・」と連絡が入りました。

つまり、夫が浴室に移動するのではなく、移動式のバスタブを夫のベッドサイドに運んで入浴するほうが、夫にも介助者の私にも都合がいいという忠告でした。

設計士さんなりに情報を集めて考えてくれたようでしたが、何より夫がすぐにはっきりと、「そんなのは嫌だ」といいました。ＯＴの先生にも、「それじゃ、風呂場で寝るようなもんじゃないですか」と言われました。

私たちは、最大限「ふつうの生活に近い生活」を送りたいと設計士さんに伝えたつもりでしたが、設計士さんは「ベッド中心の生活」を考えられていたようでした。この考え方のずれは、介護のプロを含めて根深いものがあると思いました。「四肢麻痺の人は、ベッド上での介護中心の生活が自然」という観念が先行していたと思われました。

この考え方のずれが、その後も尾を引きました。たとえば、後の話ですが、浴室の廊下に洗濯槽とシャンプー台を設置するように、その型番まで指定して依頼しておいたのですが、実際には、わざわざ高さが上下に移動できる福祉機器としての洗面台が設置されていました。

洗面台が上下できれば、障害者には使いやすいという配慮だったようですが、それを使うと便利な人もいると思いますが、不要な人もいます。一様に「障害者には障害者用の物を・・・」という考え方が一般的であると感じました。

介護する人もされる人も、ふつうの人と同じように基本的には豊かな生活空間の中でのびやかに暮らせる空間を求めています。障害も千差万別で、その人にとって何がどのように便利なのかを考えれば「福祉用具」が全ての場合でベストではないと強く思ったことでした。

## 「常識」より本人の意思

「頸損患者はふつうの暮らしは無理だ」「生活の道具は市販品ではダメだ」という考え方は、その後もさまざまな場面で出くわしました。

風呂のような生活の道具を、ベッドの周囲に集中できるようにして、本人も介助者もベッド中心に考える生活空間は便利かもしれません。それを望む人も必要な人もいると思います。

しかし、車いすで動けるなら、風呂場で入浴し、洗面所で歯磨きをし、食卓で食事をするという「ふつうの暮らし」が可能です。私たちはそういう「ふつうの暮らし」を切望していました。

病院の病室とは異なり、自宅で生活するということは、障害と折り合いながら、私たちらしいライフスタイルを築くことが可能であると思います。夫は電動車いすを使って自分の意思で移動できるので、生活空間を自由に移動するほうが、生活をより豊かに味わうことができるのではないかと思っていました。

せき損センターでも、夫は、最大限、自立する生活方法を学び、練習を積んできましたから、「ベッド中心」「介護中心」の生活に対する抵抗は強いものがありました。それではどんどん本人や介護する人の心や動きが狭まってしまうように思います。

この思いを森先生に話したら、「それができるんですからねえ。できなくなったらその時また考えればいい」と言われて意を強くしました。

松尾先生には、「大切なことは、本人がどうしたいかということです。そういう周囲のやり方に押し切られないためにも、本人や家族がどんなふうにしたいかをはっきり持っていることが大事です」と励まされました。

## 入浴方法を何度も練習

せき損センターの生活訓練室（ＡＤＬ室）には、さまざまなメーカーのさまざまなタイプの福祉用具（入浴用具）がありました。夫と私は、娘が来るたびにＡＤＬ室につくられた訓練用の浴室で、その手順や用具の選定について何度も何度もいろいろな用具をメーカーごとに試してみました。

ベッドから浴室までの移動をどうするか、どうやって浴槽に入るか、どうやって洗うか、どうやってベッドに戻るか等々、何度もシミュレーションしながら試みました。

シャワーチェア一つとっても、大柄で四肢麻痺の夫にはなかなかしっくりくるものがありません。安定したシャワーチェアが見つかった時は、「これでいける」という自信も湧いてきました。時間をかけて道具を選定した後は、退院までの間に、私が一人でできるようになるまでＡＤＬ室で練習を重ねました。この過程で、退院後の生活のイメージがつくられてきました。

選定された道具と私たちの動きから、松尾先生が、自宅の浴室の設計図面を起こしてくれました。おかげで退院した翌日から、練習通りに、ごく自然に入浴できました。私も自然体で介助できました。夫も、自宅での入浴は格別だったようで、「気持ちが爽やかになる」といって朝の入浴で一日を気持ちよくはじめることができるようになりました。

便失禁があったときなどは、夜中でもすぐに私一人できれいにすることができました。入浴は、心の安定のためにも、どれほど効果があったか知れません。もちろん、血行をよくし、褥瘡の予防など健康にも大きな効果があったと思います。

「障害者が毎日入浴するなんてぜいたくだ」という声も聞こえてきましたが、私たちが望んでいた「ふつうの生活」への第一歩だったと思います。

後日、私たちの入浴方法を伝え聞いた地元の看護大学の教師と学生が見学に来て、「こんな方法もあるのか」と、感心して帰って行きました。いわば専門職の人たちだっただけに私たちは複雑な思いで対応しました。

**総合せき損センターでの入浴練習風景**

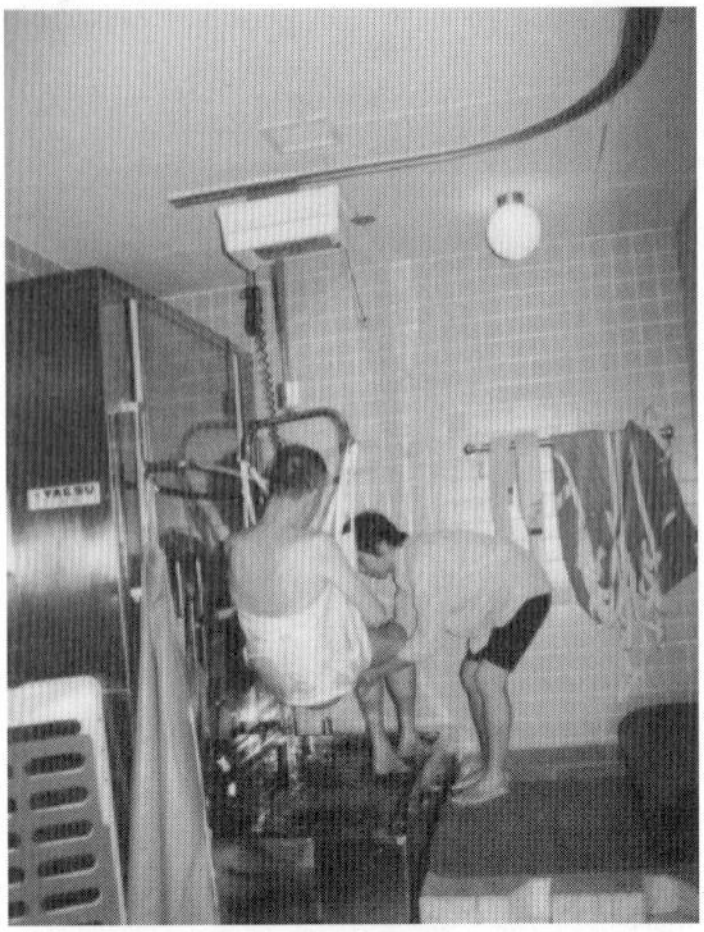

シャワーチェアから浴槽へ。

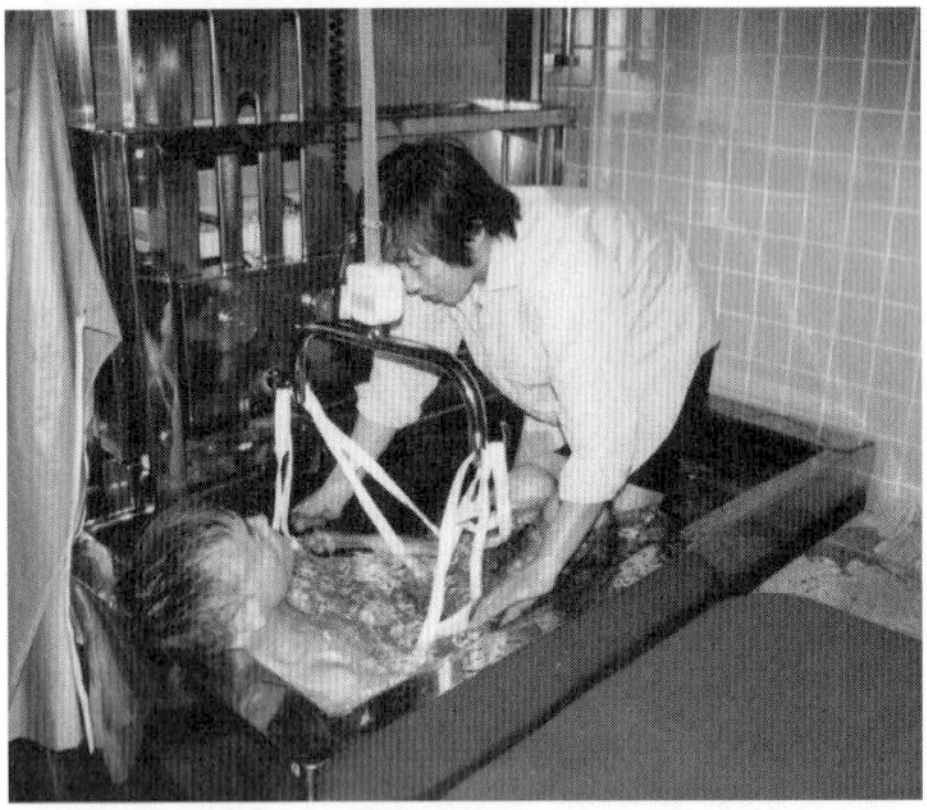

吊り具で入浴。肩まで湯に浸かることで初めて湯の温度を感じる。

# 第三章 職場復帰に向けて

## 職場の改修工事

夫の退院後、復職に向けて大学の改修工事についても考える必要がありました。家がバリアフリーになっても、大学がバリアフリーでなければ復職できません。「大学にも申請しましょう」と松尾先生からも言われていました。

大学（上越教育大学）は、傾斜地にあり、構内は複雑に建物が配置されています。夫は寝ながら、大学構内を車いすで移動する自分をイメージしていたようで、依頼するプランはすっと出てきました。

電動車いすで、大学の正面玄関の脇から入り、図書館棟にあるエレベーターを使って2階にのぼり、そこから図書館ホールを通って人文講義棟、音楽棟、美術棟などを迂回して、夫の研究室のある体育棟2階へ行くというコースです。

この迂回コースをショートカットするには、駐車場に近い人文講義棟一階の玄関から入って、同じレベルにある音楽棟2階、美術棟2階を経て体育棟2階に移動するコースです。人文講義棟から出入りができれば体育館にもすぐ移動できます。

大学に変更をお願いしたのは、次の三点です。
1 現在、体育棟3階にある夫の研究室を2階の体育科の合同研究室の一部に移してもらう（エレベーターが体育棟の3階まで行かないから）。
2 夫が使う講義室を人文棟1、2階に集約してもらう。
3 人文棟1階の正面玄関の段差をスロープにしてもらう。
工事が必要になるのは、人文棟正面玄関にスロープをつけるというものだけです。

大学にこの要望を伝えると、早速、対応してくれることになり、さらに夫が管理棟で行われる会議に出られるように、エレベーターのない管理棟3階へは、エレベーターのある図書館棟2階から渡り廊下でつなげる工事をしてくれることになりました。

この渡り廊下がいちばん大きな改修工事になりましたが、会議室にエレベーター移動ができることになったので、ほかの先生方にも喜ばれました。

## 大学のバリアフリー化

ほかに、体育館へ入る階段をスロープにしたり、人文棟入口の屋根のあるスペースを駐車場スペースにして、夫が車の乗り降りで雨に濡れないように配慮してくれました。

大学には感謝ですが、大学のバリアフリー化は夫のためだけではなく、将来的に大切であったと思います。日

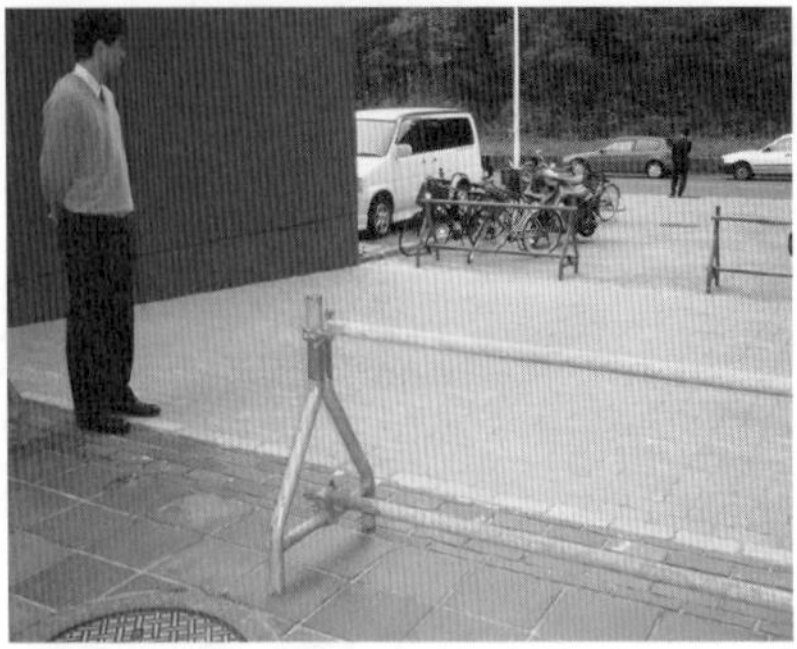
人文棟の入口。屋根のある駐車場に続く広い緩やかなスロープ。

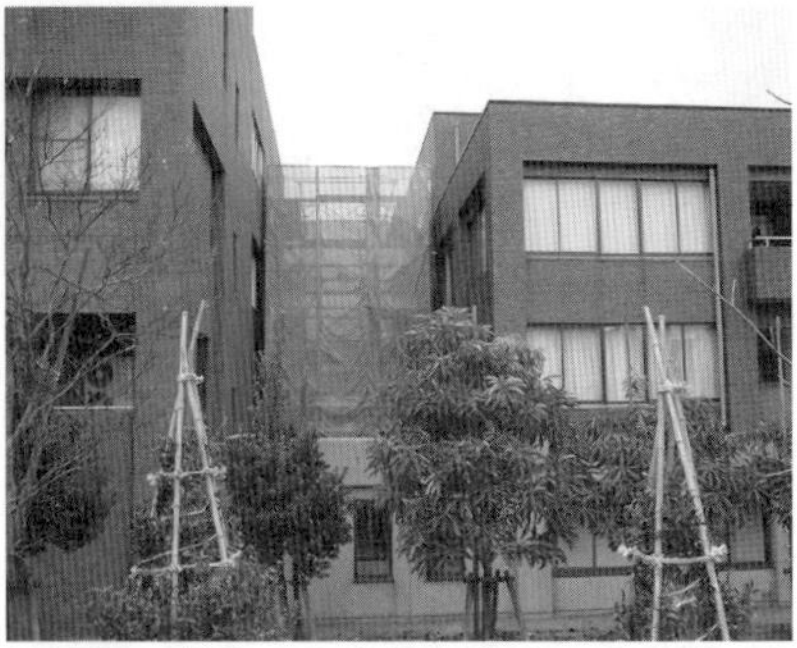
管理棟と（左）と図書館棟（右）の間の渡り廊下の工事。

本の大学もバリアフリー化が盛んに行われるようになる少し前の時期でした。

夫が所属する体育科の講座の先生方は、「障害者」の復職ということで、慎重に考えていたようです。「トイレはどうするのか」「研究室にベッドは要らないのか」「勤務中の介助はどうするのか」なども心配してくださっていました。

夫は、たまたまですが、トイレの心配はいらなかったし、ベッドがなくても車いすのリクライニングで対処できます。勤務中の介助もほとんど必要がないはずでしたが、安全と安心のため、私が趣味で描いていた日本画の研究生として、入学手続きをし、夫といっしょに大学に通うことにしました。しかし、1年の間に、私が緊急に対処するほどのことは1回も起きませんでした。

夫の研究室の改造は、デスク回りの動線の確保と、パソコンは頭につけたスティックと**トラックボール**で操作できるようにし、電話器は音声で受信できるタイプのものにしたほか、出入り口にはセンサー付きの自動ドアをつけてもらいました。

## 車いすを選ぶ

車いす選びにはじっくり時間をかけました。車いすはめがねと同じで、身体の機能の一部だからです。車いすにもたくさんの種類があることを知りました。

電動車いすに対して、動力（モーター）のない車いすを手動《しゅどう》車いすといいます。手動車いすには、自力でこぐ自走用車いす（大きい駆動輪が2つ）と、介助者が押す介助用車いす（小さい駆動輪が4つ）があります。手動車いすをこぐためには両手の力が必要ですから、夫には使えません。夫はモーターで自走できる電動車いすをすんなり受け入れてくれました。介助用車いすについては、誰も一度も考えませんでした。

森先生も、初めから電動車いすを勧めてくれました。「手でこげるようになったら、手こぎの車いすを考えればいい」と気をつかって言ってくれました。まだ私たちが「歩く」ということにこだわりを捨てきれなかったころです。一足飛びに「それはムリだ」とはいえないので、段階的に私たちの理解を進めようとしていたのだと思います。

夫の場合、手動の車いすでは、身体の向きを変えるにも一人ではできません。けれども、電動車いすなら左手のわずかな動きで向きを変えるだけでなく自分の好きなところへ好きなときに行くことができるのです。

「車いすは、単なる運搬用具ではありません。身体の一部です。電動車いすはいいですよ。二人で並んで散歩できます」という松尾先生の言葉に、私たちが車いすに対して持っていた偏見があっさり消え去りました。

---

**トラックボール**　マウスについた球体で、手の軽い動きだけでマウスとして使う。

「二人で並んで散歩できる」といわれて、今まで忘れていたごくふつうの生活を思い起こすことができて少し嬉しくなりました。

身体の一部になるのですから、まず、身体に合っていなければなりません。リハビリ室には、大柄の夫の体に合う車いすがなかなか見つからず、あちこちを手直ししてもらって、ようやく試乗できる電動車いすにたどり着きました。受傷から3か月が過ぎていました。

## 車いすの機能

肩から左手の手首までの動きが多少戻ってきていたので、手首を固定して操作できるように、ジョイスティック（指などわずかな接触面で車いすなどを動かす操縦桿）を工夫してもらいました。

それ以前に、自由に動くあごで簡単に操作できるものも勧められましたが、夫は手で操作することにこだわりました。それは正解だったと思います。使うほどに左手首の動きがスムーズになり、その動きが、パソコン操作や食事にも大変役立ったからです。

1日のほとんどを車いすで過ごすことになるので、機能性のほかに快適性も重要です。体幹（胴体）の安定を保てませんから、姿勢を安定させるためにバケットシート（両端が盛り上がっている背もたれ）にして、しかも左右からの圧迫感のないものを選びました。さらに安定感があって、リクライニング姿勢が自分で調整できる機能も大切でした。

自力操作でリクライニング姿勢をとることで、ときどき重心を移動させ、自然に体幹にかかる圧を分散させ

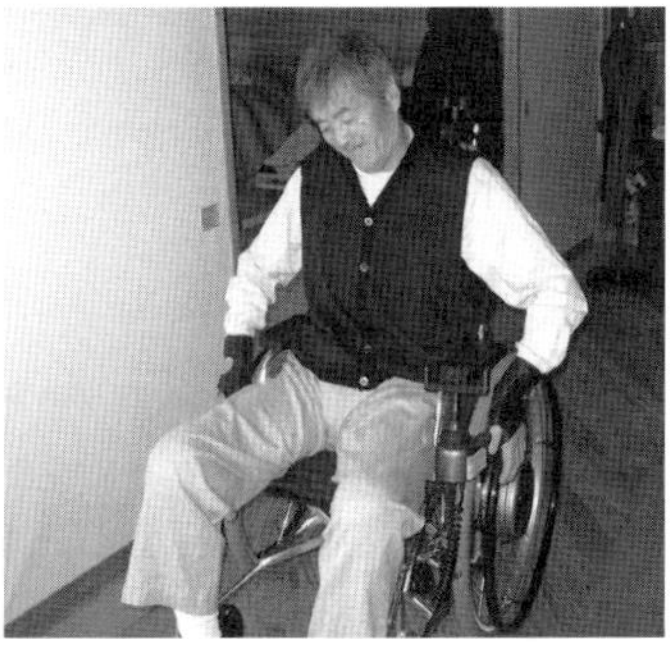

手動への切り替えが可能な電動の小型車いす。

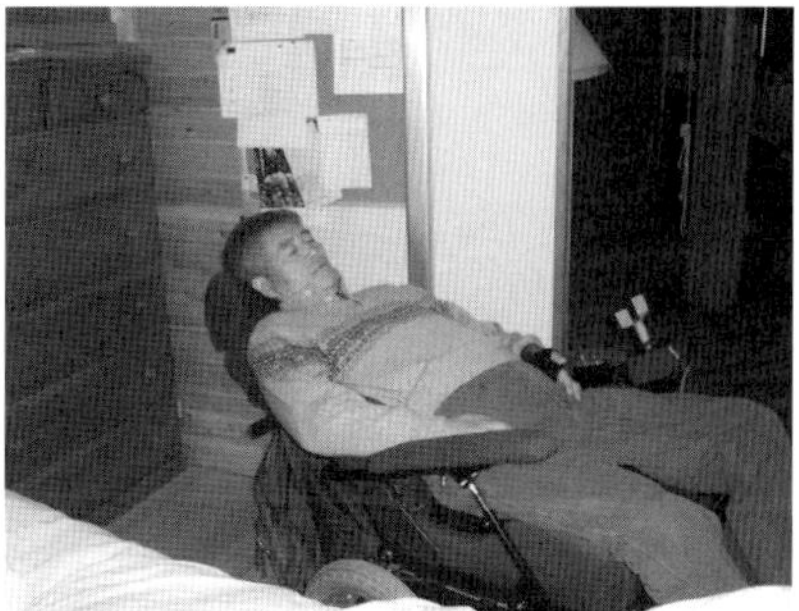

リクライニングタイプの車いすで休憩。

て褥瘡を予防するためです。

リクライニング姿勢をとると、バックレスト（背もたれ）が傾斜するだけではなく、座面もそれにあわせて傾斜します。そうすることで、身体の重心が移動して自然に除圧できるのです。また飛行機での移動を考えて、扱いやすい液体タイプのバッテリーにしました。固形タイプのバッテリーは飛行機に乗せられないということでした。

注文した車いすは退院直前に届きました。それまで、同じタイプの車いすを業者から貸してもらっていたので操作に慣れて退院することができました。車いすは、安定性はあったものの100kgもの重量がありました。

自宅のエレベーターや自家用車の種類も、車いすの大きさに合わせました。ほかに、電動車いすとは別に、小型の車いすも用意しました。

これは電動にも手動にも切り替えられるもので、軽くて小回りが効きます。外出先の条件によって選ぶことができるようにするためです。また、後に右腕に少し力が戻ってきたとき、家の中で手動に切り替えて手漕ぎの練習もしました。実用には至りませんでしたが（それだけの時間が許されなかったので）大切なリハビリの一環で、気持ちの張りにもなりました。

## 車の運転を習う

森先生から私が運転免許をとるように勧められたとき、55歳になっていた私は、「今さら」という気持ちがありましたが、そのことより夫の車による事故の直後だったので車が恐くなっていて、「もう車はこりごり」という気持ちが強くありました。

しかし、森先生は回診のたびに、「ところで、自動車学校のことですが・・・」と切り出されるのです。

「家を改造し、大学も改造したとして、行ったり来たりはどうするのですか?タクシーにも限度がありますよ。奥さんが運転できれば、いつでも好きな時に好きなところへ行くことができます。いつも一緒に行かれますよ」と繰り返されます。

渋っていた私もとうとう、「私も夫の『環境』の一つになろう」と決心し、夫がリハビリする間、自動車学校に通うことにしました。

「今日は脱輪しなかったの?」などと、セラピストや看護師、患者さんたちに、日々の話題を提供しながら、夫の言うように「充分練習の時間をかけて」ようやく免許証を取得しました。合格したときは、皆さんが喜んでくれました。

「たくさんの人にからかわれたけど、たくさんの人に喜んでもらって良かったじゃないか」と、夫が一番喜んでくれました。

この運転免許が退院後にどれほど役に立ったか知れません。移動手段がいつもあるということがいかに大切なことであったことか。

後にそのことで森先生にお礼を言った時、「移動手段さえ確保されればね」とさりげなく言われましたが、あの時点であの状況の私にそれを勧めてくれた先生の先取りの考えに今も深く感謝しています。

そのうえ、自動車学校で友人ができました。一人の友人は、「あなたは、新潟に帰ったらすぐに運転しないといけないのだから」といって、ときをおかずにご主人の車で運転の練習に誘ってくれました。

もう一人の友人は、夫の退院までずっと私に自宅の車を貸してくれました。私は運転に慣れるために、毎早朝、病室に顔を出すまでの時間、一人でバス通りを走らせて練習しました。

私の運転を心配した夫は、病院の駐車場まで出てきて、私の運転を見るのですが、下手糞なのでイライラしているのがわかります。「もっと右、もっと左・・・」といって、そのうち声が裏返ります。バックのアクセルを怖がる私を、「見ていられない」という様子でした。

夫は、退院後、しばらくは「目をつむって乗っているよ」と、人に笑いながら話していました。

## 楽しくてこそ栄養は身につく

入院5か月過ぎ、ゴールデンウイークに、3か月ぶりに次女が訪ねてきました。

夫の様子を久しぶりに見て、

「左手でご飯を食べたり、車いすを運転している所を見るのは初めてだったので、自由にものを食べたり、行きたい場所に行けるようになったのを見て、とっても感動したよ。だいぶ生活のレベルが変わってきたね。左手だけでも動くことができて本当に良かったね。こんなに違うんだもの」と、嬉しそうに感想を書き残して帰りました。

実際、左手首までの動きがわずかでも残されたことが大きかったと思います。食事の訓練は電動車いすより早く、受傷後2か月目からはじまりました。装具で左の手のひらと手首を固定し、それに改造したフォークを装着して、食べ物をフォークで刺して食べる訓練です。

訓練はサイコロ状に切ったカステラからはじまりました。

何気なく食べている食事が、いかに複雑な動きの組み合わせか、夫のリハビリを見ていてわかりました。肩を上げるとフォークが下を向くから、下ろせばカステラを刺すことができ、ひじを曲げると腕が反ってフォークが上を向いてカステラを口元まで持ち上げることができます。これを繰り返して食べます。

ＯＴの上田先生から、「肩の力があるから補助具はなくてもいいのでは?」といわれていましたが、道理はわかっていても、いろいろなところに力が入ってしまい、ロボットのようにぎこちない動きになります。

「何気なく」カステラを刺せればいいのですが、その『何気なく』ができるのは「10分の1の確率かな?」と、夫はもどかしそうにカステラと格闘していました。やがて、カステラがバナナになり、キュウリになるというように難度を上げていきました。よほど苦しかったようで、毎日繰り返しても、上田先生から、「食事訓練の評価は朝夕ともに60点」と採点されました。精神的にも落ち込んでいたころのことです。

## ◆手記から

**フォーク、スプーンの食事訓練はかなり重労働だった。「楽しくてこそ身に付く栄養」と何度考えたことか。**

食事が楽しいから栄養は身につくのに、つらいリハビリでは栄養が身につかない、という意味だと思います。しかし、リハビリを忍耐強く行うことで、だんだん自力で食事ができるようになり、それにともなって食事が楽しいものになってきたようです。

つらい思いはしても口に出していやがったことは一度もありませんでした。自分の手で、自分のペースで食べる喜びも、夫は苦しいリハビリを通して自分で獲得したものでした。

## パソコン操作

食事とともに重要だったのは、左手首を使ったパソコンの入力操作です。

仕事に復帰するには不可欠でした。文章を書くのも、調べ物をするのも、通信・コミュニケーションさえパソコンでできます。パソコンの時代でよかったとつくづく思いました。ただ操作方法をどうするかが問題でした。音声入力という方法もありましたが、左腕に残された動きがものをいいました。医用工学の小林先生が、夫の食事の様子を見に来て、左手の動きに合わせて方法を考えてくれました。

キーボードを打つには最初マウススティック（口にくわえる棒）も試みましたが、くわえたままでは疲れるし、不潔になりやすい上に、くわえたり放したりするのに、人の手が要ります。

そこで、ヘッドスティック（頭に固定するスティック）を試したところ使いやすいことがわかりました。身体に負担がかからず、人手も頼らずにできて、人と会話しながら仕事ができる点が、最も夫の気に入りました。

左手はマウス操作に使います。マウス代わりにトラックボールを使い、滑り止めをつけた装具で固定した左手

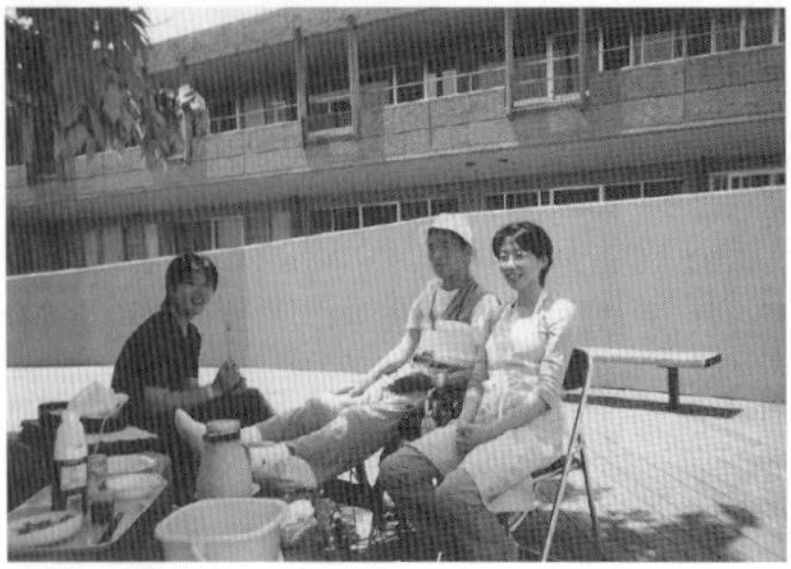

休日に病院中庭で昼食。「この病院で笑いながら写真を撮るなんて考えられなかったね」という娘たちと。

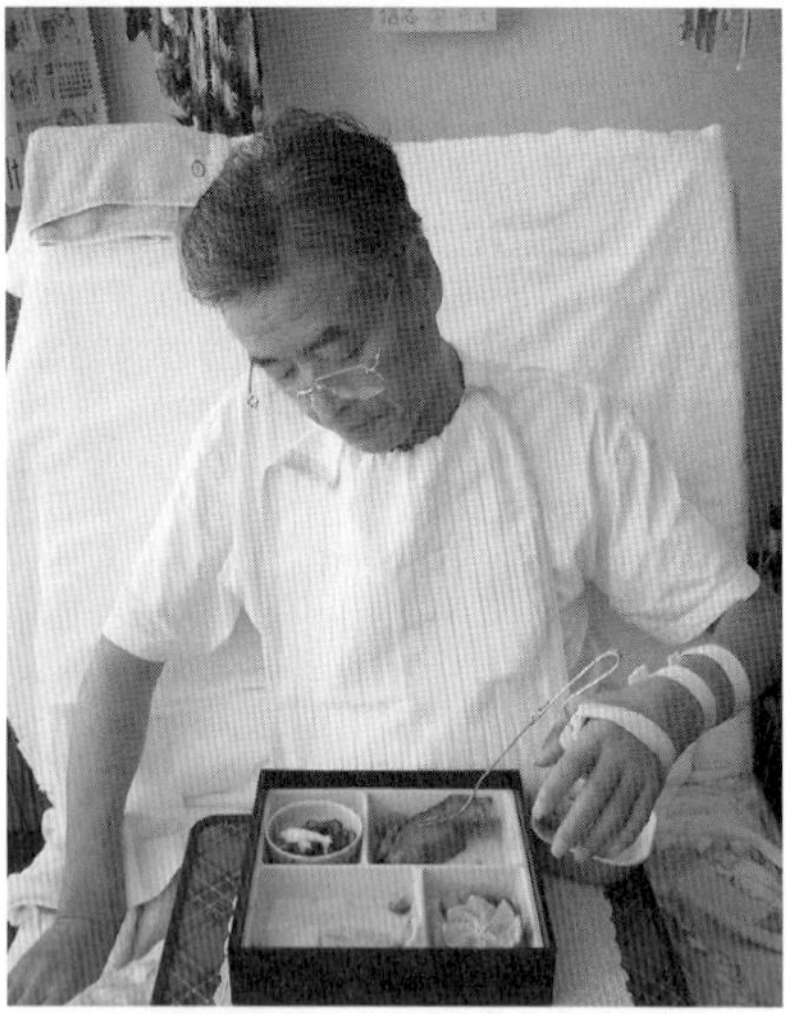

フォークを左手の親指側に装着しての食事風景。かなりスムーズに使えるようになった9月。

で操作します。方法が決まってからは、モデル機を病室に設置してもらって練習しました。夫が使わないときは、「お母さんもマックを覚えなさい」と子どもたちにすすめられて、私も練習しました。いざとなれば私が入力することができます。夫にパソコンが欠かせないということは、私にとっても不可欠だったのです。

練習を重ね、9月に入って、夫は病院に併設された職業訓練施設から、そこにあるパソコンを使って、大学の学長あてに初めてのメールを送りました。

いま、私はパソコンに向かい、万感の想いでメールを発信しようとしています。ご無沙汰いたしております。これまでの数々のご厚意、ご支援に感謝いたします。頭部に装着したスティックでキーボードを、わずかに動く左腕に付けた補助器具でトラックボールを操作しています。

リハビリの一環として、病院内の職業センターからこの記念すべきメールの第一報を学長宛に発信できるようになったことを喜んでいます。私の復帰にあたってのご尽力のほどを伝え聞いて感動いたしております。同時に、日々の療養生活に具体的な目標を

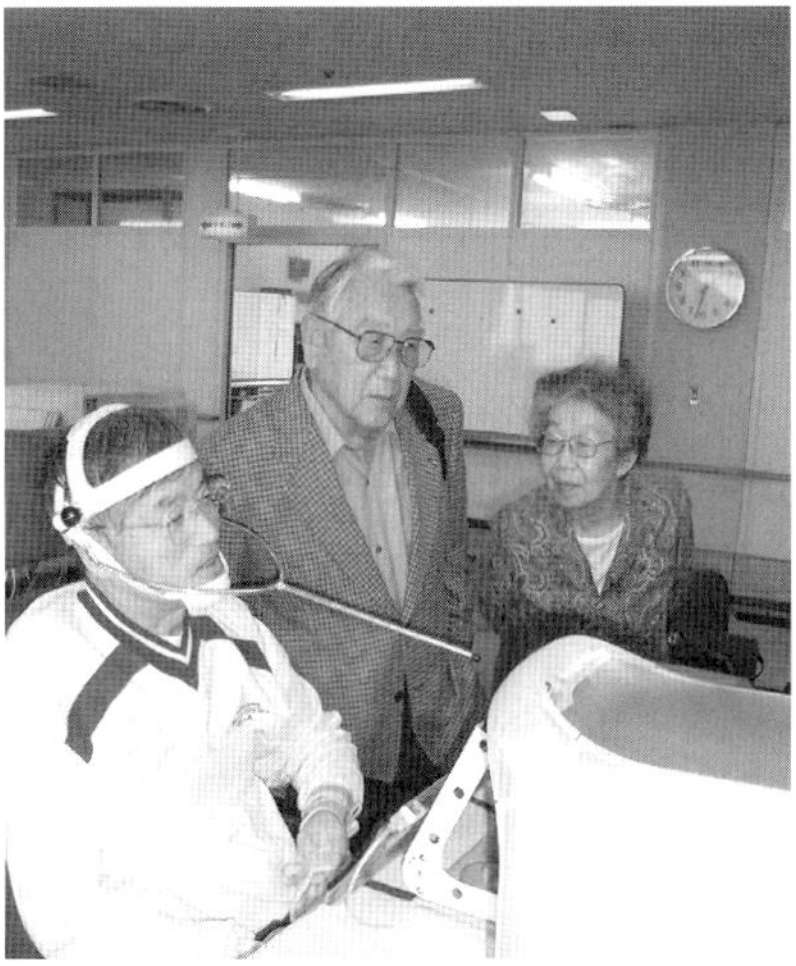

お見舞いの方と談笑しながら
入力操作。

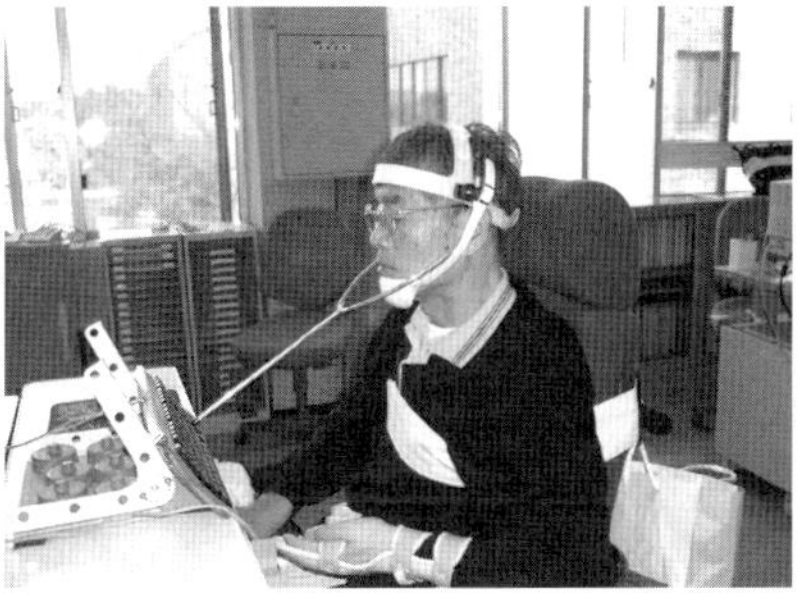

首を動かしてスティックの先でキーボード入力。

得て勇気づけられました。
今後の予定は自宅の改造計画の進捗状況によりますが、10月末もしくは11月中の退院になると思います。学長におかれましては、改革期の激務の中にあってご自愛専一になさってください。適度な運動でストレス解消を図ってください。教職員の皆様によろしくお伝えください。

丸山　芳郎

万感の想いでメールを打っている夫の姿を見て、私もこみあげるものがありました。
夫のメールを受けて感動した学長は、全学のアドレスにそれを転送されたそうで、たくさんの方から返事が来ました。夫も私も大喜びしました。子どもたちや、友人ともつながって、以降は、メール通信の時間がほんとうに楽しく励まされる時間になりました。

## 心に響いた言葉の数々

4か月間、OTの担当をしてくれた上田先生が3月に転勤されることになりがっかりしました。上田先生に言われて励まされた言葉です。

○私は丸山さんの身体をよくする（治す）ことはできません。だけど、お手伝いすることはできます。しかし、何と言っても、一番大事なのは、本人の意志です。

○左右アンバランスな動きの場合、遅くなるときは10か月くらいたってから（反対側の）動きが戻るケースがあります。

○何よりも自分で命令することが大事で、ここまでというラインで諦めたら、そこまでです。

○手首（左）はよくなっていくことが期待できます。動くところに一番近いところから、そこが狙い目です。動きが出てきているんですから（自分では実感できないんですが）。

○しびれや動きは同じ側の手足に出るけれど、感覚は交差するのです。

○何も動かないところに命令するのは苦しくて疲れるから、動くところから命令して、それを拡大していくほうがいいと思います。

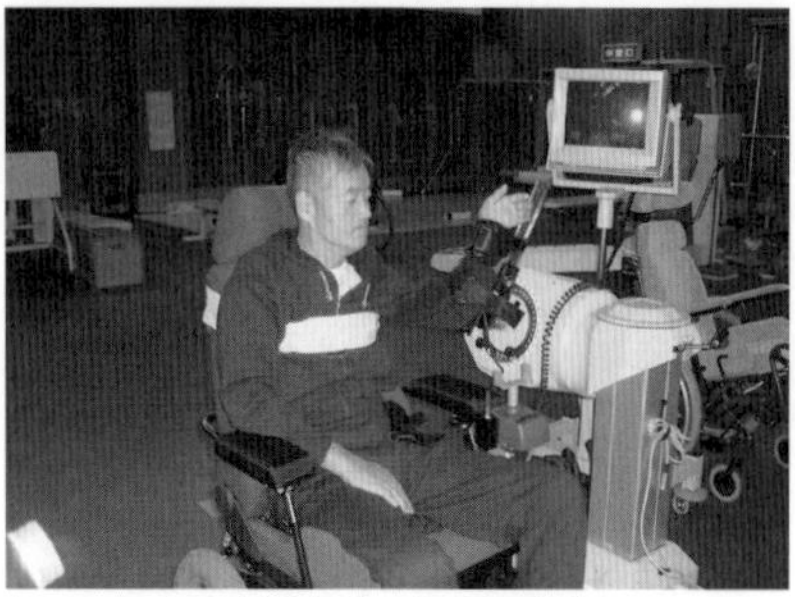

キン・コムで左手を黙々と動かす筋トレ。

夫は、「なるほど」と思うと、リハビリ室から帰って来て、私に筆記を命じました。仕事に復帰したいと心に決めてからは、リハビリにさらに力が入るようになりました。とくに生活に直結するような結果が見えてくるとますます意欲的になりました。

左腕に力がついてくると、車いすの操作が上手になり、病室からリハ室への行き帰りだけでなく、休日には外に出て病院の広い構内を散歩するのも楽しみになりました。

食事訓練では、フォークだけでなく、左手にスプーンを装着しなおすと、スープも自分で飲めるようになりました。スプーンの中のものをこぼさないようにするには上腕の筋力がかなり必要だったのです。

さらに、筋力をつけるため、キン・コムという大きな機械で左手をさまざまに動かす訓練もはじまりました。ＰＴの西村先生が「これだけのことを僕らがやったら大変なことです」と言われるほどのハードなリハビリですが、１００回単位の動きを3種類、夫は黙々と行いました。

## 麻痺していた右手のリハも開始

受傷6か月目が近いころ、今まで棒のようだった右手に動きが見られるようになりました。

### ◆手記から

**目を閉じて「右腕曲げ」を試みる。そっと目を開けてかすかな動きを捉える。「見てごらん」と妻に呼びかけて右腕に力を込める。「わー、動いた」（と妻）の歓声にふと涙ぐむ。**

自分の意志で右腕が少しだけでも動かせたことに、夫も私も感動しました。夫は、リハの先生にも認めてもらえたと喜びました。ちょうどそのころのエピソードです。

### ◆手記から

5月(6か月目)のある日、朝方の夢は忘れることができない。両手の10本の指がゆっくりと動きはじめた。段々動きが大きくなる。歓喜してあたりを見回すと、妻も子らも隣に眠っている。大声で皆を呼び起こし、「ほら、お父さんの指が動いたぞ、見てごらん、そうだろう、夢じゃないよな」と叫んで確かめたところで、目が覚めた。落胆の度合いは大きく、心臓の鼓動が静まらなかった。

そして、「ときに身体の不自由を自覚してはいるのに、(夢の中では)歩いているし、走っているんだ」ともいいます。このような悲しみや苦しみは、私がどうやっても理解してやれないことであり、何とも慰めようがなく、聞くほうも辛いことでした。

受傷後6か月を経た日の口述です。

### ◆手記から

OT(作業療法)で、昨日はじめてサンドバック2.5kgで牽引の訓練をやってみる。「動かなくてもいいから、右手の訓練もやらせてくれ」と頼んだところ、「なら、やってみましょう」ではじまったわけ。

事実を言うと、PT(理学療法)の西村先生が右の腕を回しながら、「右肩を下げる筋力がついてきているので、もしかしたら右手で車いすを運転できるようになるかもしれない」と言われたものだから(2.5kgサンドバッグの牽引リハを、作業療法で)頼んだんだ。

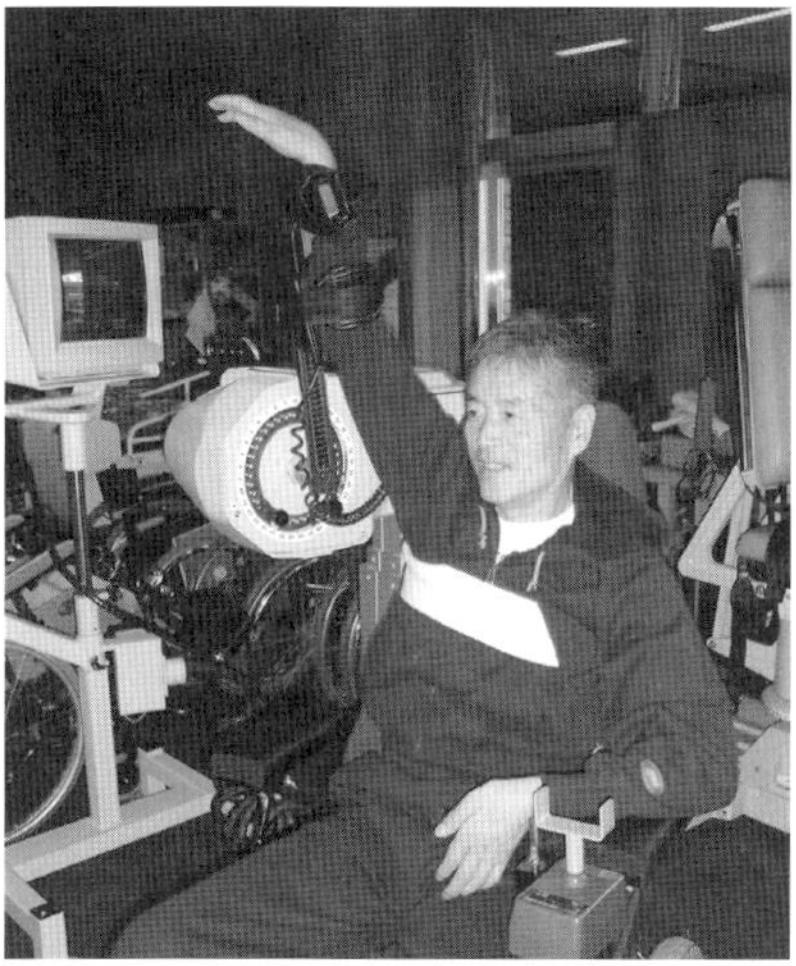

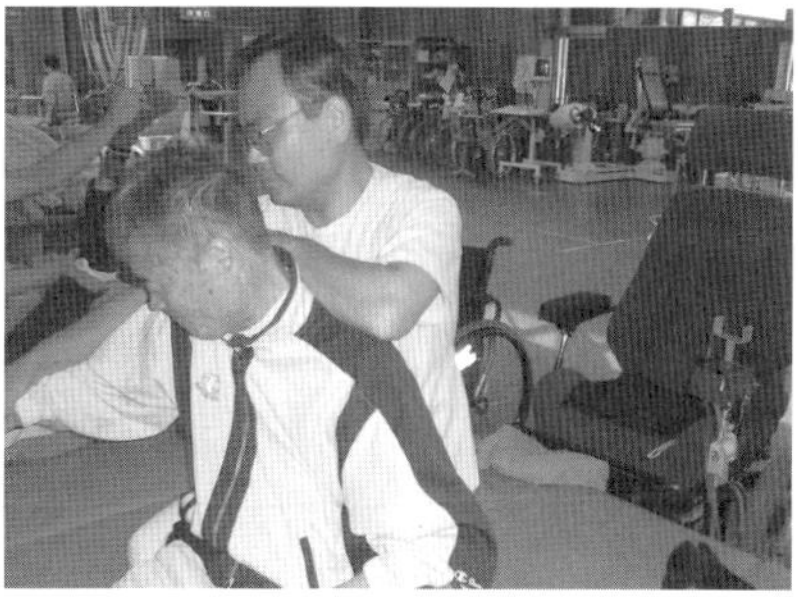

PT の西村先生による訓練。

右手のキン・コムもリハメニューに加わり、表情も明るくなった。

**2.5kgの錘《おもり》を精いっぱい引いたら2〜3センチ浮き上がった。10回繰り返したらグッタリと疲れた。**

**(理学療法のとき)西村先生に言ったら、「いいことです。大いにやってください」と言われた。言われるのを待っているだけでは、こちらの思うところまでは行きつけないかも知れないということだ。どんどん要求したり、自分から進んで何かをはじめるとか。**

次の日に、その錘が10cm上がったと嬉しそうに報告してくれました。

やがて、右手のキン・コムもメニューに加わるようになり、起立台に立つ訓練もはじまりました。幸いなことに目まいがほとんど見られなかったので、すべてのリハのメニューが順調に進められました。

## 全身痙れんの怖さ

一方、痙性《けいせい》も激しく起きるようになっていました。受傷後8か月目のある朝、大きな痙れんが起き、身体ごとベッドの下に転落したことがあります。

夫は、毎朝、目が覚めてから上半身を起こし、前屈姿勢をとって身体を伸ばすストレッチをします。常に仰向《あおむ》けになっているので、身体を曲げて伸ばすのは気持ちがよいのだそうです。

そのあと座位をとってから、私が病室を離れた瞬間、大きな痙れんが起き、上半身が右に反転し、脚がベッドを蹴るようにして身体が持ち上がると、頭からベッドの右側に落ちました。

後頭部を打ち、気づいたときは、頭がさきほどとは反対側にあり、仰向けになって倒れていました。わずかにしか身動きができない夫が、これだけ大きな動きを起こすとは信じられませんでした。

廊下を隔てた洗濯室にいた私は夫の声に気づき、病室に戻って、夫の状態をみて血の気が引きました。大声でナースに助けを求めて、リフトでベッドに上げてもらいました。

医師たちも驚いてすぐレントゲンをかけましたが、レントゲンではどこにも異常はありませんでした。私は、柵を外したまま目を離していたので、異常はないというものの、必死にリハを頑張っている夫や、一生懸命に夫の治療に当たってくれている医師や看護師に申し訳なく、身が縮む思いでした。

急性期に、夫を担当してくれていたナースの永井さんは、「びっくりしたけど、こうしたら落ちることがあるとわかったからいいじゃないですか」とさっぱりした言葉で私を慰めてくれました。

「さすがのアドバイス。彼にはもちろん、各方面に心配かけたけれど、そう考える事にする」と、私も救われたことが、当時の日記に書き留めてあります。

夫は3日前にも、リハ室で起立訓練の最中に、痙性が起きて、車いすに尻もちをついていました。大事にならなくてよかったと思っていた直後だっただけに、しばらくは恐怖心が先立って座位や立位を怖がるようになってしまいました。

全身痙れんの怖さは、退院後にも一度経験しました。パソコンに向かっていたときに、座位のバランスが崩れて、私が外出先から帰るまで、夫は前のめりになったままの姿勢で耐え続けていました。ふだんは体幹が前に倒れないように胸のあたりをベルトで固定しているのですが、そのときは油断からベルトをしていなかったのです。ちょっとよくなると油断してしまいます。重要な注意事項となりました。それにしても痙れんによる二次被害が起きなくてよかったと胸をなでおろしました。

## 退院後の生活への指導・リハ

受傷後10か月経ち、秋風がたつころ退院指導と準備がはじまりました。

長女が病院に来ているとき、リハ室でリハ科部長の植田先生の回診がありました。リハ科の部屋の中に、私たち親子3人のほか、夫に関わっているOT、PTのほとんどの先生たち、実習中の学生、病棟看護師長がぎっしりといった感じで集まりました。

植田部長は、これまでのレントゲンフィルム（受傷直後、手術後、3か月後）を示しながら、今までの経過を説明されました。内容は次のようなものでした。

「経過は順調。手術が受傷20時間以内に行われ、非常に有効であった。骨の修復手術はできたけれど、残念なことに頸髄に傷が残ってしまった。傷としては大きなものではないけれど、何しろ一番大事なところだったので、障害が大きく残ってしまった。精神的にもぜひ克服して、社会に復帰して欲しい。社会復帰のモデルになってもらいたい」。

それからすでに社会に出て活躍している人（市役所の人、九大の人）の話をされました。同席していた、ふだんから厳しい言葉を発するＰＴの椎野先生が、「結局、これからどう生きるかは、いままでどう生きてきたかなんだよ」と言われました。私たちはその言葉を励ましと受け止めました。

## 自分の意思でできることを増やす

夫は、そのころには事態を冷静に受け止められるようになっていたと思います。というのは、詳しく記録してある私の日記に比べて、彼は、今回の回診について何も書き残していないからです。

翌日には、私は娘と、褥瘡予防のための自家用の棒座づくりの材料を買いに街へ行きました。買い換え予定の自家用車の車種も３人で相談して決めました。「一つ前へ進んだね」と、娘も嬉しそうでした。その日、夫も、試みに、車いすでセンターの敷地外の公道へ出て見ました。

「すれ違う車が少し怖かった」そうです。

残された機能の幅を拡げながら生活に結び付けていく過程で、ＯＴ、ＰＴ、医用工学研究所がよく連携しているのがわかって頼もしいかぎりでした。食事の自助具や、パソコン操作のための自助具は、夫の状況に合わせて考案、制作してもらいました。

自力でできなくなってしまったことがあまりにも多いので、道具を工夫して

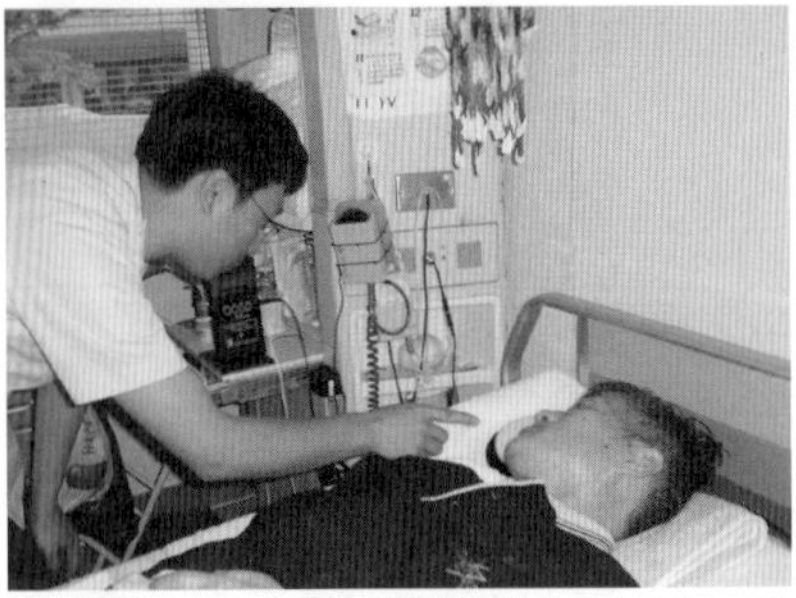

頭の動きで、テレビ、照明などをコントロールできる環境制御装置。

せめて自分の意志でできることを少しでも増やしてあげたいと私は思っていました。

たとえば、居室の照明、エアコン、テレビ、ベッドの背もたれの上下のスイッチなどです。これらは夫が、車いすの時でも、ベッドに寝ている時でも、どこにいても自分の意志でコントロールできるように、医用工学研究所が力を尽くしてくれ、環境制御装置の機種の選定や設定、調整等は退院前にほぼ整えられました。

その間、リハ科のＯＴの鈴木先生は、新潟の地元の市役所と連絡を取りながら、公的な援助を最大限引き出し、日常生活用具の選定に力を貸してくれました。これらのおかげで、私たちは、退院直後からまったくスムーズに自宅での生活に入ることができたのです。

## 病院はずっといるところではない

退院や職場の受け入れなどの話が具体的になってくると、私の気持ちが逆に弱くなっているのを感じました。一年近く生活した病院を離れ、いわば巣立ちのときを迎えるからです。

夫も気持ちは同じらしく、見舞ってくれた教え子（福岡市の小学校教師二人）に、車いすで復職する不安を語っていました。

「この身体で職場に出ても、皆さんに迷惑をかけるだけのような気がする」という夫に、彼らは、「先生のできることからはじめましょう。初めの１回がつらいだけですよ。先生のありのままでいてください。それこそ丸山先生らしいことです」などといって、一生懸命励ましてくれました。

夫も私も、二人とも、それぞれに気持ちの揺れを抱えていたのです。

ある土曜日の私の日記には、「リハはなし。車いすで院内散歩。そのあとパソコン。土用の丑の日で、うなぎの差し入れがあった。二人で分けて食べた」。

そう書いたあと、「家の改造、大学の受け入れ態勢が動きはじめる。嬉しさより、心配のほうが大きい。具体的になればなるほど、それが微妙に気持ちに出てきている・・・。最初のころのように、あまり人に頼らず、自分たちだけで頑張る心を忘れそうになって、甘える心や、人に期待する心が出てきている」とあります。娘に話したら、「ヨワッ」と叱られました。

長岡市に住んで高校の教師をしていた長女はじっとしていられないという感じで毎月見舞いに来てくれました。「無理しなくていいよ」と言っていた私たちでしたが、次第にすっかり頼りにしてその定期便が待ち遠しくなっていました。

間もなく夏休みを迎え、また多くの方が見舞ってくれました。8月の終わりの私の日記です。

「加藤先生とゼミの学生・院生8人。加藤先生とは1月以来だったから、元気になったのをとても喜んでくれた。学生たちとのスキンシップや、『待っています』という何よりの言葉、全て嬉しかった。新潟から2台の車を連ねて来ていた。二人で門まで見送った。彼と『帰った後は寂しいな』などと言いながら病室へ帰る。皆はフェリーで帰るんだって。早く帰りたいなー」。

その翌日も、同僚の青木先生と院の修了生のお見舞いがありました。12月、3月と来てくれていた青木先生は、夫の格段の変化に感心していました。

新潟へ帰ってからの生活が少しずつ見えてくると、次第に、「どうなるにしても、早く帰りたい」という気持ちが強くなりました。受傷後9か月過ぎ、病院にいればいろいろ安心ではあるけれど、ずっといるところではないな、と思うようになってきました。

入院患者の中には、退院が決まると、病院から離れるのが心配で、ときには具合が悪くなったりする人もいるそうです。私たちは反対だったので、「どうしてそう思うようになったの？」と、のちに看護師さんに不思議がられました。

私たちがそう考えはじめたのは8月の終わりでしたから、あるいは夏休みの間のたくさんの見舞いの方たちの力が大きかったのかもしれません。

## 変えることができないならば・・・

10月1日に、せき損センターの創立20周年の記念講演会がありました。センターの午後の日程が全て休みになったので、職員や患者、付き添いの者など、たくさんの人たちと、まだ暑かった体育館で聴きました。体温調節ができない患者が多かったので、職員はその対策に大わらわでした。

講師の高嶺豊氏は国連職員で、沖縄で高校時代に受傷し、アメリカで治療を受けた人で、演題は「車いすと国際社会」でした。

私の日記には講演のメモはたった3行です。

○「かえる（帰る？変える？替える？返る？）ことができないならば、せめて受け入れる冷静さを与えたまえ（祈りの言葉でしょうか）」。

○「障害者への対応は、人権意識で、あるいは市民権意識で（考える）」。

○「障害者であるがゆえに、障害を負ったがゆえに貢献できるものはないか（を模索する）」。

私のメモにはまた、高嶺さんから、「障害者」とならざるを得なくなった者が、高嶺さんのような思いに至るまでの心の過程を聴きたかった、とも書いてあります。

当時、私たちは、まだ高嶺さんの考えを受け止められる段階に心が達していなかったのだと思います。しかし、いまになって考えれば、このメモ書きの内容が本当によく理解できます。

最初の言葉はアメリカの神学者ラインホルド・ニーバーの「祈り」の一節だったことも後でわかりました。

## はじめての外出

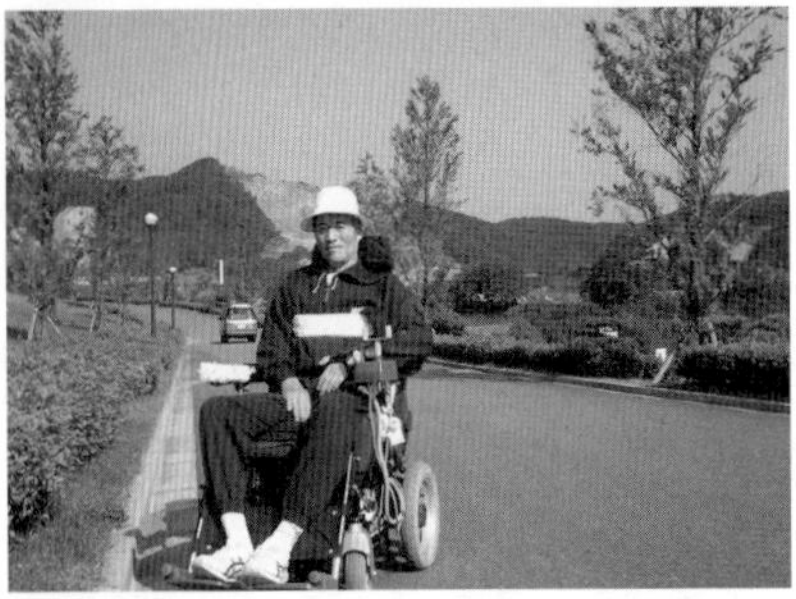
試験外出で、テニス大会を見物後、周辺を散歩。

10月の終わりの日曜日に、近くにある運動公園で労災病院のテニス大会があるというので、試験外出をかねて観に行こうと、夫と計画を立てました。入院以来、はじめての外出です。前もって医師に外出許可をもらいました。民間の福祉タクシーを予約すると、私たちが買おうとしている車と同タイプがやってきたので心を強くしました。

車いすに座ったまま乗車し、途中、車を止めてもらってお弁当を買いました。運転手さんに「飯塚に来てはじめて市内に出る」といったら、市内をいろいろ案内しながら走ってくれました。

テニスを見物して、お弁当の昼食を食べ、それから少し散歩しました。

夫は、テニスの試合を見ながら、「俺はこの中に入ったら、どれくらいやれるかなあ」などといい、帰りには「楽しかった」といってくれました。天気もよく、気分よく行って来ました。

それにしても夫がテニス見物に出かける気持ちになってくれたことが、私としては嬉しかったけれど、二人でテニスを楽しんだことなどが思い出され、切なさも残り、複雑な気持ちでした。

行動にはまったく問題はありませんでした。世の中に出ていく小さな自信のようなものが生まれた気がしました。

## ◆手記から

**外出の許可をもらってタクシーに乗る。1年過ごした街の景色をいま起き上がってはじめて見る。タクシーの窓越しに見る街並みに、過ぎし月日を重ね合わせて。**

---

**ニーバーの祈り**＊神学者ラインホルト・ニーバーの作とされる詩で、戦後アルコール依存症の集まりなどを発端に世界中に広がる。

神よ
変えることのできるものについて、
それを変えるだけの勇気をわれらに与えたまえ。
変えることのできないものについては、
それを受けいれるだけの冷静さを与えたまえ。
そして、
変えることのできるものと、変えることのできないものとを、
識別する知恵を与えたまえ。
（神学者で、ニーバーの弟子でもある大木英夫訳）

その1か月後、退院を10日後に控えて、患者仲間のTさんの友人に誘われ、Tさんやその友人たちと2度目の外出をしました。

小石原から宝珠山村へと、途中2つの博物館を見学しながら、晩秋の九州の山村風景を楽しみました。友人たちの手があったので、夫は車いすを下りて乗用車の助手席に乗せてもらい、食事や博物館では車から下りるたびに、車いすに乗せかえてもらいました。

温かい人たちとの旅で、何となく切ないものもあって、その切なさとともに心にずっと残るドライブになるだろうと思いました。最初に誘われた時、決断できずに渋っていた私たちに、「いいでしょう？ 決心してくださいよ」と、Tさんの優しい友人から強く背中を押されてのドライブでした。

途中で夫がお腹の具合が悪くなったので、Tさんの友人は一人だけ途中から私たちを連れてわざわざ病院に帰ってくれました。「悪いなあ」と思って恐縮していると、「Tだって、最初はこうだったよ」と慰めてくれました。とても気持ちのいい人たちで、夫は終始気分がよかったようです。

でもそのあと、病院に着いてからは、緊張からか下痢で大変でした。

## MSWに退院について相談

計画より遅れていた自宅改修工事の目途《めど》がついたので、退院を、1か月後の12月3日と決めました。

先生方の回診のとき、退院希望日をいうと、整形外科の芝先生（現院長）からは、「慌てて帰らないできちんと家の工事ができあがってから帰ったほうがいいですよ。帰る方法についてはＭＳＷに相談して」と忠告していただきました。

森先生は、「スライドを準備して勉強会をしなくてはなりませんね」と言ってから、やはり「ＭＳＷの星野さんと十分相談してください」と言われました。

森先生の言うスライドとは、夫が以前に、「怪我のレントゲンフィルムのコピーをいただきたい」とお願いした折に、退院前にスライドにして説明してくださると約束してもらっていたものです。

お二人が言われるＭＳＷ（社会福祉士、メディカル・ソーシャル・ワーカー）とは、この病院で初めて知ったのですが、患者や、障害のある人などの社会復帰や療養環境を支えるためにさまざまな相談に乗ってくれる職種です。とくに社会福祉制度に詳しく、医師、ＰＴやＯＴなどと連携を取りながら、病院と社会の間の仲立ちをして、退院後のＱＯＬ（生活の質）を高めるためのアドバイスをしてくれます。私たちは、入院直後からいろんな相談に乗ってもらっていました。

早速、ＭＳＷ室の星野さんに退院の相談をしました。星野さんは帰る経路についても考えてくれて、退院日の空港までの病院の車の手配から、飛行機の予約までその場で済ませてくれました。

そのうえで、新潟に帰ってから通院する病院（同じ系列）のＭＳＷに電話し、夫のことを直接伝えて、その後のことを頼んでくれました。

そのあと、日常の生活の細々したこと、帰ってからの精神的な落ち込みなどについても話してくれました。「退院うつ」といって、大きな病気などで長期入院して家に帰ると、家と病院の環境のギャップから、「何もできない自分」を思い知らされて落ち込むのだそうです。

## 「いざ退院」時の不安

私自身も、いざ退院となると、心配と不安でいっぱいになっていました。それまでは、医師、看護師さんなどにすっかり頼りきっていましたから、病院から離れてしまう心細さ、これからは全てが自分の肩にかかってくるという重圧、果たして自分でやっていけるかしらという不安がどんどん大きくなってきていました。

この1年のさまざまな想いがあふれて、セラピスト、ナース、医用工学研究所などの人たちに退院のことを言うだけで涙がこぼれそうになりました。

「奥さんが倒れないようにしてください。奥さんが大変だから、不安な気持ちはよくわかる・・・」と皆さんが言ってくれました。

患者仲間や付き添い仲間の人たちも同じでした。いろいろな人に退院の予定を話しながら、「嬉しいけど、寂しいね」というのがお互いの正直な気持ちでした。

夜、厚生棟で一人になり、「とうとうここまで来た」と思うと、これまでのいろいろなことが整理もつかずに頭をよぎって、布団に入ってから涙がとまらなくなりました。つらい入院ではあったけれど、人の心に深く触れた濃密な時間だったと思いました。

ナースたちは、具体的な私の生活について心配して、「社会的な資源をしっかり活用してつぶれないようにね」といってくれました。社会的な資源とは、さまざまな公的な福祉サービスのことだろうとおぼろげに想像していました。

医用工学研究所に退院の日程を知らせに行くと、松尾先生が、後日、住宅改修がきっちり行われているかどうか調査に来てくれるとのことと、エレベーターの設置時には、医用工学研究所の寺師さんが立ち会ってくれる段取りになっていると聞いてびっくりしました。

家庭復帰、社会復帰さらに生活環境のチェックまでを「治療」と考える病院の姿勢はすごいと思いました。私たちは、新潟の家の改修について、遠方から指示を出しているので、家がどのようになっているのかはっきりわかりません。

入浴などの日常生活は、何度もシミュレーションして、感触はつかめていますが、病院と家では異なることが多いことでしょう。家でちゃんと生活できるんだろうかという心配があっただけに、松尾先生の言葉に、どれだけ安心したかわかりません。

## 忘れられない言葉

帰宅後の住環境のさまざまな機器や装置の準備だけではなく、リハビリなどそれぞれの部署の方々に退院指導をしていただきました。

忘れられない言葉もたくさんありました。以下は、退院後、心もとない日々の中で、私たちを支えてくれた言葉の数々です。

**「褥瘡、やけど、肥満に気をつけて」：泌尿器科の主治医岩坪先生から**

「年2回の検査はやらないといけない。手術によって尿が出るようになってきているので、尿路感染症が起きる心配はまずないと言ってよいが、もし細菌によって（おしっこの）濁《にご》りがひどくなったときのために薬を出します。退院前なので、念を入れて点滴3日、その後、抗生剤を5日投薬しましょう。ほかに合併症がないから、褥瘡、やけど、肥満に気をつけてください」と言われました。

夫は、温度の知覚が無いから低温やけどをしやすいことと、過食すると運動ができない分、太りやすくなると詳しく説明された後、万一、過緊張が起きたときのために、介助導尿の仕方を教えてくださいました。

**「丸山先生は、期待の星です」：最後の院長回診時、院長と植田先生から**

「ここまで元気にしていただいて、ありがとうございました」と言った夫に、院長は「よく頑張ってこられました。帰ってからも頑張ってください」と言ってくださり、リハ科の植田先生も、「ビデオ（入院中に、先生方が制作した脊損予防の啓蒙ビデオに、夫は患者として出演）を学生に見せたりして頑張ってください。丸山先生は、期待の星です」と言って励ましてくださいました。

**「短期入院という方法も」：芝先生（現・総合せき損センター院長）から**

「帰る準備は順調ですか？向こうへ行って、リハビリに問題なんかが起きたら、（こちらの病院に）短期入院という方法もありますから」と言っていただきました。何という心強い言葉だったでしょうか。この病院を離れることに不安だらけだった気持ちがスーッと軽くなりました。嬉しくなってリハ室に行って、セラピストたちにも話したら、ＰＴの西村先生が、「年に1～2週間、泌尿器科の検査に合わせて来るのもいいですね」と言われました。そのほかの先生方も、「九州旅行も兼ねて」とか「日ごろのリハ状況もチェックしてもらえるしね」と口々に言ってくれ、大きな安心を覚えました。

### 「ハードルですか?僕はチャンスだと思いますがね」：整形外科主治医・森先生から

森先生は、退院前の段取りについて、飛行機のこと、車いすのこと、帰ってからのリハビリのことなどを心配してくださいました。

「家に帰ってからも、またハードルがあります」と、私が弱気を漏らしたら、「ハードルですか?僕はチャンスだと思いますがね。チャンスと考えられますよ」と言って、「メール交換をしましょう」とアドレスを教えてもらいました。

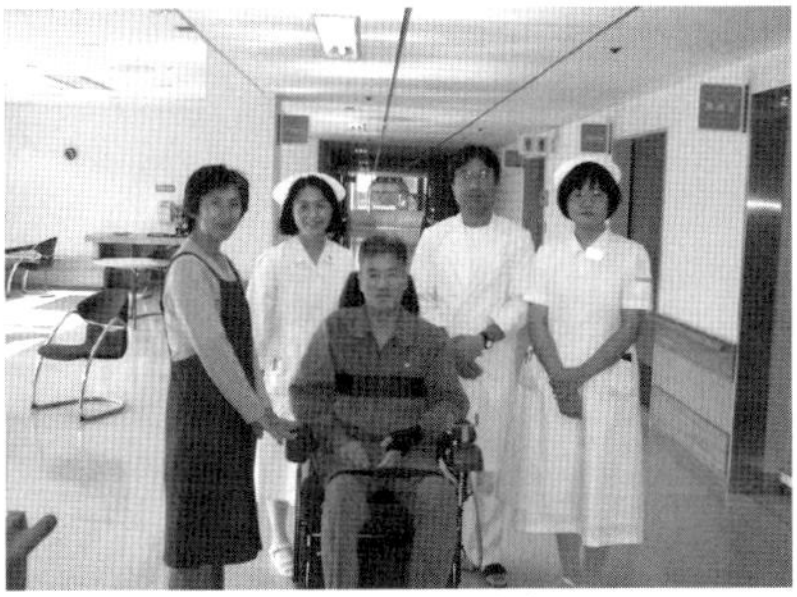

森先生、佐伯看護師長、戸田主任さんと。

「3年ぐらい経って、『なんだあいつは』なんて言われないようにがんばります」と夫が言うと、「(丸山さんを) 追跡しましょうか。(自分の首を指して) ここから上は大丈夫だったんだし、それで続けられる仕事だったわけだし、復帰は最初からできると思っていました」。

そして私に向かって、「車の運転も、車体が大きいし、車高も高いから、むしろしやすいですよ。できて当たり前です。あんなの誰だってやってます」などなどと言われました。精いっぱいの森先生の優しさと感じて二人で涙ぐんでしまいました。

### 「あまり神経質になるのも問題だけれど・・・」：導尿の指導と練習時に板井

ナースから

万一に備えての介助導尿を指導してくれた時、ナースの右手左手のあまりにもスムーズな動きに見とれていた私に、「動きには訳があるんだからね」と言いながら、「あまり神経質になるのも問題だけれど、さりとて細かいところを見落とさないようにね」とアドバイスしてくれました。ケアは、「大らかで、かつ繊細に」ということだと私は解釈しました。

## 退院の前の日

最後の夜、夫の急性期に担当してくれた永井ナースが、帰りがけに訪ねてくれました。最初のころの思い出話からはじまり、退院後の排泄に関してまでたくさんのアドバイスをいただき、最後の最後まで気にかけてくれたことが、とても嬉しく思いました。

病棟の患者仲間、付き添い仲間もかけがえのない人たちでした。遠くから来ていた私たちがどれほど助けられたかわかりません。病状などの情報交換はもちろんですが、厚生棟の狭いお風呂で、夜遅く、話を聴いてもらったり聴いてあげたりして慰め合ったことがどれほどあったでしょうか。私には、それが一番の心の支えになった時期もありました。

夫の出張先の先生方は、途方に暮れていた私たちに最初の日からしっかり寄り添って、家族ぐるみでずっと励ましてくれました。

かつての教え子であった料理店主の塩谷さんはしょっちゅう美味しく美しいお料理を夫に持ってきてくださ

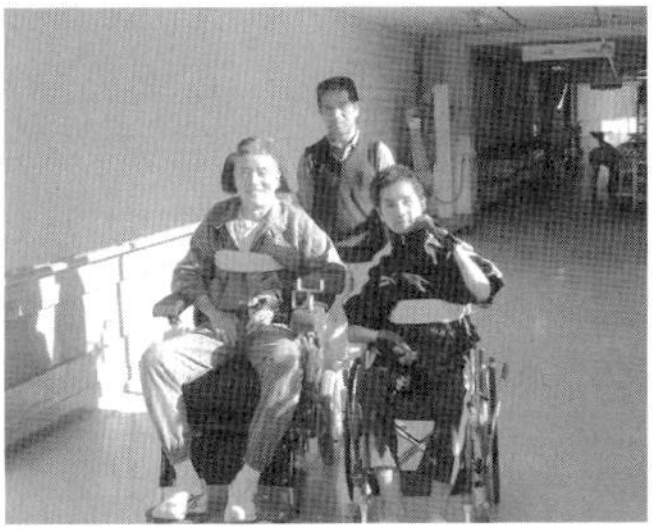

患者仲間尾形さん父子と。

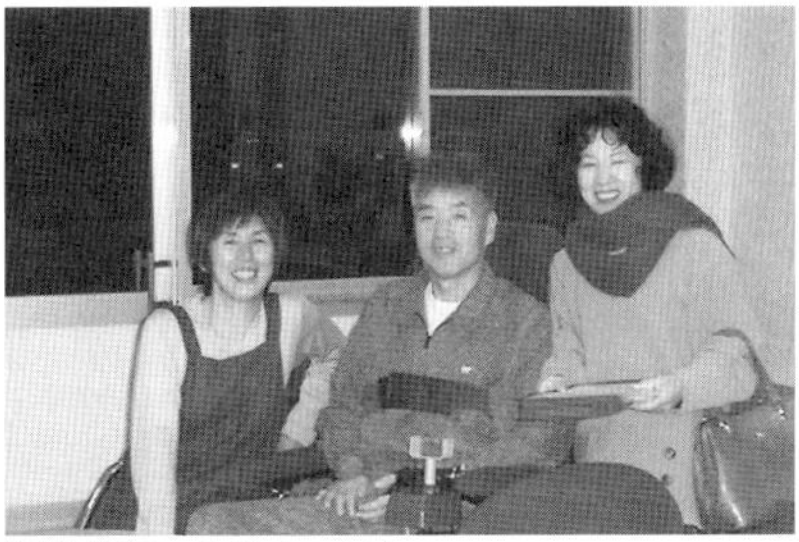

退院前夜、永井ナースと。

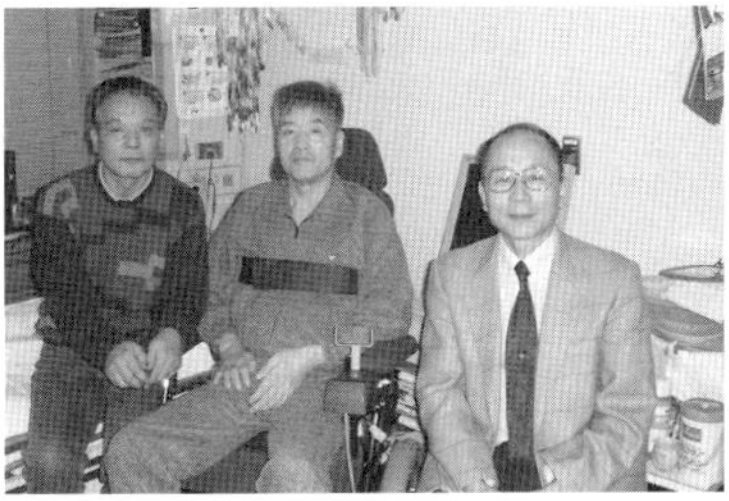

40 年前の教え子と。

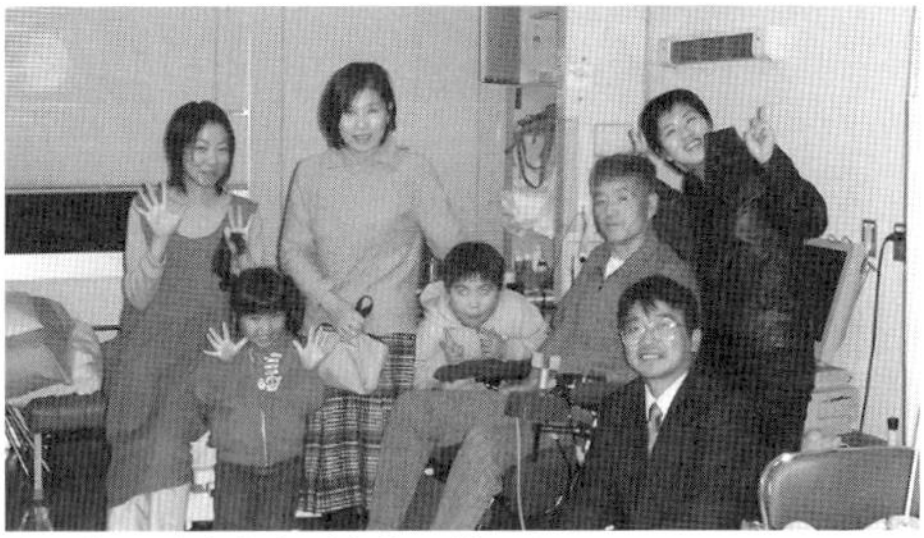

出張先の渡邉先生ご家族と娘たち。

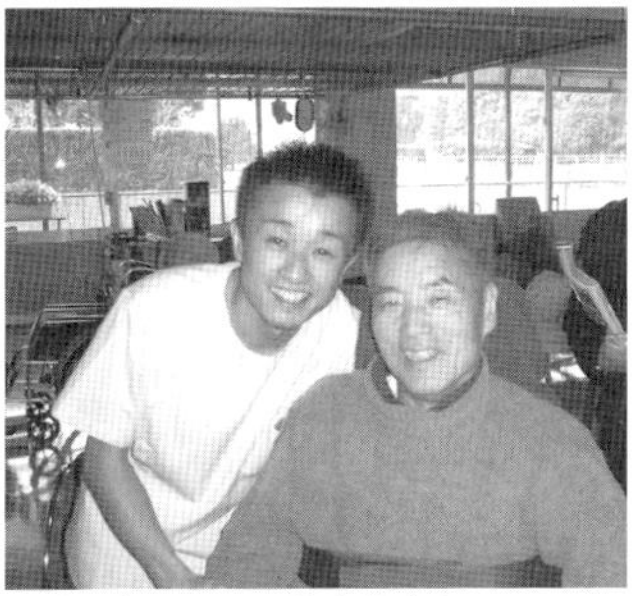

退院の朝、OT の鈴木先生と。

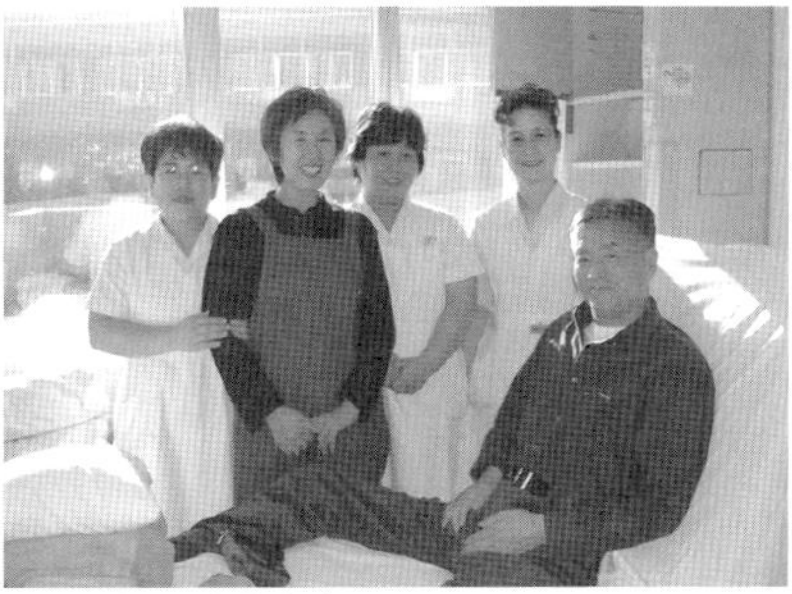

退院の朝、看護助手さんたちと。

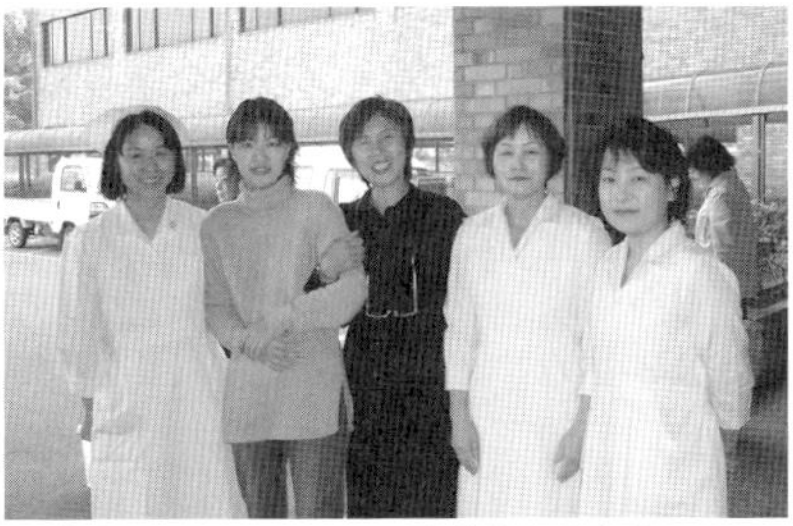

お世話になったナース、助手さんたちと。

り、病院食に飽きた夫はどれほど救われたことだったでしょう。退院の前に、同じく教え子の市川弁護士と、病室に彼の料理持ち込みでお別れ会をしてくれました。小さな同窓会でした。小さいながら病室でのパーティーなどはルール違反だと思いますが、ナースたちは病室を覗いて、「いいなあ」というだけで、大目に見てくれました。そのおおらかさに感謝しました。

私たちは、同じ怪我で入院中に親しくなった人たちが退院されるのを何度も見送りました。全員がよくなって帰るわけではないので、見送る側の気持ちは複雑でした。無念な想いと不安をいっぱい抱えて帰られるのが身につまされて、いつも涙で見送りました。家に帰る人、家に帰りたいのにそれがかなわない人、それぞれでした。

私たちは、おかげさまでたくさんの支援を受けながら家に帰って、しかも元の職場に戻るという希望を持って退院することができます。嬉しいはずなのですが、気持ちは不安だらけでした。それでもいま、写真を見ると笑顔で映っています。だから、やはり嬉しいことだったのです。子どもたちにももちろん嬉しいことで、娘たちがそれぞれの仕事先（新潟、兵庫）から迎えに来てくれました。

## いよいよ帰宅

退院の朝あいさつ回りをした私たちの表情を写真で見ると嬉しそうですが、福岡の空港へ着いたとたん、私には、「夫は1年前に元気でここに降り立ち、いまこうして帰途につく・・・」と、いろいろな感情が込み上げて来て涙が溢れ出ました。

この先の不安は言うまでもありません。出張先の先生方、大学の元同僚だった先生、弁護士の市川先生、塩谷

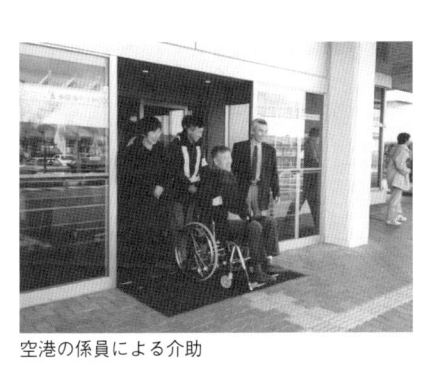

空港の係員による介助

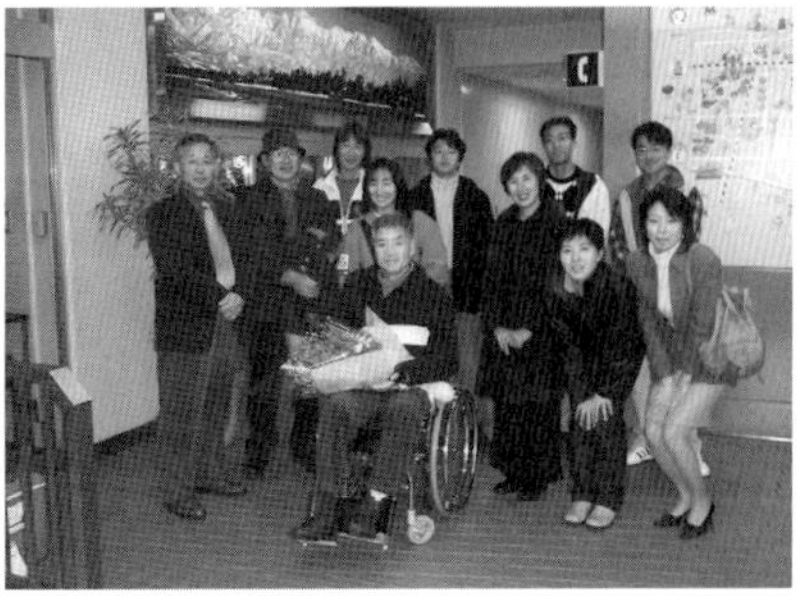
富山空港に無事到着。

さんたちが見送ってくれました。

ＭＳＷの星野さんは、私たちを空港まで車で送るだけでなく、飛行機の中までずっと傍らに寄り添ってくれました。そして私たちと乗務員に、飛行機の乗り方を懇切丁寧に指導してくれました。

「電動車いすは手荷物扱いになるので、まず空港の車いすに乗り換える。その際、液漏れを防ぐためにバッテリーは外して別のボックスに入れる（これは空港の係員がやってくれる）。車いすの乗客は、最初に乗り込み、最後に降りる、座席は最前列がよい、介助するには席は通路側がよい」などで、乗務員には、座席への着き方、着かせ方を自分でやって見せました。

「ああ、これがＭＳＷの仕事なんだ」と実感できるもので、星野さんの熱い気持ちが伝わってくるようでした。

機内に乗り込むまでは少し緊張気味だった夫が、シートベルトを外した途端に、「お腹がすいた」と言ったので、私と娘たちはホッとしました。空路は問題なく過ぎました。

無事に富山空港に到着すると、空港職員が手馴れた様子で上手に介助、誘導してくれました。同僚や学生や友人が大勢迎えに来ていました。息子も待っていました。自分の車いすに乗り換えて、車いすごと用意してもらった福祉車両（購入予定の車と同型の）で帰る予定でしたが、「乗用車のほうがいい」と夫が言った

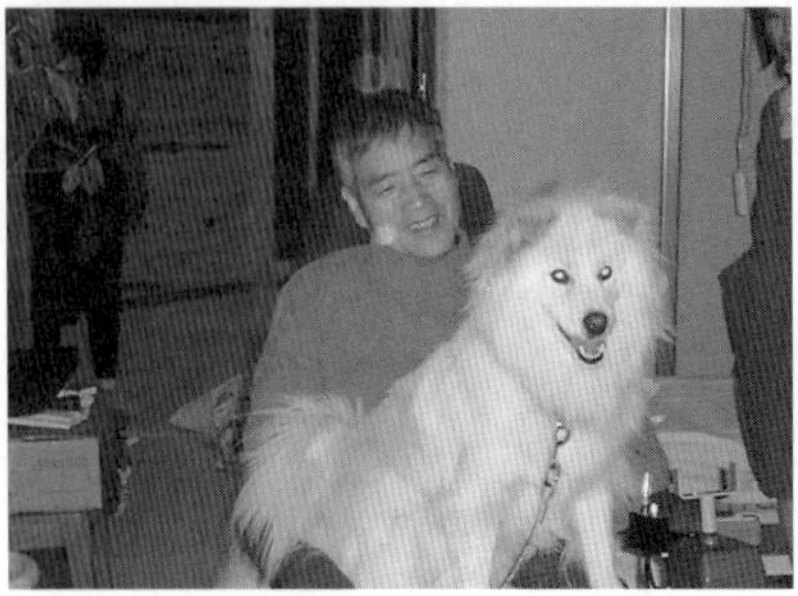
待っていたモモ太郎は、夫の側を離れなかった。

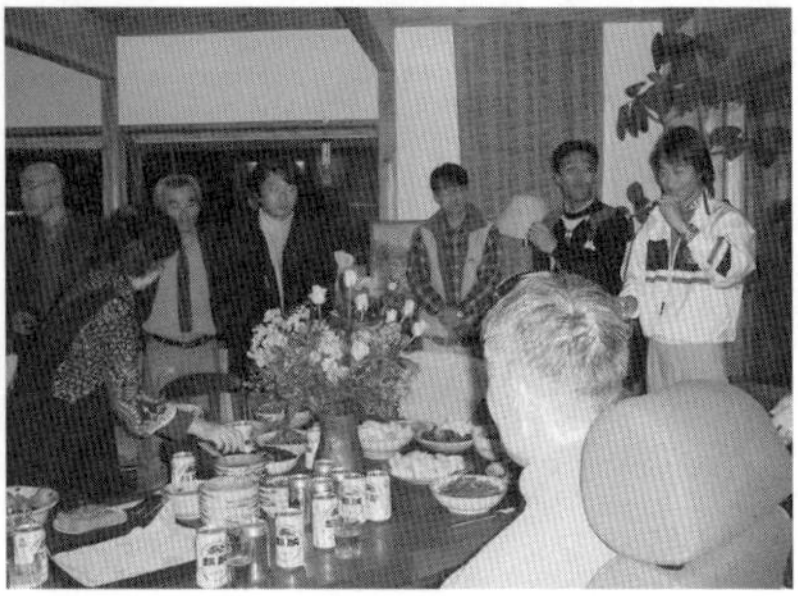
1年振りで自宅に帰った日の歓迎会。

ので、福祉車両には、車いすだけを乗せて、彼は友人の車の助手席に乗せてもらいました。乗りごこちが全くちがうからです。高速道路の出口にもたくさんの人が迎えに来てくれていて、車を連ねて家に向かいました。

自宅の工事はすっかり終わっていて、イメージ通り、車いすで自室に入ることができました。

友人や親せき等による歓迎会の用意があり、大学関係、友人、親戚、工事関係者のほか、福岡から一足早く着いてエレベーター工事を監督した医用工学研究所の寺師さん、そして愛犬モモ太郎も1年ぶりの帰宅を祝ってくれました。ほぼ30人がバリアフリーになった自宅の居間にあふれるほどになって、ビールで乾杯しました。ただありがたくて嬉しくて、感謝と感激でいっぱいでした。

せき損センターに電話して、病棟ナースステーション、MSWの星野さん、医用工学研究所の小林さんに無事到着を知らせました。

夜、夫が、用意されていた居室のベッドに落ち着くと、モモ太郎が夫の側を離れませんでした。

## 退院直後のやりきれなさ

自宅で第1日目。私の日記からです。

「好天。身支度をして車椅子に降りる。広い廊下、居室、居間とつながっているのでかなり広い。日もよくあたって気持ちがいい。私が庭に出てバラなどの冬囲いしていたら、彼は廊下から見ていた。「お父さん、ここへ帰ってくることができて良かったねえ」と声をかけたら、「俺はもう何もできなくなってしまった」と涙を流していた。彼の気持ちを考えてあげなかった事を悔やむ。私でさえ、入院中に一時、病院から初めてここへ用事で戻ったとき「周りは何も変わっていないのに、彼だけが何もできなくなってしまった」と、悔しさと悲しさで泣いてしまったのに。

彼の悔しさ悲しさはどれほどのものか。涙さえ拭けないのだ。モモ（犬）がテニスボールをくわえて彼の足元に持って行き、遊びをせがむ。「お父さんはなー、もうボールポンができないんだよ。ごめんなー」。これも切ない。早々に庭仕事を切り上げる。

同じようなことがもう一度ありました。大学に行きはじめて間もなくだったと思います。学内を車いすで行く夫に寄り添いながら、「お父さん、また大学に来られてよかったね」と言ったら、「あんたが言うほどではない」と、ひと言返されました。

「あっ、またやってしまった」と思ったのですが、幸いその気分は一時的だったようです。

そのうちに、年度末や年度初めの会議、授業などで忙しくなって、それどころではなくなったようにみえました。せき損センターのＭＳＷの星野さんが話してくれた「退院後の精神的落ち込み」とはこういうことだったのか、と身に浸みました。

## やり場のない病院体験

何よりも真っ先にリハビリを継続しなければならなかったので、紹介状を持って、予定していた病院へ行きました。せき損センターと同じ系列で、星野さんが、こちらの病院のＭＳＷに、「よろしく」と私の目の前で電話してくれていたので、少し気持ちが楽でした。

しかし、はじめて診察室で顔を合わせた整形外科医の一言はショックでした。紹介状に目をやりながら、「それで？ここでは何をしてもらいたいのですか？」というのです。

その言葉に愕然としながらも、努めて平静に、リハビリをお願いしたいと告げました。これは患者側から言わないと、カルテ、フィルム、紹介状だけでは医師にはわからないものなのでしょうか。

「薬のこととかも、ここには何も書いてないし・・・」と、整形外科医は言います。

「薬は何も飲んでいません」。

そう答えると、私たちには何の返事もしないまま、脇を通りかかった若い医師を呼び止めて、夫のレントゲン写真を指さしながら、「ほら、これが、前方後方・・・」と話しかけているなど、今そこにいる患者を目の前にしているとは考えられない態度でした。やりきれない気持ちになりました。ある程度の覚悟はしていましたが、予想以上の出来事でした。

その後、リハ科に回されて初回のリハを受けました。ＯＴ、ＰＴが、「さすが、せき損センターだ。拘縮《こうしゅく》がまったくない」といいながら、ゆっくりていねいにリハビリをしてくれました。

病院を後にした夫は、「俺はリハの先生からちゃんとやってもらいさえすれば、整形の医者なんかいいや・・・」

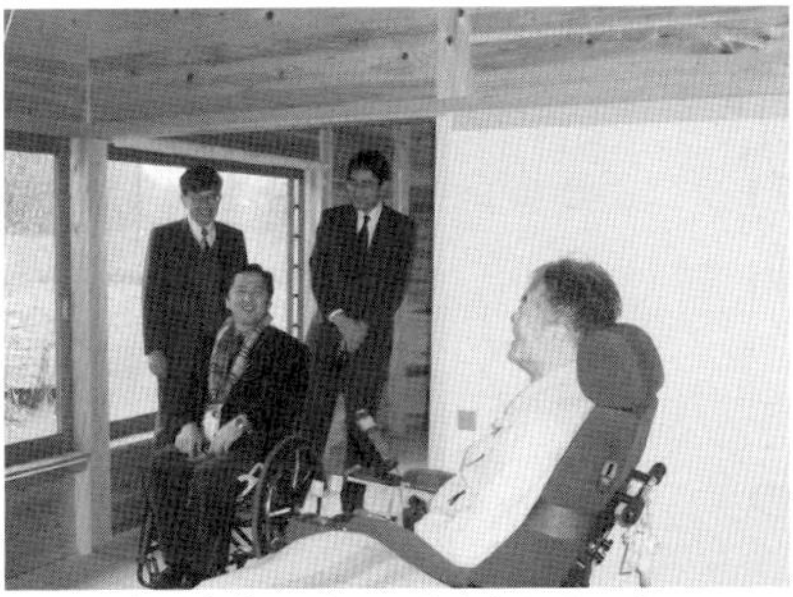
松尾先生が来着。どれほど安心したことか。

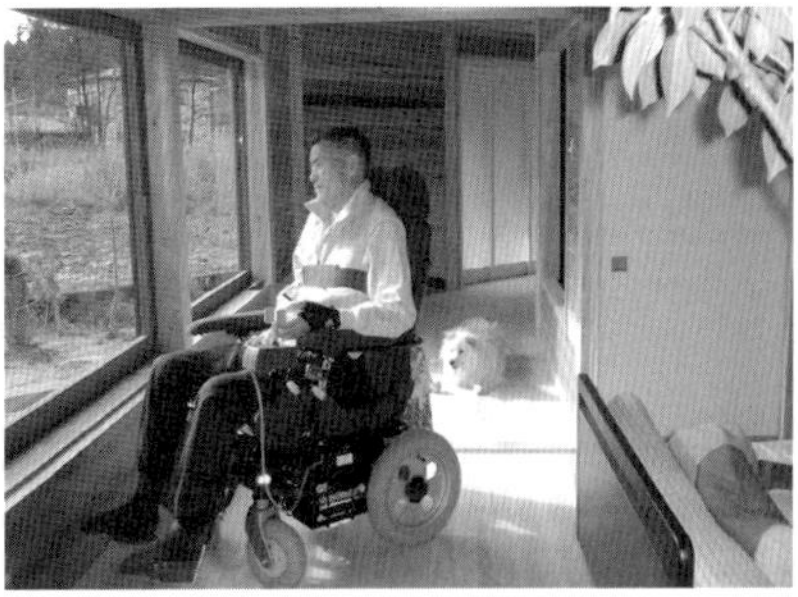
退院翌日、居室で窓の外の風景を見ながら。

と、気持ちのやり場がないといった様子でした。

別の日に同じ病院の泌尿器科を受診したときも、医師から開口一番、「奥さんが付いているんだから、導尿してあげなさいよ」といわれました。「わかっていないんだな」と、私は岩坪先生の顔を思い出しましたが、黙っていました。

## 何も言わないＭＳＷ

せき損センターの星野さんが、私の目の前で連絡を取ってくれたこちらのＭＳＷからは何の連絡もなく、当日はもとより、その後も姿を見せませんでした。病院の廊下で出会うことがあっても一言もありませんでした。私たちも、期待しなくなっていました。

しかし、遠方の病院を退院した私たちは、その後、地元で福祉サービスを受けるのにさまざまな苦労をすることになりました。

市の福祉課に連絡をとっても、「お宅は遠くの病院から来られたから・・・」と、実際に言われたこともありました。もしこちらのＭＳＷが少しだけでもアドバイスしてくれていたら、あれだけ憂うつな遠回りはしなくてすんだと思います。肝心の医療がこんなに違うものかと痛感させられました。

とはいっても、リハビリ科はとても熱心にやってくれました。週3日、リハビリに通うことになりました。病院までは車で20分ほどです。発注していた車が納品されるまで、しばらくの間は、大学の若い先生や学生、社会福祉協議会のボランティアに送迎をお願いしました。

帰宅後しばらくの間、私はこまごまとした身の回りの物や仕事の整理で手いっぱいなうえ、見舞い客の応対に追われました。2週間後に松尾先生がエレベーター会社の人とともに調査に来てくれました。松尾先生には入浴の様子を見てもらったり、私たちの生活状態を見ながら、いろいろな指導をしていただきました。在宅生活とせき損センターがつながっていると思うと嬉しさと安心感でいっぱいになりました。

## 退院のあいさつ

夫が、首を動かしながら自ら入力した退院の挨拶と御礼の手紙です。

平成10年11月24日、出張先である福岡市において交通事故に遭遇し、頸髄を損傷、九死に一生を得たものの、四肢麻痺という重い障害を背負うこととなりました。受傷後、福岡県飯塚市の総合せき損センターに入院し、優れた医療と手厚い看護、およびリハビリテーションを受け、退院の日を迎えることができました。

1年を経過したいま、わずかに動く左腕で電動車いすを操作したり、装具をつけて食事ができるまでに回復いたしました。頭部に装着したスティックでパソコンのキーボードを叩き、メール交換もできるようになりました。入院中にいただいた皆様の励ましとご厚意は、私はもとより、家族にとって何よりも大きな支えとなりました。

心から厚く御礼申し上げます。

夜昼となく襲ってくる四肢の痺れと痙攣、元気だった頃を思い起こしたときの悔しさ、これからの生活への不安などと闘いながら、皆様からお寄せいただいた一言々々で、今ようやく前を向いて歩き始める気持ちになりました。これからは自宅療養に切り替え、1日も早い職場復帰を目指してリハビリに励んでいきたいと思います。日常生活においても、ひたすら自立をめざして、新しい生き方に挑んでいくつもりです。

本来ならば、直接お目にかかってご挨拶と御礼を申し上げるべきところですが、取り急ぎ書面にてお許しください。また、お見舞いのお便りをいただきながら、そのつどの返礼もならなかったことも重ねてお詫びいたします。

丸山芳郎

## やってもやっても仕事が終わらない

年末年始は次々に見舞いに来られるお客様の応対に追われ、それが1月の半ばまで続きました。介護の仕事が全て私にかかっているうえに、家事や市役所や大学とのいろんな交渉ごともあります。私は、緊張と疲れでいっぱいいっぱいになり、夫の身体に褥瘡らしい発赤《ほっせき》が見つかったと言っては、せき損センターのナースに泣きながら電話をしたり、介護のまずさのせいだと自分を責めたりもしました。

結局は褥瘡でも何でもなかったのですが、神経がそれだけ過敏になっていたのでしょう。

当時の日記には悲鳴に似た叫びがあります。

「この落ち着きのなさは、一体何だろうかと思う。腰が痛い。心と体に休養を、と人は言ってくれるけれど、実際何ができるというのだろう。一人で何でもやろうとするからだと言われるぐらいがオチだろう。にわかに、私自身の身辺が整っていないことが気になる。私の荷物はまだ病院から帰ってきたままだ」。

「彼をリハビリから連れて帰っても、頭痛で夕食の準備に取りかかれない。ともかく、ベッドに移して、寝る態勢をつくって、夕食はなしにしてもらう。二人して水だけ飲んで、私も崩れるようにベッドに倒れ込む」。

「腰が痛く、情けないほど何でもつらい。モモ太郎の散歩、食事の準備、介助、家の中を温めるためにストーブに薪をくべるのさえ」。

「疲れが心にあらわれている。自分でよくわかっている。朝、起きてきても、彼は腰の具合を尋ねてさえくれない。『俺は思っている』と言われても、言葉にしてくれなければ伝わらない」。

「11時から2時半までと、3時から5時まで2組4人の来客。仕事がどんどんずれ込む。夜になっても、やってもやっても仕事が終わらない」。

## 社会資源はあるが・・・

限界だと思うようになりました。「全部自分でやろうとしないで人に頼みなさいよ」といわれたこともありましたが、何をどこに頼んだらよいのか、それすらわからなかったのです。

それに、気軽に知り合いに頼むことは相手のことを考えると、難しくてなかなかできませんでした。そんなとき、「ちょっと時間ができたから何か手伝います」と来てくれた大学の若い助手の先生の心遣いが一番嬉しいことでした。

ヘルパーについてもどこへ頼めばよいのか、そのシステムさえわかっていませんでした。とりあえず市の福祉課に電話すると、「お宅は遠くの病院から帰って来たから・・・」などと言われ、それから何をどうしたらよいのか話しが進みません。

思い余って電話帳で「介護会社」というのを見つけて電話したら、「まだ訪問介護はやっていない」と断られ、またしても愕然とさせられました。

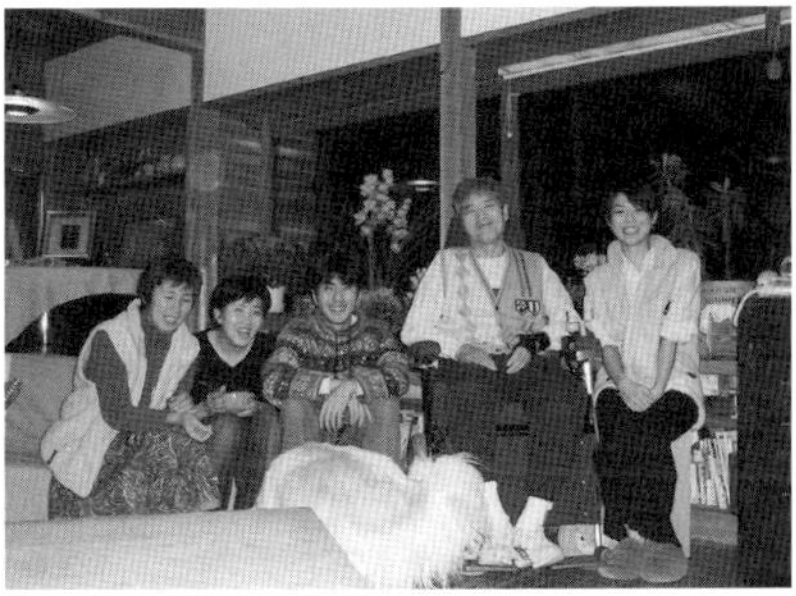
家で明るく迎えた正月。

2件目の電話でつながった会社のヘルパーがようやく来てくれることになりました。偶然にも、電話の相手は私の知っている人でした。噂で夫の事故のことを聞いていたらしく、「どうしているかと思っていた」と、いろいろ親切にアドバイスしてくれました。その介護会社から、地区保健所と看護師にもつながり、ようやく先が見えて来ました。福岡からの帰宅後50日が過ぎていました。

地区保健所は、その地区で、障害や病気のある人を支えるためにもあることさえ知らずに私たちは生きて来たのでした。病院のＭＳＷが、あるいは市役所の職員がたったひとこと「保健所に連絡をとりなさい」とアドバイスをしてくれていたら、はるかに楽だったと思います。どこかでその道筋が絶たれてしまっていたのです。

ヘルパーさんが、家に来てくれるようになり、夫の入浴、部屋の清掃をしてもらうことで、私の生活が落ち着いたのは4月になってからでした。

障害のある人の生活を支える在宅支援の相談窓口がきちんと整備されていることと、そのシステムが一般に周知されていることの重要性を痛感しました。せき損センターのナースに「社会資源を活用して」といわれた言葉の意味が実感を持って理解されました。「社会資源」も、ただ、あるだけでは役に立たないのです。

## 勇気のいる復職の第一歩

12月はじめに退院した夫の職場復帰への第一歩は、講座の新年会に参加することでした。皆さんにお礼を言いたかったからですが、とても勇気のいることだったようです。しかし、私は、わざとついていきませんでした。私は夫の復職のためには、彼に代わってできるだけのことをしてきましたが、彼の「仕事」の分野にはなるべく入り込むまいと心に決めていたからです。

先生方には夫が一人で行くことを含めてその世話のことも前もってお願いしてありました。夫は、少し気が重そうでしたが、そのことは納得していたので、何もいわずにタクシーを使って一人で会場のホテルに行きました。気が重く出かけた夫は、しかし、タクシーで帰宅すると、上機嫌で「みんな、温かく迎えてくれた」と言い、行くときと表情がすっかり違っていました。

2月になってから、私がつきそってはじめて大学へ行きました。学長に挨拶し、院生の修論発表会に参加しました。大学の改造工事はすべて終わっていて、車いすでの移動は順調でした。

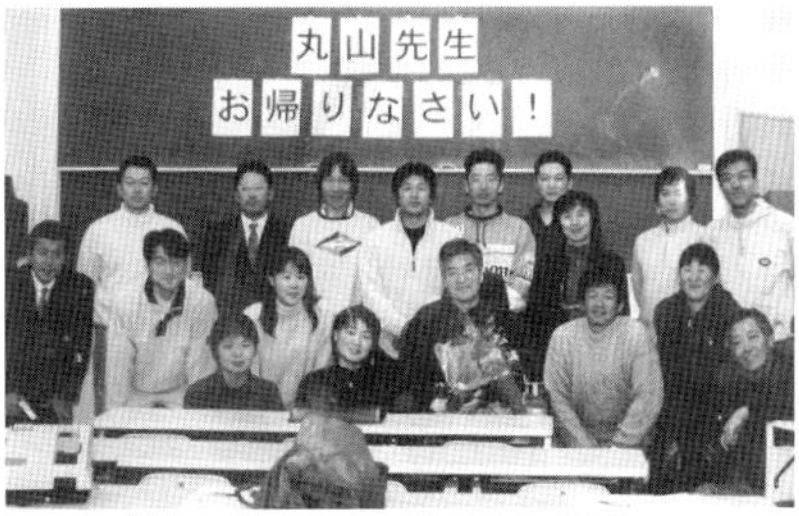

2月、学生に迎えられて初めての講義

後期授業は終わっていましたが、「修了する前に先生の話を聴きたい」という院生の求めに応じて、大学で講義が持たれることになりました。1時間40分、森先生からいただいたフィルムも使って無事に話し終えました。「よくぞここまで」と私のほうが感極まりましたが、話が進むほどに話し方がなめらかになり、夫は、「呼吸訓練のリハビリができました」などといって講義を余裕で終わらせました。しかし、思いが溢れたせいか、決められた時間を少しオーバーしてしまいました。

翌日は、教授会にも出席しました。「復帰、復帰というけれど、気分が重いんだ」と言いながらの出席でしたが、終わったころ迎えに行くと、「たくさんの人に会って、皆さん、温かく迎えてくれた」と、ホッとした表情でした。

せき損センターのMSWの星野さんのアドバイスもあって、2月末に症状固定の診断書を大学に提出し、3月1日付けで職場復帰しました。その間、修論の審査会が自宅であったり、学生の

**松尾記**

### 小さな英断

芳郎さんが新年会に一人で行かれたことは、柾子さんの、小さな、しかし重要な「英断」であったと思います。

身体に障害があると、何かと家族や周囲の人の支えが必要になります。周囲の人は、障害のある人に対して何かしてあげたいと善意で思うあまり、さまざまな助け船を出します。それはいいのですが、本人の身体行動を支えようとするのではなく、

本人の「自立」を最大限に支えるように働きかけていただきたいと思います。

もちろん、車いすで急な坂を上ろうとするとき、「お手伝いしましょうか」といっていただけると、「地獄で仏」といった気持ちになることがあります。

でも、何でもないことまで手助けされると、これも善意なのですが、わずらわしいこともあります。子どものように常に世話が必要と思われているのか、とちょっとプライドが傷つけられます。

欧米では、日本人から見ると身体障害者は、「ちょっと冷たいなあ」と思われるくらい、放っておかれることがあります。しかし、何気なく見守られているようなマナーを感じます。まず、手助けが必要かどうか言葉で尋ねてください。そのうえで、手助けをしてください。

家族も同じです。何もかも手助けしてしまうと、本人の自立心が奪われてしまいます。どこまで手助けするべきかは、本人と話し合ってきちんと線引きする必要があります。

柾子さんが新年会に同行しなかったのは、芳郎さんとよく話し合った結果です。芳郎さんの自立心を養うとともに、大学関係者へ協力を求めるためのアピールにもなりました。

もしこのとき、柾子さんが芳郎さんの介助で同行していたら、新年会の出席者は、「芳郎さんは介助なしでは何もできない」と判断したでしょうし、柾子さんが介助でいるから、自分たちは何もする必要がないと考えたはずです。

芳郎さんのように、四肢麻痺がある人の場合、介助者の存在は影のように不即不離になり、一つの世界をつくってしまいます。芳郎さんが「何を食べたいか」「何を飲みたいか」「どんな体調か」を、介助者はことこまかに観察することになりますから、第三者はなかなかその世界に入りにくいことがあります。しかし、芳郎さんが一人で宴席に出席したことで、そのようなことは起こらず、まったく宴席の中に溶け込み、芳郎さんに対してさまざまな気づかいを周囲が自然に行うことになりました。

柾子さんはそのことをよく知っていたから、新年会に芳郎さんを一人で行かせたのです。

送別会に参加したり教授会に出席したりしました。車も納品され、私の雪道運転の練習や、リフト車の運転練習も終わって、生活も少しずつ安定してきました。

## 授業風景

4月、大学前期が始まり、忙しくなりました。会議が続きましたが、問題なくこなすことができました。私は日本画の研究生として入学手続きをしました。夫が大学にいる時間は、私が日本画室で絵を勉強していることにしました。何かあったら、すぐに傍に行けるようにする配慮ですが、先述のように、夫の1年の就任中に、私が飛び出す緊急事態は一度もありませんでした。

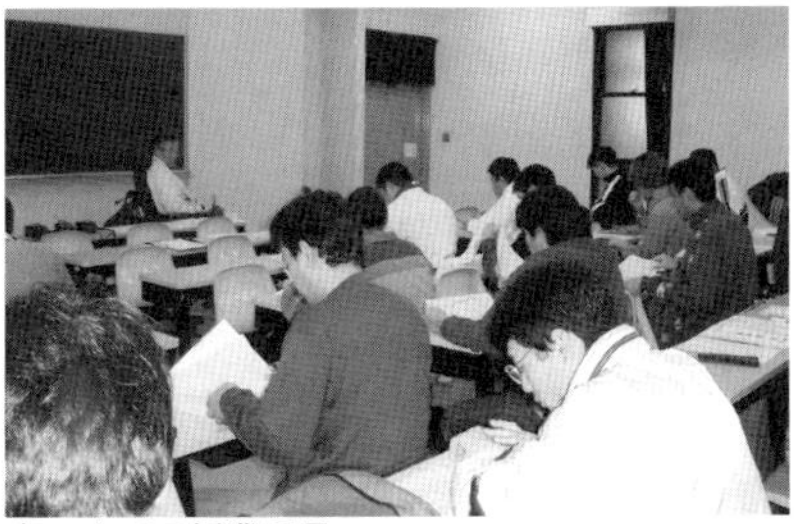
車いすでの授業風景。

授業も始まりました。事前に彼は自宅のパソコンで授業内容を準備します。参考資料を探したり、揃えたりは私がしました。そして教室へ行くと、私は、彼の目の届くところに授業の流れに沿って資料を並べるところまでやって、そのあと、日本画室へ行きます。講義が終わるころ、教室に戻って机の上の資料をしまいます。

「怪我の後、授業の内容はガラッと変わったんだ」と、夫はよく言っていました。事故は、夫の体育科教育に「いのちの重さ」という新しい価値観を重ねたと思います。

## 感動することができる!

5月、地元の新聞社の取材を受け、「命の重さ伝えたい。1年半ぶり教壇に復帰」という見出しで報道されました。

それがきっかけとなり、講演依頼が次々と来るようになりました。病院関係、小中学校、福祉関係のものは断わらずに進んで出かけました。入院中、「命の授業がしたいね」と二人で話したことがありましたが、子どもたちには自分の体験と合わせて、命の大切さを語りました。

大学退職後のことですが、夫が出不精になってしまったことがありました。家にいて訪ねてくれる気心の知れた相手と話しているだけで不足がないということもあったと思います。

そんな夫のことが心配になり、あるとき「新しい眼鏡を作らない?」とデパートへ誘ってみました。そこの駐車場で車を降りていたら、一人の小学生の男の子が、母親を引っ張りながら、

「丸山先生のお話をこの前、聞きました」と駆け寄ってきてくれました。

これはよほど嬉しかったらしく、子どもが立ち去ると、「やっぱり、外へ出ないとだめだな」とぽろりと口にしました。私は、子どもに救われた思いでした。

夫の講演会では、こんなこともありました。

ある福祉関係者の会場で、夫の話の後、手があがってこんな質問を受けました。

「生き恥をさらすという意識はありませんでしたか?」

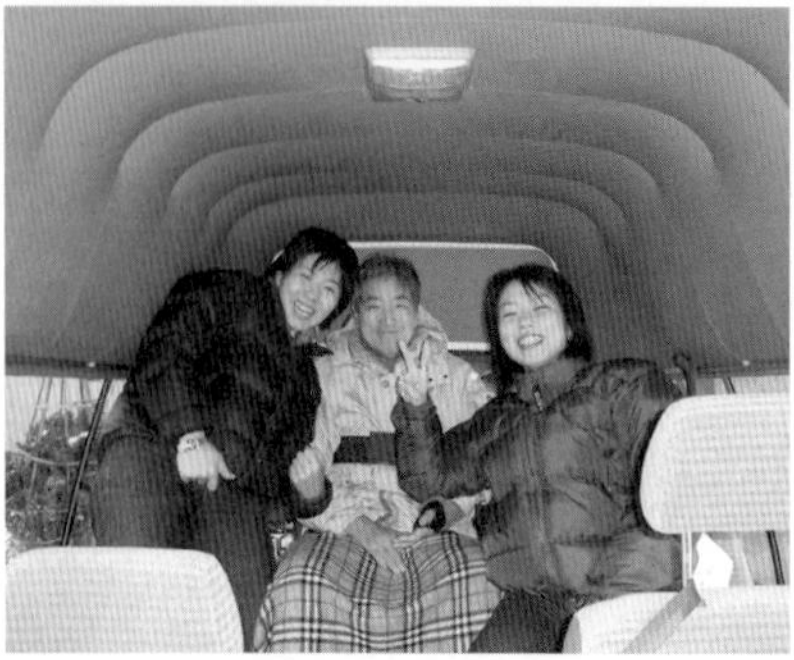

車で娘たちと外出を楽しむ。

夫が職場復帰を遂げ、いのちの大切さを語ったあとでしたから、ちょっと戸惑うような悲しい質問でした。しかし、社会にはまだこういう考え（障害を恥とする）が多いのだと認識することができ、逆にバネにしようと二人で決めました。

地元のケーブルテレビもレポートで取り上げてくれたり、全国紙の県内版でも報道してくれました。彼は表に出ることがどちらかというと苦手な人だったのですが、努めて取材や講演には応えていました。そうして、「私は障害者としてこれからを生きるのではなく、障害を持った普通の人として生きたい」と伝えようとしていました。

小旅行もしました。娘の運転で長野県の小布施《おぶせ》に行き、町を散策したり、食事をしたり、美術館を見て帰りました。問題なく楽しい時間を過ごすことができました。

佐渡裕さんが指揮するコンサートにも行きました。

「俺は目も見える。耳も聞こえる。そして、何より感動することができる。そのことに感動して涙が出たよ」。

帰りの車の中での夫の言葉に、私も同行した娘も、思わずもらい泣きしてしまいました。

## だんだん生き方が積極的になる

退院から9か月経った夏、福岡のせき損センターに2週間の短期入院をすることにしました。

短期入院については、退院時に芝先生が提案してくださったことでもあり、退院時の経験から、ＭＳＷの星野さんのアドバイスで、飛行機に問題なく乗れることがわかったからでもありました。

電話で森先生にお願いすると、

「遠くからわざわざ来るのは大変でしょう」と、心配してくださいましたが、何より信頼している先生方やセラピスト、ナースたちにいままでの生活のチェックをしてもらいたかったのです。そしてその目的は充分達せられました。

自宅から富山空港までは、息子が車で送ってくれました。富山から福岡まで飛行機、福岡空港からせき損センターまでは福祉タクシーを予約して迎えに来てもらいました。退院時の逆コースでしたが慣れた感じがしました。

2週間の入院期間中、ナースたちから、「ここにいる間は、私たちが看ているから、奥さん、どこかへ旅行してきたら?」と思いがけない提案がありました。

夫も勧めてくれたので、その間、兵庫県姫路市でこの春、高校の体育教師をはじめた次女を訪ねることにしました。私は、夫の介護からまったく解放されるという2日間を過ごすことができ、この入院は、夫だけではなく、私の心にもたいへん「効いた」ものになりました。

新潟に帰って2か月後の秋には生活は格段と落ち着いてきました。私のある日曜日の日記です。

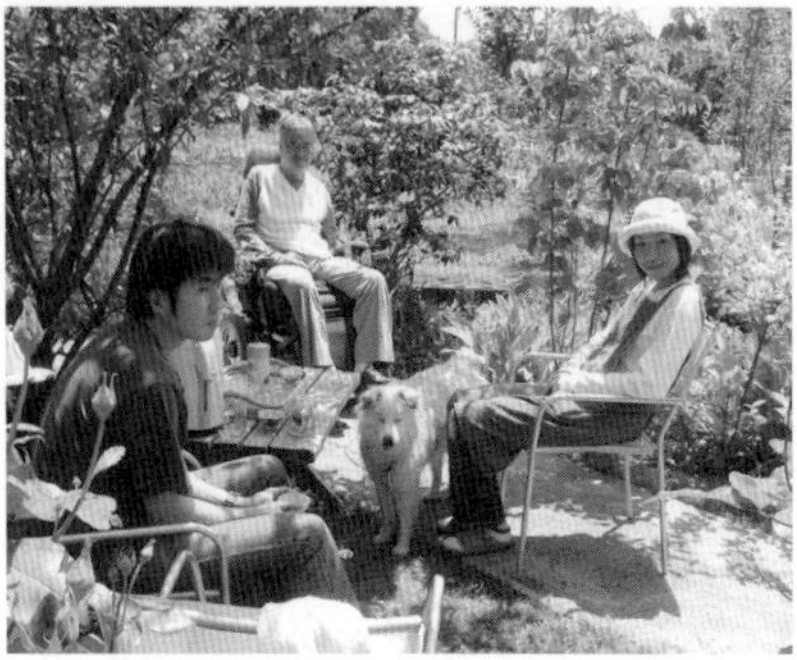

日曜日の庭で家族のひととき。

「家はいいねえ、りんごを煮て、ハーブティーを入れて、朝ゆっくりとたっぷりと食事。天候も晴れ。公園でストリートバスケの観戦。バスケット部の学生との交流。彼は、楽しそうだった」。

# 一つの兆し

そのころ、入浴介助で通ってくるヘルパーさんたちと夫が、入浴時に会話を弾ませるようになっていました。入浴はリフトを使いますが、それも手慣れないと難しいのでヘルパーさんは2人1組でやって来ます。

夫は、彼女たちの仕事やプライベートの悩みを聴くうちに、はじまったばかりの介護保険制度の問題点に興味を持つようになりました。

制度の中で、介護時間やサービスが制限されるようになり、ヘルパーさんは利用者一人ひとりにじっくり対応できず、思いがじゅうぶん生かされなくなってきているなどと言う悩みを聴き、夫は夫で、介護を受ける側の本音などを語り合っているうちに、「いっそ、その思いをかなえるような事業所を立ち上げなさいよ。応援するよ」と夫が言い出しました。

すると、

「先生が大学退職後、一緒にやってくれるのなら、私たち、やります」という返事が返ってきたのです。

この話を聞くと、私は、願ってもないチャンスだと思いました。

夫にしかできない、夫だからこそやる価値があると思いました。友人も応援してくれるといいます。

私は、「第二の人生、やるべきだと思う。あのヘルパーたちには力量がある、あなたには思慮がある。資金は何とかなるのではないか」と、慎重な夫の背中を押すようになりました。その根本には、退院直後の、つらくてどうにもならなかった私の「あの50日の体験」があったからです。

退院して1年が過ぎたころの私のメモです。

「自宅での介護が始まって1年が過ぎる。最初の気疲れ等、多分に人疲れもあったようにも思う。1年が経って少し楽になったのは、様子がわかったことと、総合せき損センターのいままでのドクターがこれからも付いていてくれるということの安心。周りの人たちも段々落ち着いてきて、訪ねてくれる人が決まってきたこと。周りの人たちの反応が大体わかったこと。経済的な安心感ができたことなどがある。

無理しなくても心が平穏でいられる日は、果たしてやって来るのだろうか?」

少しずつ落ち着いてきてはいたものの、さり気なく介護を続けていきたいとの私の願いはまだ遠い感じがしていました。

## 得たもののほうが大きかった

秋も深まったある日、授業が終わって、午後の会議までの時間、夫と大学の喫茶室で昼食をとっていました。紅葉の森を見ながら、夫が、「いい職場だったなあ・・・」としみじみ言いました。

「ヘンな意味のストレスがないところでよかったね」と、教師の夫と歩んできた私が言いましたら、

「でも、(小中学校の体育教師を続けていたら)この怪我がなかったかもしれん」と夫。

あれほど大変な思いをして帰ってきた職場を去ろうというときに、全部をのみ込んで、「いい職場だった」と言えるのはすごいことだと胸が熱くなりました。そのように受け止められる夫もいい人だけれど、周りにそう言

わせてくれた人がいっぱいいたおかげだと、夫の幸せを思いました。

年が明けていよいよ退官の日が近づき、夫の最終講義が行われました。せき損センターから、わざわざＰＴの担当だった西村先生が聴きに来てくれました。

夫は、それに先だってせき損センターの院内報に次の文章を寄せました。

> あの忌《い》まわしい一瞬、そして背負った障害を〝人生の挫折〟と悔やみ、〝再起不能〟と苦悶し続けた日々から2年余が経ちました。
>
> あのときに失ったものはあまりにも大きく、重いものでしたが、入院・退院・職場復帰までを振り返ってみると、その間に得たもののほうが、失ったものより豊かで大きなものになったと感じています。
>
> とりわけ、総合せき損センター入院中の日々は、「家庭・職場復帰」の具体的目標に向けての激励と意欲をいただいた日々でした。皆様の医療に向けての使命感がヒシヒシと伝わり、多くの方々の温かい人柄に心打たれました。いま、定年退職のときを迎えて、新しい人生に向けて、強い意欲とひそかな自信を抱いて、出発点に立っています。

## 「私の人生は、ホップ・ステップ・ジャンプ」

夫の最終講義は、広い階段教室で、多くの同僚、友人、知人、遠くから駆けつけてくれた卒業生らを前に行われました。子どもたちも一緒に聴きました。

最初、感極まった夫は、一瞬涙にむせんでしまいましたが、しっかりやり遂げました。聴いていた私たち家族も感動しました。

その中から、闘病生活の中で考えたことがらに触れた部分です。

入院生活では学ぶことが多かった。入院中、毎日欠かさず私がベッドから見上げてきたのは、医師、看護師、セラピスト等医療の専門家達であった。いのちを預け切った安心感の一方で自分に向けられた医療行為や言葉がけに全神経を集中していた。

そんな中で、ふと今の自分の思いと、過ぎ去った教師時代に子供たちが自分に向けていた「まなざし」とは同じではないかと気づき、長年携わってきた「教育」を見直す機会ともなった。その中からぜひ伝えたいこととして、（次のことがある）

専門性と人間性・・・この入院中の医療関係者との出会いを通して、職業人としての人それぞれの専門性の奥深さに驚嘆させられてきた。さすがにプロと思わせる人たちであった。なかでも人間像として忘れられない人は、優れた専門性の奥に人を惹きつけてやまない人間的な魅力にあふれていたのである。

私は患者として看られながら、職業柄、教師としてのあり方と重ねて考えさせられた。

コミュニケーション能力・・・専門性と人間性の調和した魅力溢れる人たちに共通している点は、優れたコミュニケーション能力であると思う。

特に人と直接に関わる仕事柄、医療者や、我々教師に求められるのは、発信より受信のコミュニケーション能力の方が大切だと思っている。相手の発信する信号・サインを読み取り、理解する能力、つまり感性・感度の高い受信能力が求められている。

そのためには心のゆとりが必要なのは言うまでもない。若い人たちの間では携帯メールが主流になってきているというが、新しいコミュニケーション手段としてそれもいい。しかし、それに偏ってしまっては心を通わせる大切な能力が退化していきはしないだろうか。

表情、身振り、手振り、素振り、目の色や動き、顔色、言葉遣い・・・から子供の訴えを読み取る、ひとりひとりの輝く個性（私は障害も一つの輝く個性だと考える）を見て取れる、このような資質はどうしたら育まれるのだろうか。

相手の立場になって考えることができる、いつも人の気持ちを思いやる、このような人柄はどうしたら育っていくのだろう。私は、どれもこれも自分で磨いていける資質だと思っている。

そして最後に、

私の人生を三段跳びにたとえるなら、怪我をするまでは長い助走だった。怪我をしてここへ戻るまでが「ホップ」であり、この1年で、これからの生活に自信を得た。そ

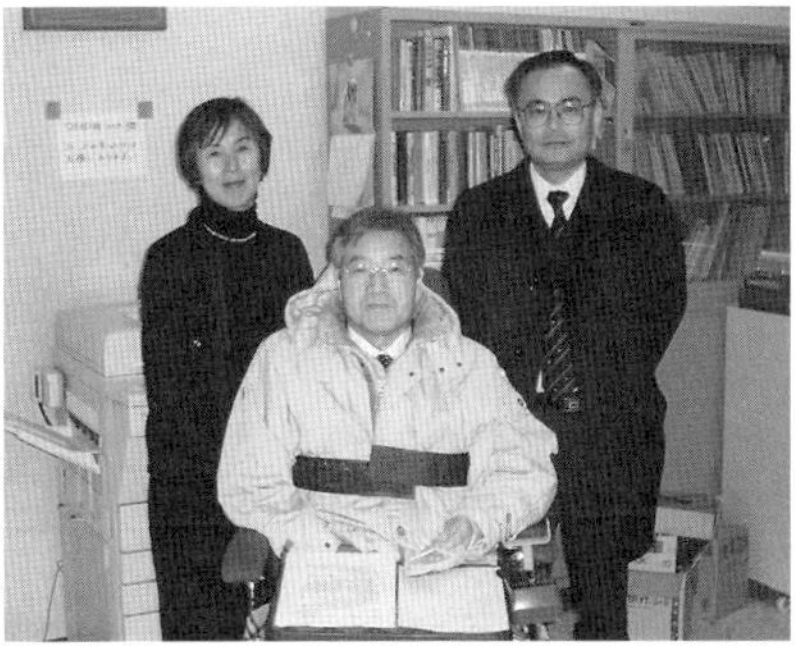

最終講義を聴きに来てくれた西村先生と

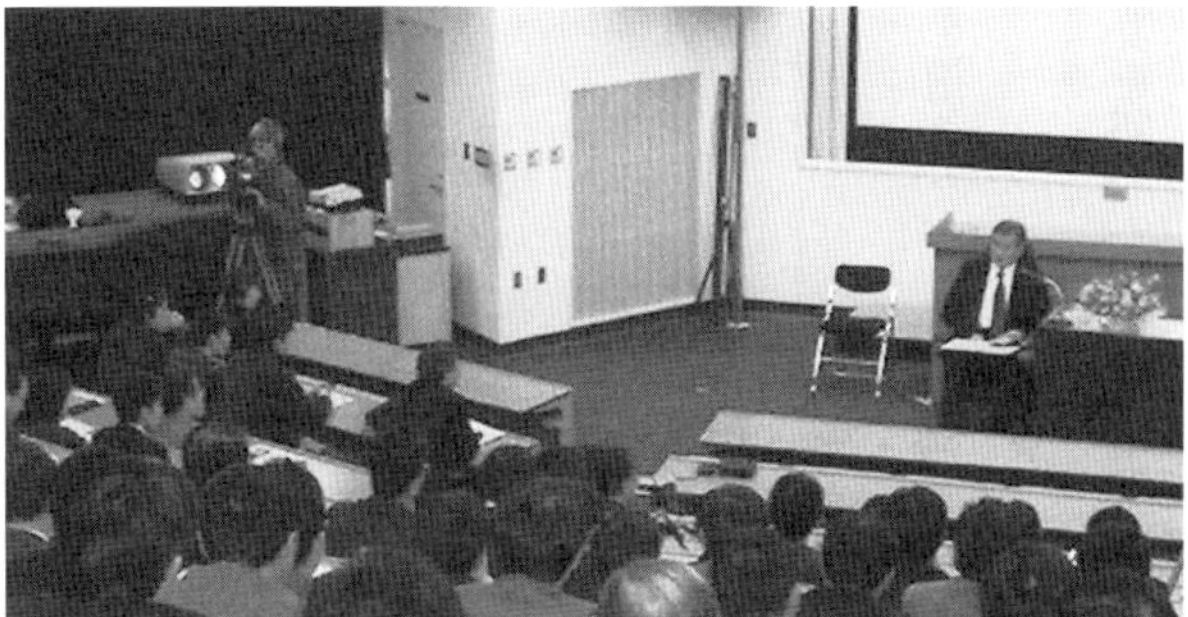

最終講義「車いすの目線から見たこれからの教師像」。

れが「ステップ」と言える。そしていま、これからの新しい生き方（ある仕事を立ち上げようとしている）を始めるときが「ジャンプ」であると考えている。

と結びました。

## これからがジャンプのとき

夫は定年退官し、彼の言うホップ、ステップが終わり、ジャンプのときを迎えました。

### ◆手記から

日々ヘルパーたちの介護を受ける中で、彼女たちの、介護への熱い思いや願いを抱きながらも、制度や営利事業者の方針との間で苦悩している気持ちにも触れることとなった。

彼女たちは、ささやかながらも、自分たちの思うような介護がしたいと、その夢を語った。それを聴いて、その夢の実現を後押しできないか、応援できることはないかとの思いがふくらみ、妻や友人などの強い勧めもあって思い切った。「あなたの利用者としての思いも込めた事業を！」という妻の言葉が決断させたのである。

実は、私自身にもその事業への強い思いが生まれていました。先述のように、退院後の「孤軍奮闘していた50日の辛い体験」があったからだと思います。

障害を得てから、夫は幸いにも優れた「医療の支援」を受けることができました。生活用具など「ハードの面での支援」にも恵まれました。しかしながら、それにもう一つ、「日々の暮らしを支える」という大切な支援がどうしても必要と、その体験から気づかされていたからです。

それは、たとえ身体の機能が失われても（怪我や病気によるだけとは限らず、老化による機能の衰えもあります）、心配なく生きられるという暮らしの安心を保障するということです。

どんなに恥ずかしいことであっても、何でも任せられるという安心のことです。また、在宅生活では、本人以上に家族が疲れている場合があります。ですから、本人だけでなく、家族への支援も必要で、それによって、生まれる時間や心のゆとりがあってこそ、はじめてお互いに尊重し合える心豊かな生活が送られるということを身に浸みて感じていたからです。

事業をはじめるにあたっては、考慮を重ねた結果、福祉事業者としての責任と自覚を持ち、自主性を貫くために、営利を目的としない特定非営利活動法人（ＮＰＯ）を目指すことにしました。

法人設立の手続き等は、退官後に夫がパソコンを駆使して書類を整えました。当時、新潟県には福祉関係のＮＰＯがなかったので、長野県の団体から参考資料を取り寄せたりして作成しました。

## いよいよ「スキップ」始動

２００１年10月、ＮＰＯ法人としての認証を受け、11月、ＮＰＯ法人「障害者・高齢者自立支援スキップ」が立ち上がりました。丸山研究室の修了生たちが、退官祝いに看板を寄贈してくれました。怪我をしたときに励ましの色紙を書いてくれた娘の友人が揮毫《きごう》してくれました。

「スキップ」という名前は、サービス活動をする人と、それを受ける人が、嬉しいとき子どもがスキップするように、弾む思いを皆で共有したいという願いを込めて、夫が命名しました。

翌年4月から、本格的に介護保険事業の訪問介護事業を開始しました。最初は6人のヘルパーでスタートしました。介護保険制度だけではカバーしきれないサービスは、ボランティアと組み合わせながら行いました。

その翌年、障害者支援にも参画し、ヘルパーも1人増えました。「地域に根ざすボランティア活動への思い」と題した夫の原稿があります。

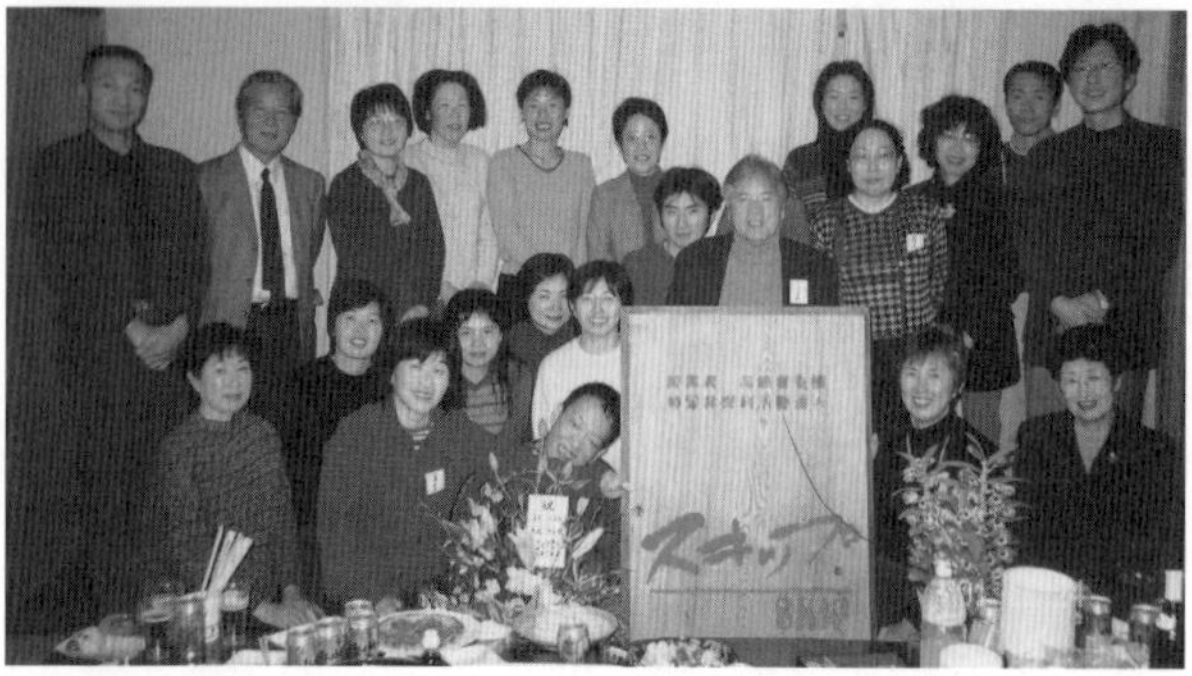

2001 年 11 月、新しい看板を掲げて、事務所開き。

活動開始とともに、利用希望、（ボランティアの）提供申し出の問い合わせの反応があり、その早さと多さに驚く。市民のボランティア活動への意欲・関心は、決して低くはないと感じた・・・。自発的で主体的であれば小さくてもいい、いや小さくて数多くがいい。「小回りのきく活動」ができ、「隅々に行き届いたサービス」ができるからだ。

主体的で個性的な地域活動団体として、福祉行政や大きな福祉事業団体が進めるサービスの隙間を埋めるような存在でありたい。さらには、①障害者はもとより、それを抱える家族にも心身の支援を、②「自分の家で暮らせる」「普通の生活ができる」ことをめざした支援を、③確かな経営基盤のもと、「ゆとり」

**の心でサービス提供を・・・。**

この原稿の中には、「**これまでの仕事の肩代わりを民間に委譲ではなく、『地域住民の主体的な意識の開発』を施策の中心課題に・・・**」と行政への希望も書かれていました。

## 利用者としての「プロ」

さらに、スキップのうたい文句の一つに、私たちには、「サービスするプロ」と「利用者のプロ」がいることを強調しました。夫はスキップの理事長ではありましたが、一番の利用者でもありました。「自分が最もしてもらいたい、心のこもった介護やボランティアのサービス」を受けていたのです。

夫は、毎朝午前10時に入浴してから、身支度を整えてボランティアスタッフが運転してくれる車で、事務所やリハビリに通うという日課になりました。夫にとっては、自立した新しい生活です。

週2回、家の清掃をしてもらうことで、私にも生活のゆとりが生まれ、絵を描く趣味を再開したり、庭の手入れにも時間を割くことができました。事務所へ行く夫に弁当を作って持たせることができるようにもなりました。事務所では職員に装具をつけてもらえば彼女らと一緒に昼食を摂ることができるからです。

さらに私は、ある年、友人とイギリスへの旅をすることもできました。その間、夫の朝食、入浴、昼食、夕食、車の移送などをスキップのスタッフに任せ、夜は当時同居していた息子がケアしてくれることになりました。

この旅行中は、夫にも私にも、そして入浴や朝、昼、夕食の介助を通して夫と楽しく交流したスキップのスタッフにも嬉しい時間だったと、いまでも懐かしい思い出になっています。

**「障害があるから何かをしてほしいと望むだけではなく、障害はあるけれど、自分は何をしたいのか、そのために何をしてもらいたいのかを考えるようになってほしい」。**

夫はある取材を受けて、こう語っているのを私は感慨深く聴きました。

障害のある人が、日常生活の支援を受動的に受けるだけではなく、希望を持って、その希望のために何をしてもらいたいかを考えてほしいということだと思ったからです。

障害のある人に対して、また、支える側の人に対しての彼の心からのメッセージだと思いました。

ＮＰＯ法人の理事長として、社会活動にも積極的に参加しました。

「障害を持ちながら市民活動を展開・・・」などと報道されたこともありましたが、彼は淡々としていました。

「私は障害者だから」とはいわず、「障害はあるけれど、普通の市民としてやっているのです」というスタンスを貫いていました。

## 胃がん発症

２００４年に、「ようやく落ち着いて、不自由ながらも穏やかな日々を送っています」と書いた年賀状を出してから間もない3月のはじめごろ、夫は胃の変調を訴えました。

夫の胃の変調は、よくあることでした。私も「またか・・・」ぐらいに考えて、かかりつけの内科医に薬を出してもらいました。しかし、1か月近く経っても改善されず、友人の医師の勧めもあって、胃カメラ検査を申し出ました。

結果は胃がんでした。しかし、胃の中を映すモニター画面をずっと見ていた夫に、検査した医師は「胃潰瘍です」と告げました。

検査データを持って、かかりつけ医師のところに行くと、夫がそこで待っているのに診察室には私だけが呼ばれました。診察結果はいつも彼自身が聴いていましたので、そのようなことは今までなかったことでした。「どんなに立派な人でも『がん』と聞いたら落ち込んでしまいます。あれだけ辛い思いをしてきた人に、それ以上の思いをさせるべきではない」という理由で、本人にがんの告知をしないという医師に、私は、「あれだけ自分の身体と向き合ってきて、しかも身体のことを学問にしてきた人に伝えないわけにはいかない」と主張しました。

かつて彼が元気だったころに、お互いががんになった時は告知し合おうと話し合っていたからでもありました。しかし、医師から、「あなたが介護する立場で自分が楽になりたいから言ってしまいたいのでしょう」と言われたのです。

それは考えてもみなかった言葉で、夫のがんを宣告されて動転していた私には追い討ちをかけるほどの衝撃でした。受傷当時から5年間、ずっと付き添って共に生きてきたと思っていたのにこんな見方しかされていなかったのかと悔しさと悲しさがこみ上げてきました。元気でいた時からかかりつけ医として信頼し、これからも頼りにしたいと思っていた医師にそういわれ、失望が激しく心に広がりました。

考えてみたら、その医師は、私たちが申し出るまで胃カメラの検査をしてくれませんでしたし、「四肢麻痺というのは特別のことですから」という理由で、胃カメラ検査を自分でせずに、他の医師に任せていました。一人の医師が四肢麻痺の夫の身体のことを何もかも知っているとは思いませんが、これまであらゆる注意を払って夫の健康管理をしてくれていると信じていたのです。が、どうやら頸損というだけで特別視をし、恐れをなしていたような気がしてきて、不信感だけが残りました。

## 2度目の「受容」

痛みを感じられなくなってしまった身体とはいえ、だからこそ総合的な健康チェックが必要だったにもかかわらず、私がそれをしてあげられなかったのだと思うとすまない気持ちでいっぱいになりました。

「もっと早く見つけてあげられないで、ごめんね」と私が謝ると、「俺は、あのときに死んでいてもおかしくなかったんだ。あれからここまで生きて来たし、もし、転移というようなことがあっても、それを受け入れるよ」と、夫は言ってくれました。それはまだ、胃がんが「スキルス性」という悪性で進行の早いものであるとわかる以前のことです。

それ以降は、事態があまりに深刻に、しかも急に進み過ぎて、ゆっくり話す機会を持てないまま、夫を送ってしまいました。ですから、私の後悔はずっと続いて、現在に至っています。

総合病院で改めて受診後「胃がん」との告知を受けた夫は、「あの画像だものなあ」と受け止めてくれましたが、事態はもっと深刻で、「スキル性胃がん、余命1年」と私には告げられました。

4月初めに手術をしましたが、すでに腹腔《ふっくう》内にがんは広まっており、手がつけられなかったそうで、「がんはそのままにして、食道と腸を直接つなぐバイパス手術をした」と私には報告されました。「水も通らないかもしれない」と聞かされましたが、少しずつ食べ物が通りました。「口から物を食べられるようになって本当によかった」と、主治医に手術の成功を感謝していた夫に、私たちは「がんは摘出した」と偽りをいい、「スキルス性」ということも余命のことも伝えませんでした。私と子どもたちの苦渋の選択でした。それが正しかったのかどうかいまでもわかりません。

大怪我のあと、障害を受容し、いのちを受容した夫が、がんの告知を受けて、また静かに自分の死をも受容したのかもしれません。

夫が亡くなって、彼の死を遠くの友人や知人、せき損センターのみなさんにお伝えした当時の私の文章です。

「・・・桜にはまだ少し早い春先、胃の不調を訴えたので検査したところ、悪性で進行の早い胃がん、しかも相当進んでいることがわかりました。摘出も不可能で、バイパス手術しかできませんでした。

不慮の事故から5年を経て、ようやく落ち着きを取り戻し、不自由ながら穏やかな生活を得たと思った矢先の病の宣告でした。しかも、それが容易なものでないとわかったときの夫の心境を考えると、悪性であること、末期であることは、私にはどうしても伝えられませんでした。

「がんであること、摘出手術は成功した」とは伝えましたが、あの身体で、なお、抗がん剤の副作用と必死で戦っている姿をみながら、私の不安が顔に出はしないかと、こちらも必死で笑顔をつくっていたつもりでした。

夏になって薬の効果も出始めたので退院し、通院治療に切り替えました。それから約4か月、少しずつ元気を取り戻し、食べるものもおいしくいただき、毎日の入浴のあとは車いすに乗って、訪ねてくださる方々と楽しく語らい、10月からは週1回、自宅ではありましたが、上越教育大学大学院の講座ももたせていただいておりました。

「ひょっとして・・・」と思われる日もありましたが、地震(2004年10月23日の新潟県中越地震)の直後あたりから食事が次第にとれなくなり、11月15日、振り絞るような声で講義を締めくくり、19日に入院致しました。

ギリギリまで頑張っていたせいか、入院してからは日ごとに悪化致しました。29日の夜半、その日に提出されたレポートを読み聞かせたところ、わずかに反応し、笑みをみせて、そのままの顔で逝ってしまいました。・・・」

私は、自分が夫の健康管理を担っていたはずなのに、死に至らしめたことで、自分を責め続けました。夫の死から2か月も経って、それでも彼の死が納得できず、怪我と病気との因果関係について、総合病院の担当医師に尋ねに行きました。

医師は、「因果関係は、全くないとは言えないだろう。しかし、はっきりそれが原因ということもできない。あなたの気持ちはよく分かるが、たとえ発見が半年から1年早かったとしても、結果は同じだったかと思われる」などといろんな事例を挙げながら、ていねいに応じてくれました。諦めざるを得ないと、そのときは納得しようとするものの、またぞろその思いは繰り返し湧き上がってきます。

「もっとのんびり暮らしていたならばストレスはかからなかったかもしれない・・・。復帰など考えなければよかったのかもしれない」などと考えると、いまでも時々やりきれなくなります。

## チャンスだった

夫は亡くなりましたが、スキップは、設立から15年経ちました。ヘルパーは9人になりましたが、相変わらず小さな法人です。

しかしコンセプトはいまもずっと変わりません。介護が産業化し、大規模化して、施設がどんどんできていく中で、ボランティアと、最も報酬の少ない在宅支援事業にこだわっているので、経営基盤の心もとなさは免れないままですが、２０１２年春、ささやかな10周年のお祝いの会を開くことができました。会員が自分の家の庭に咲いた花を持ち寄って飾り、ボランティアが蕎麦を打ち、手作りの料理やケーキを並べた、和やかで楽しい会になりました。利用者とその家族、ボランティア、それにスタッフが大勢参加してくれました。小さな写真で参加した夫が一番喜んでくれていたように、私には思えました。

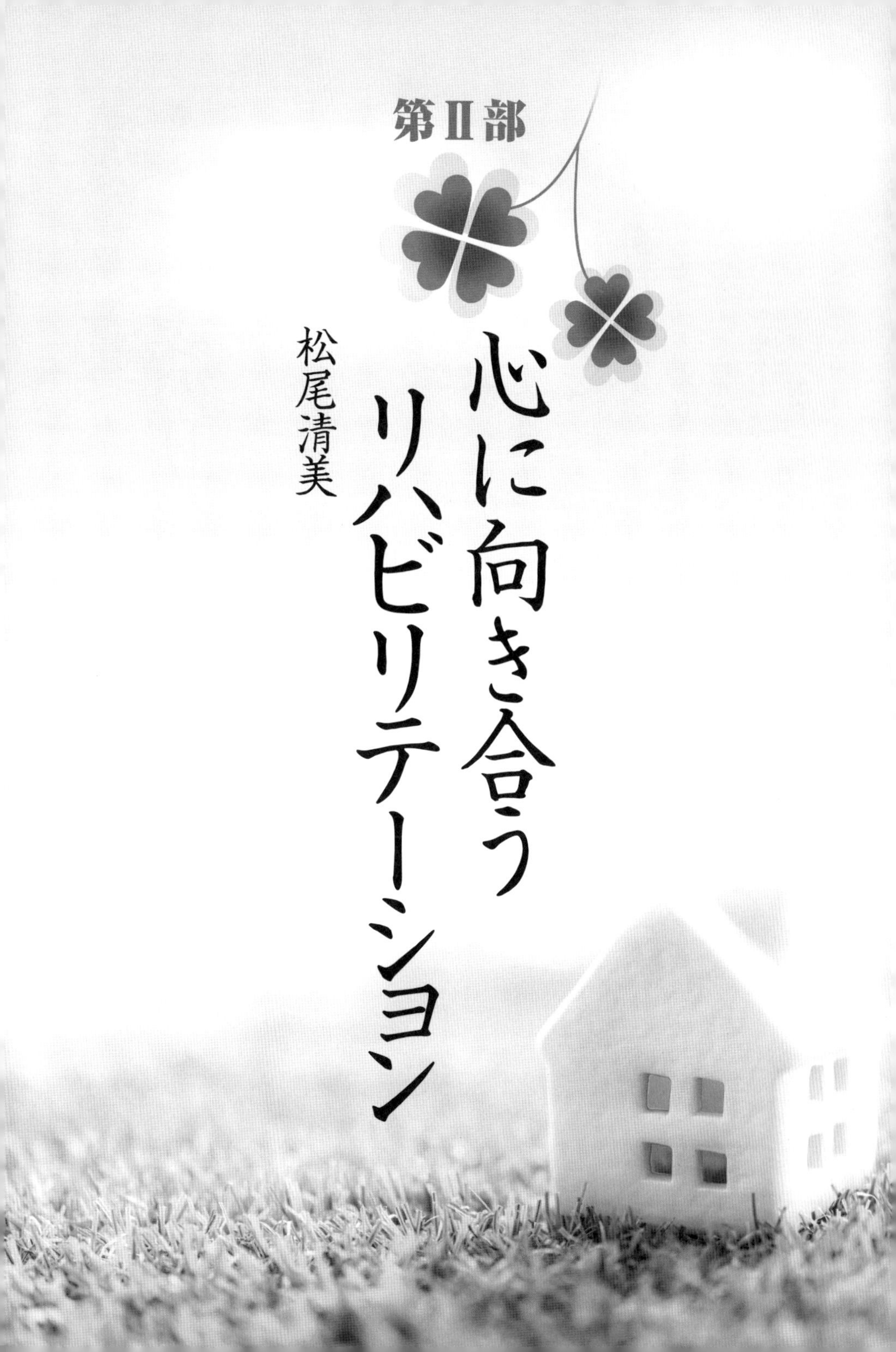

# 第Ⅱ部

# 心に向き合うリハビリテーション

松尾清美

第一章

# 広義のリハビリテーション

## 脊髄損傷とは

毎年、約5000人が、交通事故や転倒、転落事故などで脊椎《せきつい》を脱臼《だっきゅう》や骨折して、「脊髄損傷《せきずいそんしょう》」といわれる障害を負っています（日本脊髄障害医学会調べ）。

芳郎さんの状態を知るために、脊髄に関する基本的なの解説をします。

脊髄は、「中枢神経」と呼ばれる脊椎を通る太い神経の束です。身体の部位によって、首（頸髄《けいずい》）、胸のうしろ（胸髄《きょうずい》）、腰（腰髄《ようずい》）、臀部（仙髄）に分かれます（図表1-1）。脊髄から身体の隅々にまで末梢《まっしょう》神経として枝分かれして脳と全身で信号をやりとりします。

神経細胞の束である脊髄は、骨によって守られており、この骨を脊椎といいます。脊椎は、椎体《ついたい》という積み木のように小さな骨が積み重なってできています。その間に、椎間板という弾力性のあるクッション的な物質があり、それによって背中をしなやかに曲げることができるのです。

椎体は、頸椎に7個、胸椎には12個、腰椎には5個あり、それぞれ頸椎《けいつい》、胸椎《きょうつい》、腰椎《ようつい》と呼ばれます。それぞれ

## 図表 1-1　脊椎と脊髄および脊柱の断面

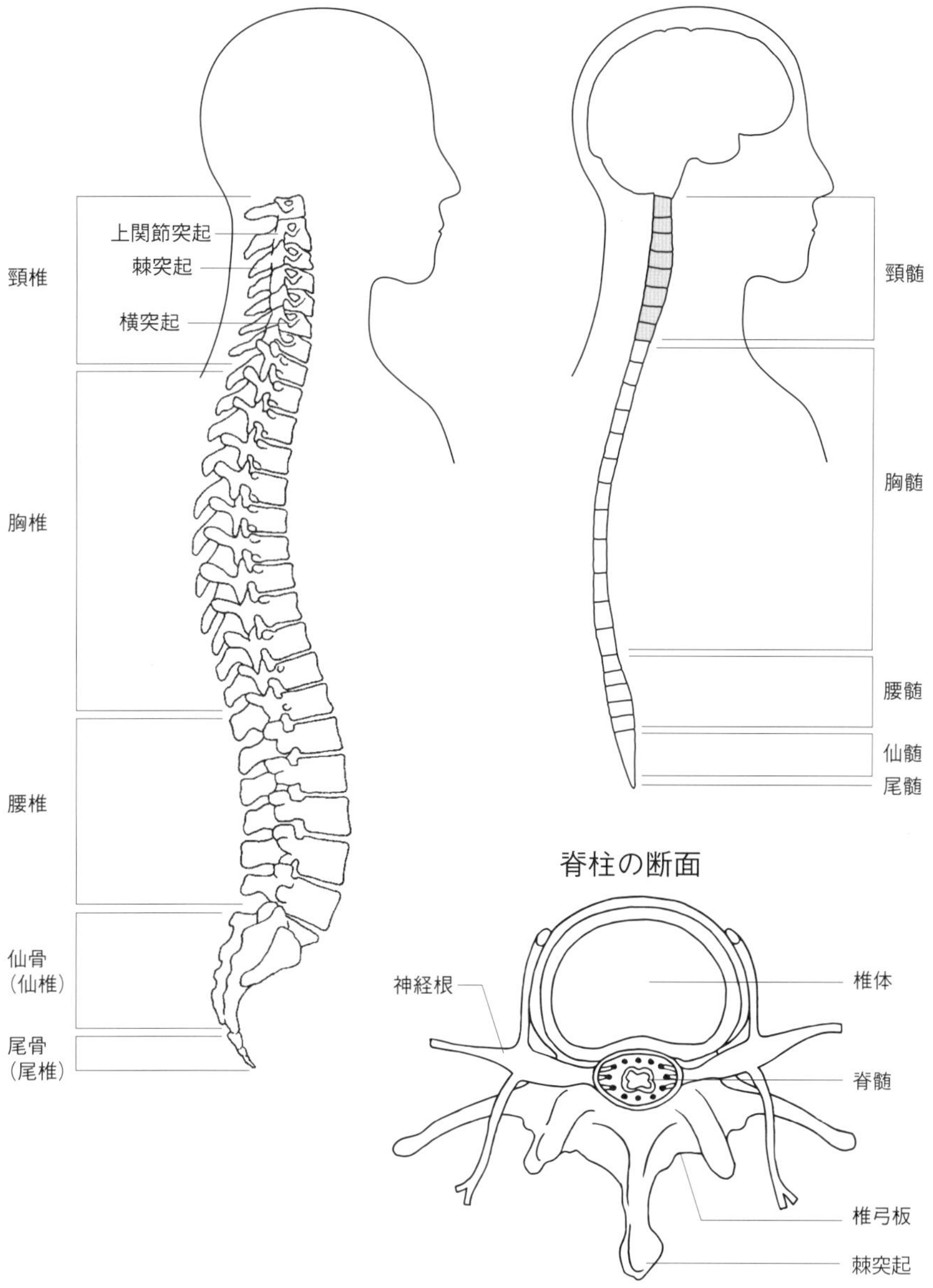

## 図表 1-2 損傷部位と障害の程度

| | |
|---|---|
| 頸髄１～３番 | 横隔膜など呼吸器の動きをコントロールする筋肉や感覚の支配神経などがあり、損傷すると呼吸ができなくなる。 |
| 第４頸髄 | 肩の挙上や首の回旋などを動かす筋肉や感覚をコントロールしている。 |
| 第５頸髄 | 上腕二頭筋の支配神経で上腕を曲げる筋肉や感覚などを支配している。 |
| 第６頸髄 | 手関節の屈曲などを行う筋肉や感覚を支配。 |
| 第７頸髄 | 上腕三頭筋などを支配し、腕を伸ばす動作をコントロールしている。 |
| 第８頸髄 | 正常であれば、やっと手指が少し動く。手指は頸髄の支配なので頸髄を損傷すると、手指に何らかの障害が出現する。 |
| 胸髄損傷 | 手指や上肢は自由に動かせるが、胸部の損傷部位から下の体幹や下肢に麻痺が生じる。 |
| 腰髄 | 下肢に麻痺が生じる。損傷部位が下になるほど下肢の麻痺部位は少なくなる。 |

に上から番号が振られています。その間から神経が全身に出ています。

脊椎間には髄節《ずいせつ》と呼ばれる節があり、頸髄は1から8番、胸髄は1から12番、腰髄には1から5番までの髄節があります。

脊髄（頸髄、胸髄、腰髄）のどの髄節が損傷するかによって、頸髄損傷、胸髄損傷、腰髄損傷に分類され、損傷した部位から下の神経が麻痺し、感覚や運動機能などが失われます（図表1-2）。

芳郎さんの場合は頸髄損傷で、頸椎の4番と5番を損傷したため、首から下が麻痺の状態になりました。

「麻痺《まひ》」といっても、完全に麻痺する場合と、少し神経がつながっている場合があります。完全に麻痺する場合を「完全麻痺」、多少とも感覚や運動機能、痛覚、触覚が一部あるいは部分的に残っている場合を「不全麻痺」といいます。

完全麻痺（完全損傷）か不全麻痺（不完全損傷）かは、事故からしばらくしてからでないとわかりません。事故直後は、損傷部位や周囲の炎症によって麻痺部が広がっていることが多いのです。炎症が治まることで、どの感覚や運動機能が損傷しているかはっきりしていきます。ＭＲＩ画像などで明確になるといわれてます。

## 急性期にするべきこと

受傷直後からの身体状況や心理状況は、時間経過によって3期に区分することができ、「急性期」「回復期」「慢性期」と呼ばれます。急性期では、事故による脊髄損傷とその周辺の炎症のため、損傷部位より高いところまで麻痺が生じます。炎症がおさまると、ダメージを受けていない髄節レベルは回復して、感覚、運動機能、反射機能などが徐々に戻っていきます。

急性期では、損傷部位の損傷が拡大しないための手術や回復を早める治療のほか、褥瘡《じょくそう》や拘縮《こうしゅく》（関節が硬くなること）などの2次障害を防ぐための身体ケア、患者や家族の精神的支援が行われる必要があります。

芳郎さんの場合でも、術後、理学療法士（ＰＴ）、作業療法士（ＯＴ）などによるベッドサイドでのリハ訓練が開始されています。これは離床させられない時期に、病室のベッド上で行われる訓練で、関節が固まらないように、全身の関節可動域の維持や筋肉の拘縮予防、残存筋の筋力維持などを行うための訓練です。

図表1-3は、急性期、回復期、慢性期の、それぞれの治療状況、回復状況を、身体面、心理面に分けて、大枠で説明したものです。

「急性期」では、担当医師から告知を受けていても、多くの人は現在の状態に不安と絶望を覚えながら、「手術をしたら自分の身体は、治って元の状態にもどる」という希望を抱いています。絶望と希望の間をジェットコースターのように往き来する心境は、家族をはじめ他者には理解しがたいものがあります。

## 図表 1-3　受傷後の身体の回復と心理的変化（松尾作成）

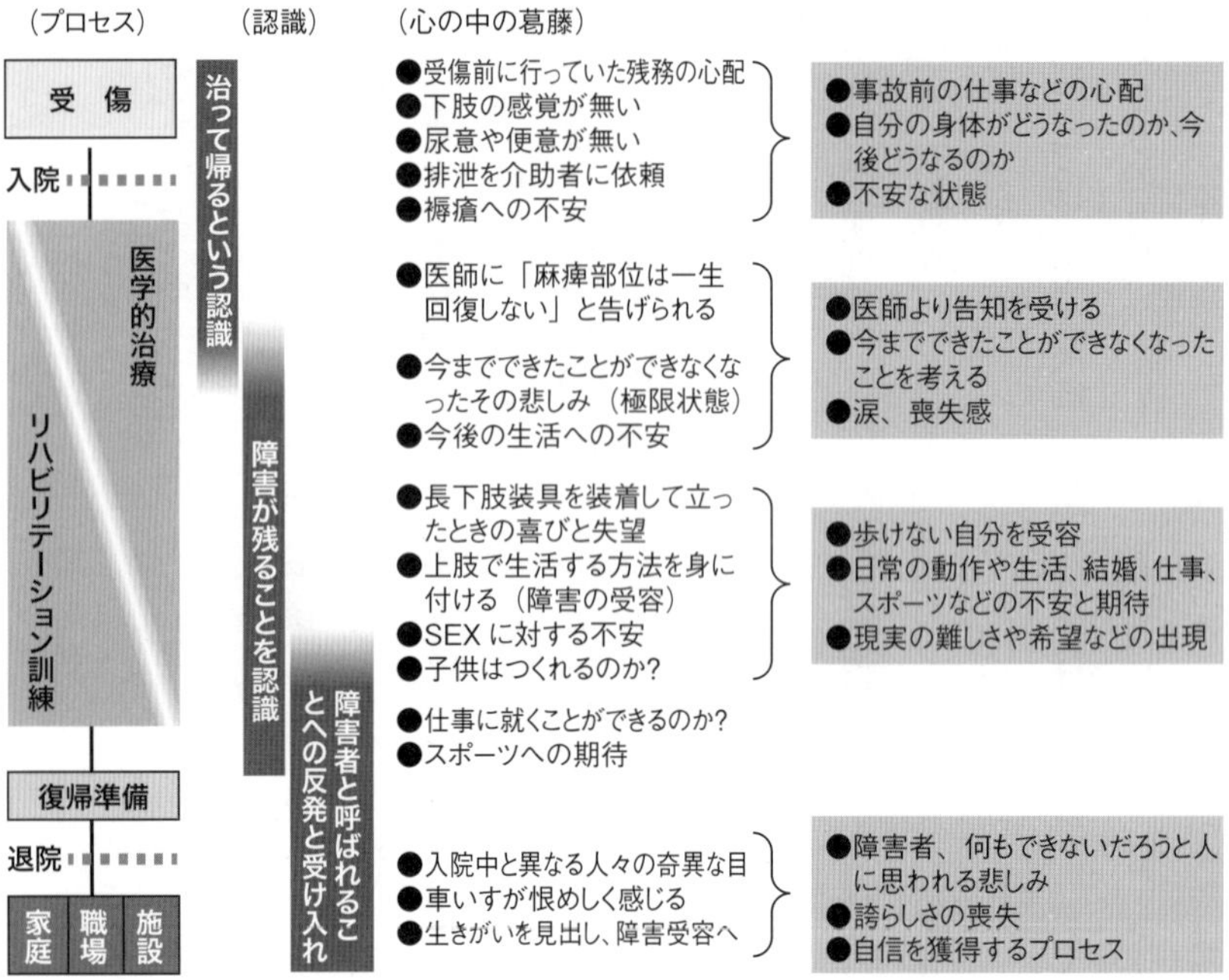


芳郎さんは、突然の事故による第4、5頸髄損傷で、重篤な四肢麻痺を呈していました。急性期に、場合によっては気管切開を受けて、呼吸器の管理の必要性や、褥瘡をつくる可能性に関する説明などを受けています。

　麻痺という重篤な障害があらわれますから、本人だけではなく家族の心理的な負担の大きさは想像にあまりあるものがあります。しかし、妻の枉子さんをはじめ家族や友人知人の支えと、芳郎さんの努力から、絶望の淵から次第に自分を取り戻し、希望を探し、発見し、家庭復帰、現実の職場復帰につなげるというすばらしいプロセスをたどっています。

　「回復期」では、受傷直後に広範囲で喪失していた感覚や動きなどのうち、損傷されていない部位が戻ってきます。急性期は、医師、看護師の関わりが主体ですが、回復期には、医師、看護師のほか、PT、OT、メディカルソーシャルワーカー

（ＭＳＷ、社会福祉士）などのリハビリチームが重要な働きをするようになります。

## リハで人格の「取り戻し」をめざす

一般によくいわれることですが、「リハビリテーション」という言葉の理解には誤解があります。狭義には関節の可動域などを維持・拡大し、機能回復させて、元通りの歩行や日常生活動作（ＡＤＬ）を行えるようにすることです。患者は機能回復を望みますが、現在の医学では治せない病気やけがも多いのです。

したがって、広義には、たとえ障害が残って歩行できなくても、障害を受け入れ、車いすを適合し、環境を改善することで心身機能を改善し、社会活動・参加を可能にすることです。

米国の「リハビリテーション法」とは、バスにスロープをつけたり、バスの車体そのものが下がって、車いすなどでのアクセスがしやすくするなど、障害のある人の権利として、社会参加を支えることを含めた法律です。障害者個人の身体の動きや意欲を高めるだけではなく、社会環境が改善されることで、個人の心身の機能がさらに改善され、社会復帰（社会参加）までを可能にすることが広義のリハビリテーションです。つまり、個人因子、環境因子などのファクターを改善して、「生活の質」（ＱＯＬ）を高めることで、「全人的復権」をめざすことです。

「急性期」から「回復期」に移ると、リハ訓練が主体となりますが、身体だけではなく、心にも変化が生まれることが期待されます。

急性期では、「できなくなった自分」「価値が低くなった自分（ほんとうは何も変わっていないが）」ばかりに目を向けて、失望感や喪失感にさいなまれます。しかし、リハ機器とリハ訓練によってできることが増えていくと、少しずつ希望を取り戻し、障害を受け入れていくことができるようになります。「何とかこの身体で生活していこう」という気持ちがあらわれはじめます。

それとともに、家庭での生活方法や職場での仕事の方法など、さまざまな解決すべき課題も明らかになっていきます。多種の専門職が本人の目標を共有して、本人とその家族を支える「チーム医療とチームケア」が重要です。芳郎さんの場合、目標は職場復帰でした。このチームケアの中心には、妻の柾子さんと家族そして友人の存在が大きなものでした。

## 「何とかなる」

「回復期」から「慢性期」に移るころには、麻痺部が明確になり、「できること」と「できないこと」が明確になります。何を自分で行い、何を周囲に支えてもらわなければならないかがはっきりしてきます。

慢性期といっても、必ずしも心が安定するわけではありません。いろいろなことができていた自分と現在の自分のギャップに悩まされ続けます。病院を一歩出ると、他の人から「障害者」＝「価値の低い者」という対応を感じることもあり、プライドを傷つけられがちです。ですから、日常生活の中でどうやって自分らしさを保持し、自信をもって生きるかという闘いでもあります。それは、当事者だけではなく、家族や周囲の人の闘いでもあります。

慢性期だけではないのですが、「できない」と思っていることの多くが、周囲の簡単な手助けや、福祉機器、住環境の改善などで行えるようになることを支援者は知っておくべきです。

たとえば、全く歩けない方でも、身体機能に合った適切な車いすを使えば、自由に自力移動できます。足で歩くことだけではなく、新たな移動方法を受け入れる心を構築することが大切です。

さまざまな道具や福祉機器で、「できること」が増えれば、生活する自信を取り戻すことができます。そして、病院での生活を冷静に判断できるようになると、セラピストや家族、エンジニアなどの協力者から、家庭復帰に必要な情報が得られます。

そしてこのころになると、住環境を改善すれば、「何とかなる」という気持ちを家族と共有することができるようになります。その後、多職種による知識や技術が総動員されることで、自宅での生活を実現する気持ちが大きくなっていくことが少なくありません。筆者はこれまで支援してきた約８０００人の方からこのことを学んでいます。

障害を受容するには、自分らしさを知り、生活できることへの自信が必要です。難しいことですが、本書では、そのような自分らしさの取り戻し方を、芳郎さんの実例を通して、理解していくことができればと思います。

# 第二章

# リハ工学の活用で、広がるリハ

## 車いすは「敗北」ではない

「車いすに乗る」ということは、人それぞれ特別な意味があります。

「車いすに乗っている姿を見られるのが恥ずかしい」「人に押してもらって生きるなんてもうダメだ」という意識が誰にでもあるようです。このような考え方は、「治る」ことに重点が置かれ、「治るか治らないか」の二者択一で成り立っているように思います。車いすに乗るということは、医療者にとっても患者にとっても治せなかったという「敗北」のような意識があって、そのために「恥」と思ったり、車いす利用者を、「かわいそう」と思ってしまうのではないでしょうか。

しかし、車いすを使う人も、多くの場合、自分の生活スタイルを確立して生きています。「かわいそうだ」と思っていると、自分が歩けなくなったとき、車いすを使うのを嫌い、結局、外出したり、体を動かす気が起こらなくなり、その結果、身体機能が低下して、寝たきりになってしまいます。このような状況はその人だけではなく、社会的な損失です。

障害があっても、自信を持って誇らしい生き方ができるので、身体に障害が生じたことをただ苦しんだり、人生をあきらめてしまうことはあまりにも惜しいことです。そうならないためにリハビリテーション（リハ）があります。

リハは、事故などでダメージを受けた身体や心を復権させて、社会参加するまでをいいます。リハで歩けるようになるのは感動的ではありますが、リハの目的はそれだけではありません。生活することで社会で何らかの役割を果たし、生きる意味を見いだし、生きることに楽しみを覚えながら生活することです。

だから歩けなくても可能なのです。自分らしい、普通の生活ができれば、歩けなくても、リハは立派に成功です。たとえ、排泄や食事をするのに介助が必要であっても、自分の生活に楽しみを覚えることができれば、胸を張って自立（律）した生活を送っているといえます。

## 自立と自律を支えるリハ工学

リハ工学という分野は、医師や看護師、PT、OT、STなどとともに、患者さんの全人的復権・社会参加の支援を、工学技術を駆使して行うものです。リハ工学の仕事は残念ながら、日本ではあまり知られていません。「工学」というと何かものものしく、とくに介護現場では受けが悪いかもしれません。

わかりやすくいえば、モノを使ってリハを支える技術です。たとえば車いすなどの福祉機や住宅環境などです。車いすはもちろん、風呂、トイレなどにも世界中に多くのタイプや方法があり、日進月歩に進化しています。

とくに車いすは、日本では使う人の身体機能に合ったものが普及しているとはいいがたく、座っているうちに、身体がずれて臀部《でんぶ》などに褥瘡ができてしまったり、骨格に変形を起こしたりする方が後をたちません。これらは車いすの適合（フィッティング）ができていないか、使い方の間違いによる二次障害です。

数万円で買える溶接仕上げでつくられた既成の「標準型車いす」に身体を合わせようとしても、合わせられないのです。その結果、二次障害を引き起こすことになります。近眼の人が、メガネのサイズや度数などを目に合わせるように、車いすもその人の身体状況や生活スタイルに合わせて選択したり製作する必要があります。

車いすだけではなく、さまざまな道具や福祉用具、そして住環境をその人の生活スタイルに合わせて改善したり、開発するなどで、快適で自立（律）的な生活を送れるように、工学技術を使って支援するのがリハ工学です。

## 自立と自律

ここで、私が考える自立と自律の意味について考えます。

「自立」（independence）とは、「自分でできること」と、「自分ではできないこと」を明確に分け、「自分でできること」は、身体機能を使うだけではなく、身体に適合した道具や福祉用具を活用したり、生活環境を改造して自分の力で生活することをいいます。

「自律」（autonomy）とは、「自分でできないこと」は、道具を使ったり、生活環境を改造しながら「自分がやってもらいたい方法」で、介助者に依頼して介助してもらって生活することです。人によって「自立している人」「自律している人」という区分けがあるわけではなく、同じ人が自立と自律を組み合わせながら生活します。

この2つを組み合わせれば、どんなに重度の身体障害があっても、自分の生活を自ら組み立てて、ライフスタイルを確立し、誇らしく生活していくことができます。このことを自立（律）生活と表現しています。

**図表 2-1　エンジニアリング＝ものづくり**

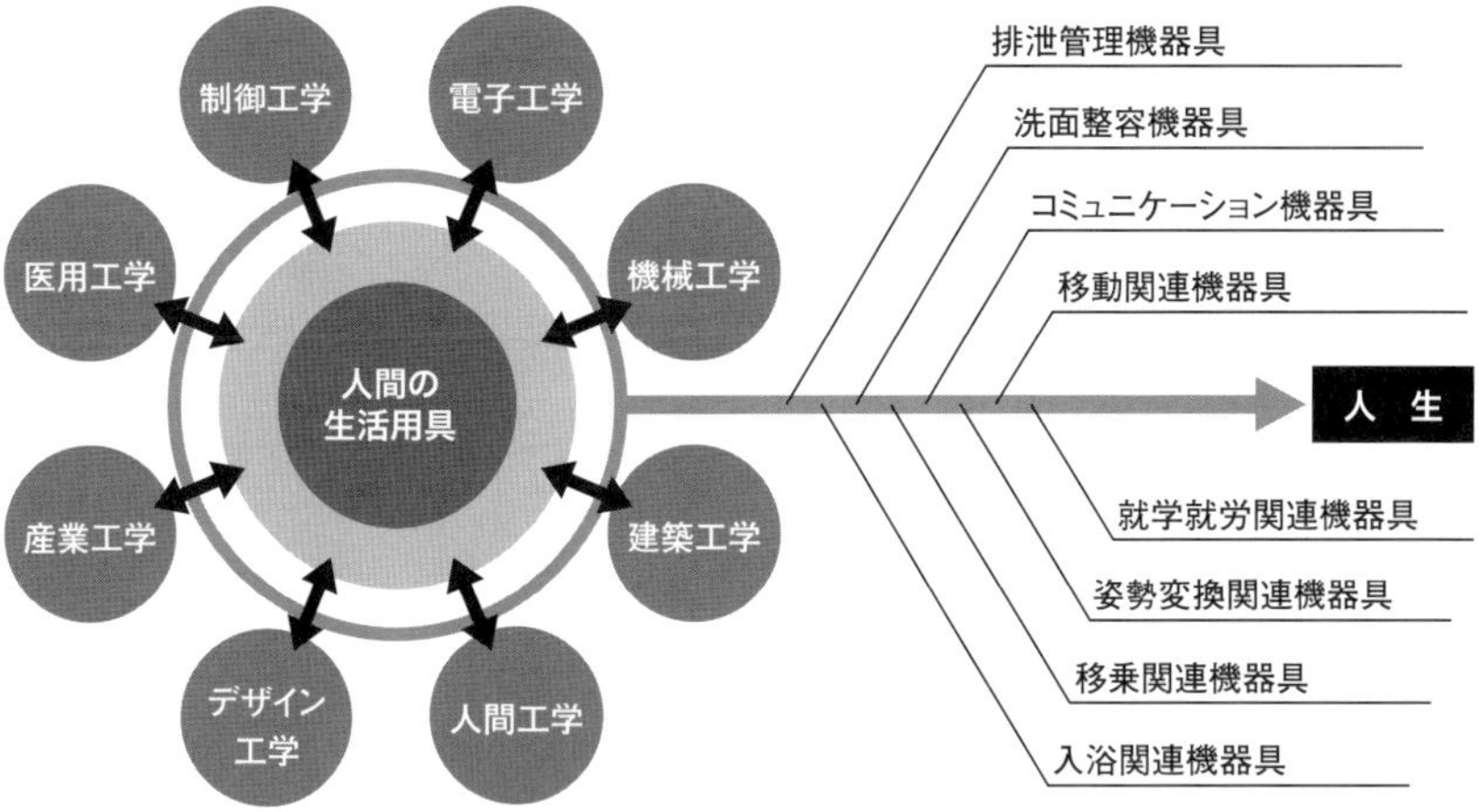


医師には、広義のリハビリテーションによって、自立（律）生活を目指すことを患者さんと共有し、社会参加のための患者・医療職・介護のチームをそれらの専門職と協力して構築してほしいと思います。

## 自立（律）生活を支援する5つの観点

ＷＨＯ（世界保健機構）は、「ＩＣＦ（国際生活機能分類）」という考え方を提唱しています。

これは、単なる「分類」ではなく、一人ひとりの生活シーンの中で、その人の生活スタイルや目的に応じて、その人の目的を達成するためのリハビリテーションの方法論です。リハ工学は、道具と環境の面から「目的達成」をお手伝いします。

たとえば、歩行困難の場合、身体活動に合わせた車いすをつくり、車いすに合わせた住宅改造を行い、さらに街の構造を改善する支援をします。これによって、自立(律)生活を支援するのです。

人間の生活を工学的に支えるものづくりは、医学と同様に、図表2-1に示されるようにさまざまに分科されて発展しています。リ

図表 2-2 地域でこれら職種のチームや研究会を作り、学び合う

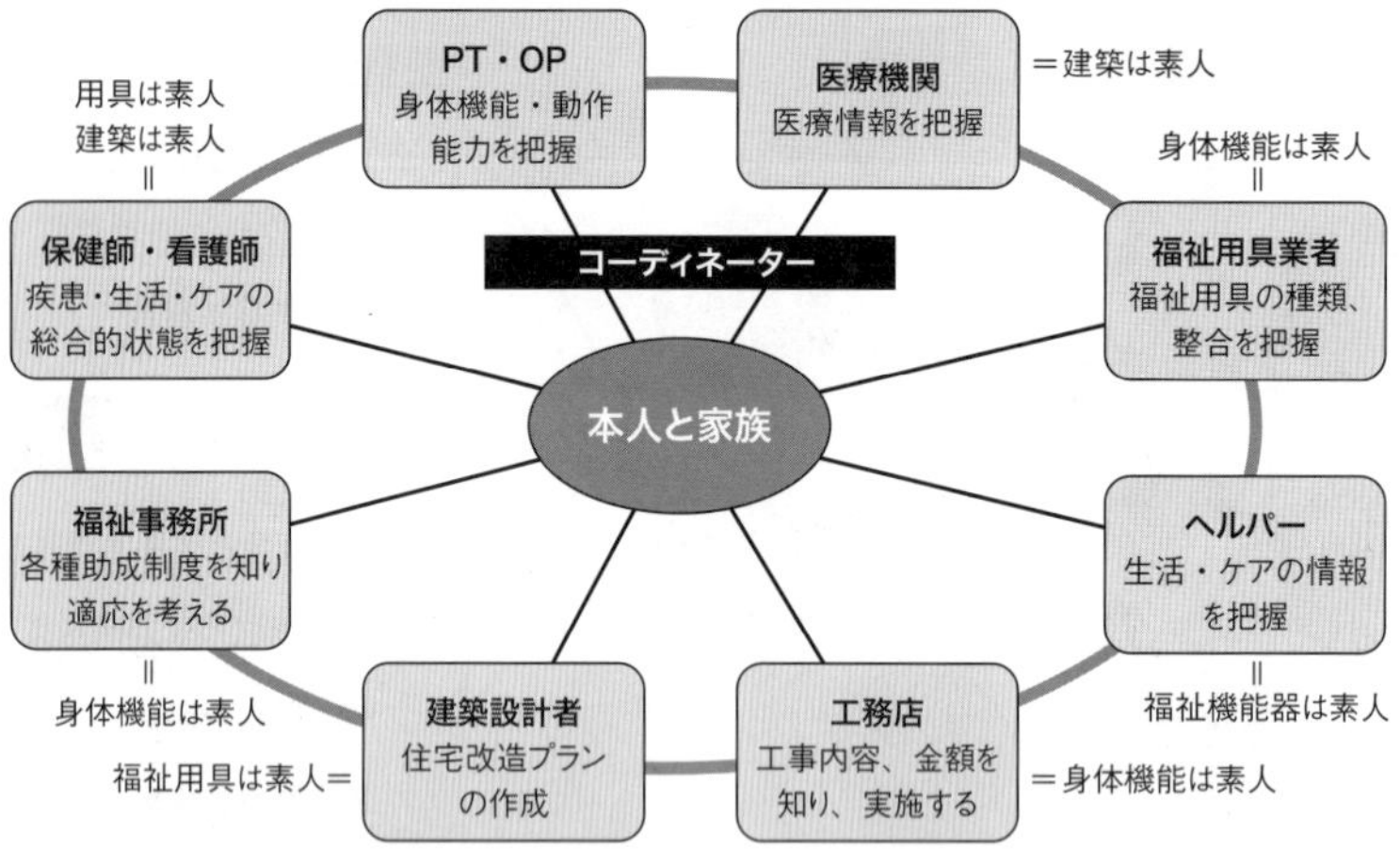


ハ工学は、それらを有機的に統合して、一人ひとりのリハビリテーション（全人的復権）を支え、豊かな人生を実現するためにあります。道具や機器、住環境、社会環境、教育、システムなどを改善あるいは開発して、個別に適用を図るための支援技術とシステムです。

個々の自立生活の行動支援を成功させるには、次の5項目が重要です。ここでは、これまでに開発した機器や環境を交え、リハ工学における支援技術と自立（律）生活の考え方、そして自立（律）生活の具体的な事例を報告します。

## ①支援チームを構築する

リハビリは、一つの専門職だけでは不可能です。医師や看護師、PT、OTなどの医療職、社会福祉士や介護福祉士などの福祉職、さらに、福祉用具事業者や、建築関連職種、教育職、リハビリ工学士（以下、リハエンジニア）などの協力体制が必要です。このチームが、本人と家族を中心に話し合って支援します（図表2-2）。医師は、支援を行う医療チームのリーダーとして、社会生活・行動支援を行う福祉職やリハエンジニアなどを含めた支

## 図表 2-3　日常動作の流れ

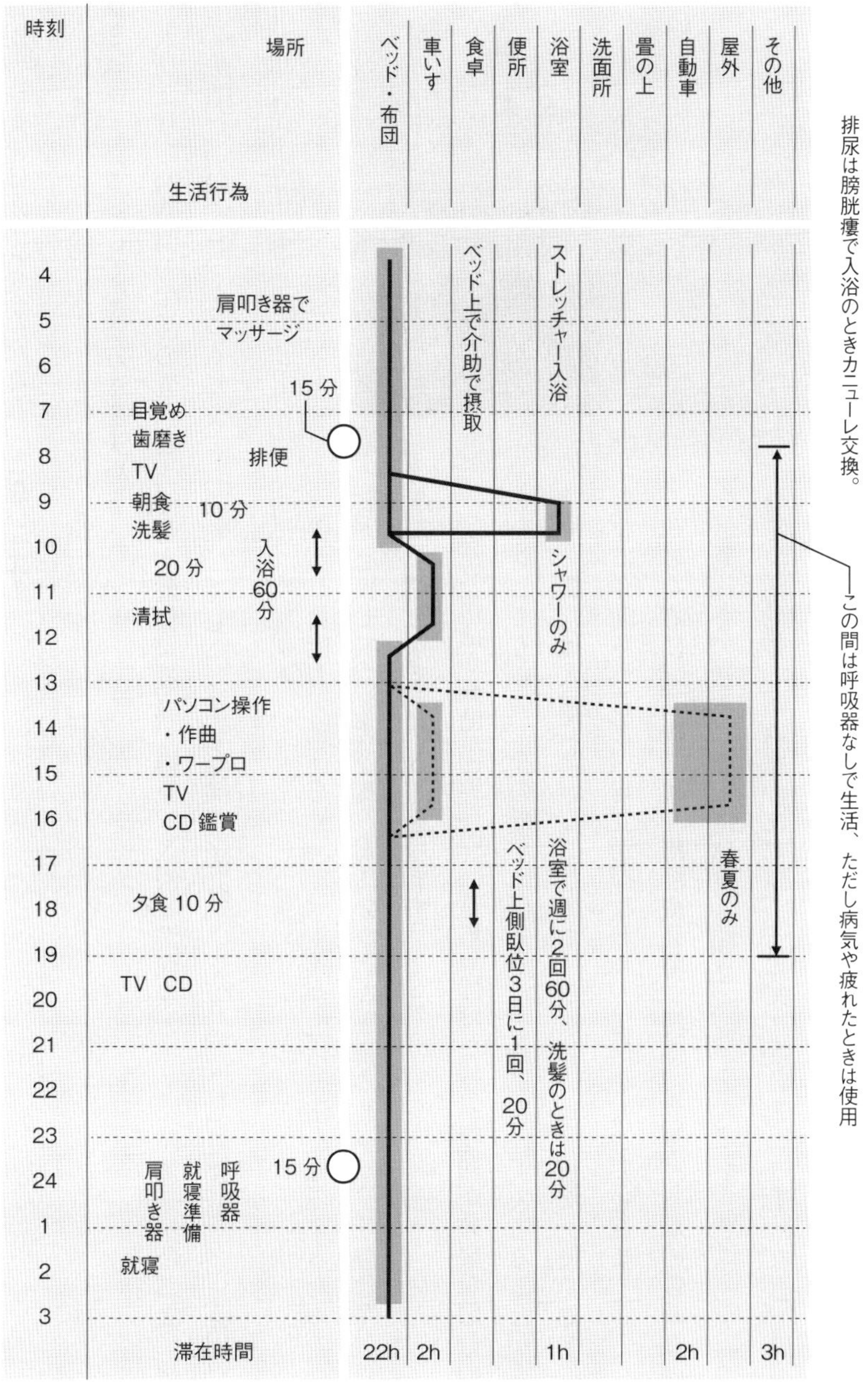

援体制の構築をはかっていただきたいと思います。

## ②シミュレーションして生活方法を決める

一人ひとりの24時間の生活の流れと生活基本動作（就寝、排泄、入浴、洗面など）を、時間、場所ごとに確認して「生活行為の流れ」をつくります（図表2-3）。その後、1週間の流れ、1か月の流れの動作能力や生活行為、動作を確認します。

**図表 2-4**

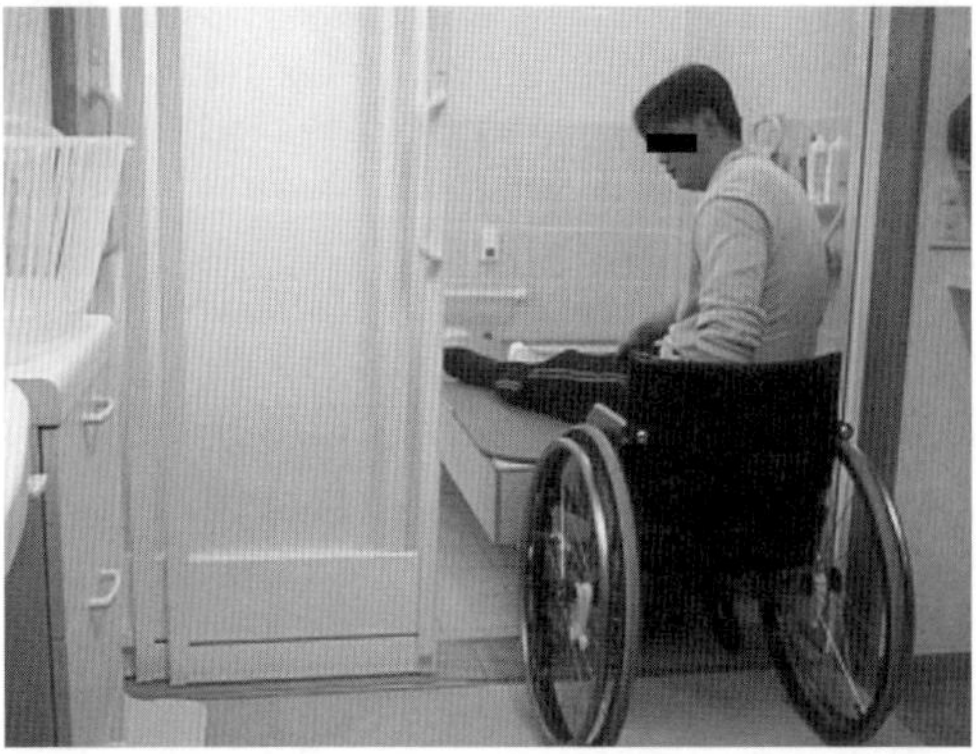

設計した浴室でのシミュレーション

こうした能力、動作を知って、本人が生活方法を獲得するための支援を決定します。生活行為の流れをつくる季節によって、日常動作が変わることがありますから注意します。

「自立生活か介助生活」の二者択一ではなく、介助が必要な部分のみを介助してもらい、そのほかは自分で行えるように工夫することが大切です。これは人権に関わることです。本来ちょっとした工夫でできることまで介助されると、自立が損なわれ、自信を失っていきます。

そのために、支援では、排泄や入浴、洗面、食事、衣服の脱着などの生活動作を、個々の住宅環境を念頭に入れてシミュレーションします。日常生活動作の訓練室があれば、そこでの動作確認を行って生活方法を決め、住環境改善の内容を決めるのです。

図表2-4は、車いすから浴室の洗い台への移乗状況を確認しているもの

です。このような設備がない場合でも、ベッドを洗い台と仮定して、浴槽の位置を仮に決めて移乗動作のシミュレーションが可能です。本人や家族とともに、セラピストが中心になって指導・検討します。シミュレーションを行うことで、本人と家族に在宅での生活動作の不安を少なくすることができます。

### ③生活道具を探し、情報を共有する

生活道具の発展はめざましく、毎年、さまざまな便利な生活道具や福祉機器が開発されます。障害者（児）、高齢者にとっても、多くの福祉機器・道具が開発されていますので、その情報を収集し、選択し、使い方の共有・伝達が重要になります。

移動や移乗、コミュニケーション、排泄、入浴などの生活行為別にシミュレーションして、本人の生活スタイル・動作に合った福祉機器・道具を、本人と話し合って準備します。

福祉用具は、生活動作や行為に不便を感じる点を減らし、「できない動作」を「できる動作」にしたり、動作時間を短くしたり、介助者の介助負担を軽減したりします。それによって、自信のもてる生活を獲得し、社会参加、生活の質（ＱＯＬ）の改善、仕事やレジャーの促進を行います。

### ④住環境の改善はしっかり調査

住環境は、道具・機器と同様に、移乗・移動動作などの生活動作の自立に影響します。

住宅へのアプローチや玄関、トイレ、浴室、洗面所など生活動線を考慮して住宅改造すれば、「できること」が増えるだけでなく、介助負担を軽減でき、生活の質を改善できます。

しかし、住環境の改善には高額な費用がかかります。ですから、改造に踏み切るまでに、生活動作の改善内容とかかる経費とを見比べ、費用対効果が納得できるようにし、本人と家族に決定してもらいます。

改造プランの作成には、さまざまな職種からの情報を収集し、できれば一堂に会して話し合う機会を数回確保します。また、改造後の生活状況の調査は重要です。改造の主旨通りの使い方がされているのか、より改善点はないのかといった、本人のＱＯＬのためだけではなく、今後の支援方法をより向上させるためにも行う必要があります。往々にして、過去の成功体験による思い込みなどがあるので注意したいものです。

## 医療職や福祉職などとの協働で発展するリハ工学

医学・工学・介護の発展で、重度の障害を持っても生活することができるようになりました。

しかし、リハビリテーションの考え方は未だ成熟していないように思います。身体に障害を残して、病院退院後の生活を有意義にするのは、障害受容後の本人の意欲、やる気です。

たとえ機能回復訓練によって機能回復しない場合（身体障害が残る場合）でも、福祉機器や道具を使って、住環境を改善することで、できることが少しずつ増えていき、それによって、やる気が出て、自信や意欲が高まり、社会参加や全人的復権(広い意味でのリハビリテーション)の理解が進み、生活を楽しむ方向へと変わっていきます。

本人のやる気を引き出すためには、障害者のリハビリテーションに関与するスタッフは、患者の心理状態を考え、治療や言動、そして支援方法に充分な配慮が必要です。

リハエンジニアは、このやる気と残存能力を引き出すため、さまざまな専門職と協力して支援チームをつくり、

### 図表 2-5　リハエンジニアのものづくり

援助や助成（厚生労働省・経済産業省・文部科学省・NEDO・テクノエイド協会・科学技術振興機構）

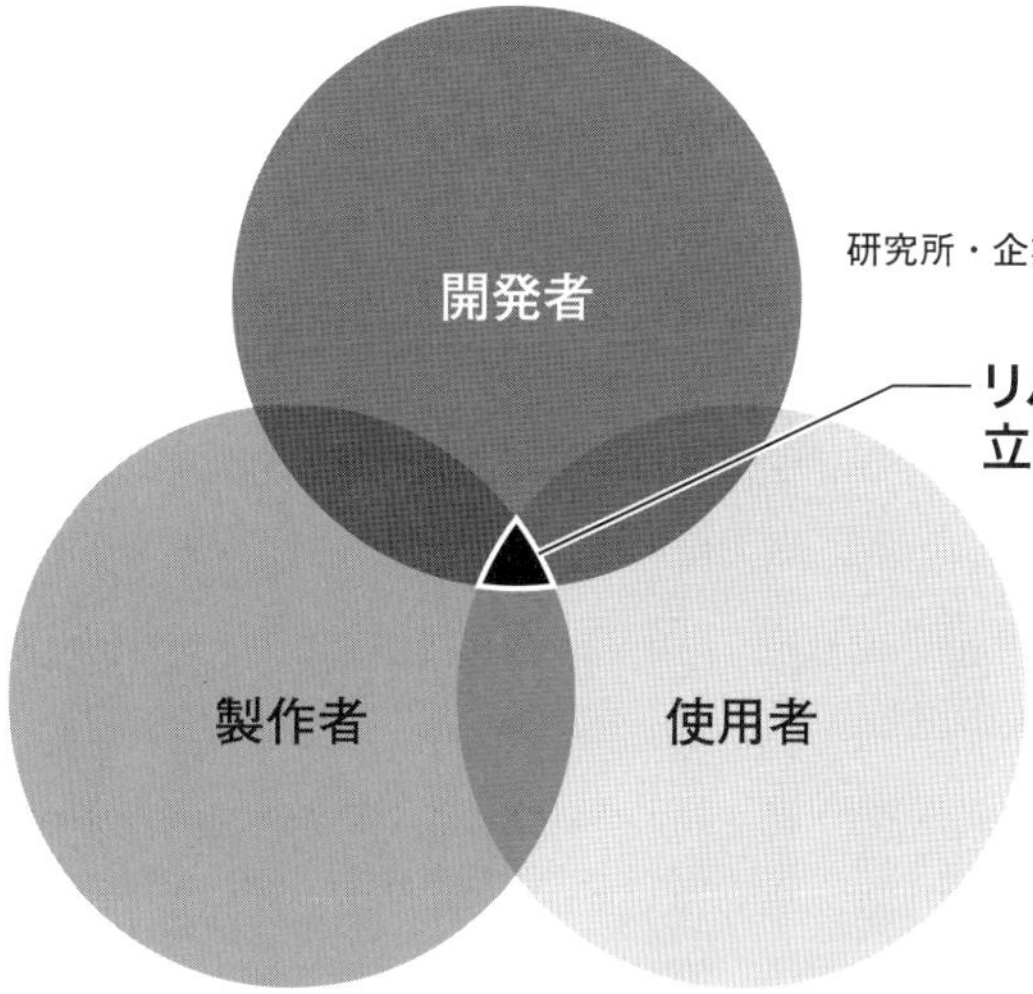


福祉用具の給付・貸与・補助などの制度

機器や環境、システムなどを考案・設計・製作の提案をし、日常生活や社会生活の拡大を目指します。

また、リハエンジニアは、利用者とメーカーなどの間に立って、すでにある製品を利用者に適合（フィッティング）させたり、まだない製品に対しては開発をしながら、より良い機器具と利用者のベストマッチを行う仕事です。その際、必要なら補助金などの制度を活用します（図表2-5）。医師には、全人的復権を目指した自立（律）生活や生活行動支援の考え方を身に付け、患者を治療・指導してほしいと思います。そうすることで、高齢となっても身体に障害があっても、誇らしく自立生活する人が増えます。

病院の医療スタッフは、患者の病院での生活だけを見て、退院後の生活を判断するのではなく、障害を補完する機器具や住環境、システムなどの情報を集めたうえで、患者の住環境や実際の生活状況を知る努力をしていただきたいと思います。それによってこそ、リハ工学の発展が期待できます。

第三章

# 脊髄損傷とはどのようなものか

## 脊損の身体特性

脊髄損傷（脊損）の残存機能は、脊髄の損傷部位と麻痺の状態（完全麻痺か不全麻痺かなど）によって影響を受けます。

損傷の範囲と重篤さは、損傷部位が脊髄の高位になるほど大きくなります。完全麻痺であれば、損傷した脊髄より下に、運動や知覚などの麻痺が生じます。

不完全麻痺であれば、部分的に感覚、運動機能などが残り、脊髄しんとう程度であればほとんど完全に機能回復することもあります。あるいは四肢の運動機能が失われるものの、知覚が全身に残るなど、さまざまなケースがあります。

脊損には、図表3-1のように、ダメージを受けた部位（神経損傷または神経学的欠損）より下の脊髄レベルに対応して、運動機能が残されています。

大別して、頸髄（C）、胸髄（T）、腰髄（L）、仙髄（S）という4つの領域があります。芳郎さんの損傷箇

**図表 3-1　頸髄損傷（完全損傷）の残存レベルでの支配動作**

| | |
|---|---|
| C1 〜 3 番の損傷 | 横隔膜を動かす筋群などが麻痺し、呼吸が止まってしまうため、人工呼吸器の装着が必要になり、首から下はまったく動かすことができない。 |
| C3 番残存 | 首を少し回すことができる。 |
| C4 番残存 | 肩を上下させたりすることができる。 |
| C5 番残存 | 上腕二頭筋でひじを曲げることができる。 |
| C6 番残存 | 手関節を屈曲させることで親指と人差し指で物を挟むような動作が可能で、ペンやティッシュペーパーなどをはさむことができるようになる。 |
| C7 番残存 | 上腕三頭筋で腕を伸ばすことができ、プッシュアップして臀部を浮かすことができるようになる。 |
| C8 番残存 | 指が少し動く。 |
| T1 〜 12 番 | 手指や上肢は全て動くが損傷箇所より下に麻痺がある。 |

「損傷レベル」は、骨（椎骨）の損傷を意味し、「残存レベル」は、骨の中を通る中枢神経（脊髄の髄節）の損傷状態を意味します。つまり、骨が損傷しても、中枢神経は損傷をまぬがれていることがあります。たとえば、不全麻痺では、C2 〜 C4 の頸椎の損傷があっても、髄節が保たれていることがあります。

所はＣ４、５番で、それより下への神経伝達経路が遮断されたのです。

脊髄を損傷すると、排泄機能や生殖機能に何らかの影響があります。しかし、肩から上の顔や頭部の感覚や視覚、聴覚などの五感はすべてであり、話す、食べるなども正常です。

## 損傷部位と手足の動き

胸髄損傷の場合、下肢（脚）だけでなく損傷部位以下の胸椎周囲の筋に麻痺が生じ、損傷が高位になるほど体幹のバランスが取りにくくなります。

また、Ｔ（胸髄）12より上で損傷すると、損傷部位以下で、神経インパルスのループを形成し、少しの刺激などで不随意運動である痙性が生じます。

頸髄損傷（Ｃレベル）では、下肢と体幹（胴体）に加え、上肢（手）にも痙性麻痺が生じます。Ｃ１〜３番を損傷すると、横隔膜を動かす筋群などが麻痺し、呼吸が止まってしまうため、人工呼吸器の装着が必要になり、首から下はまったく動かすことができません。

C3番が残存すれば、首を少し回すことができます。C4番の残存では、首の動きに加え肩を上下させたりすることができます。

C8番残存ではじめて指が少し動きます。手が完全に動作できるようになるのは、胸髄（T）損傷者からです。しかし、頸髄を損傷すると、自律神経系も同時に損なわれますので、体温と血圧を調節する機能に重大な影響を及ぼすことがあります。たとえば、膀胱に尿が溜まったときや排便時などに「自律神経過反射」と呼ばれる合併症をもたらし、血圧が上昇したり、発汗したりします。

頸髄（C）損傷者の完全麻痺では、発汗がない場合が多く、体温の調整がうまくいかないため、うつ熱に注意が必要となります。以上のことは、夏場や入浴時にさまざまな形で身体に影響するので、車いすからの転落や二次障害を起こさないためにも注意が必要です。

## 私の事故と脊髄損傷

筆者は、学生時代に交通事故で第9胸髄を損傷し、下半身麻痺になり、車いすを使って生活するようになりました。

事故は、大学3年の時、手に入れたばかりの中古の軽自動車で、テニス部の合宿に行く途中で起こりました。走行中に右前のタイヤが突然バーストして、右側の中央分離帯にぶつかりそうになり、ハンドルを左にきりました。車は左に横転し、横倒しのまま道路標識に自動車の天井から衝突しました。

頭から出血していたためか、救急隊の救急車で近隣の脳神経外科に運ばれました。二針縫って、「脊髄振盪《しんとう》症で下肢が麻痺していますが、二、三日したら回復するでしょう」と医師から説明を受けて入院しました。

ベッドで横になって考えていたことは、合宿のことや事故処理のこと（任意保険に入っていなかったので）、同乗者の怪我の心配などでした。しかし、2日経っても麻痺は回復しませんでした。医師も不安になったのか、そこで初めて脊椎のレントゲンを撮り、第9胸椎の圧迫骨折がわかったのです。

医師から「ここでは治療することはできないから、明日、国立病院へ転院してもらう」といわれ、私は、心の中で「この3日間は無駄な時間だったのか！」と思うしかありませんでした。

転院した国立病院で、再度レントゲン撮影が行われ（撮影のために身体を動かすと背中を中心として激痛があったことを思い出します）、脊髄損傷の治療が開始されました。とはいっても、上を向いて寝ているだけの治療（保存的療法）です。

医師からは、「脊椎が折れていますから、脊椎の形状を整えて、折れた骨が固まるのを3か月待つ治療です」という説明を受けました。

私は、「退院まで3か月もかかるのか。それじゃあ、合宿にも試合にも出られないし、大学も休学することになるな」とのんきなことを考えていました。麻痺が一生回復しないなどとは考えも及びませんでした。

この間、排泄は看護師さんによる全介助で、介助導尿や摘便が行われました。ただ寝て過ごすだけの辛さを初めて知りました。

母や妹が心配してくれたこと、父は、私が内緒で車を入手し、保険に入らずに運転して事故を起こしたことを怒りました。当時のいろいろなことが思い出されると、今でも心が痛みます。

## 寝ているだけで身体が腐っていく・・・恐怖と誤解

入院して50日程度経過したとき、看護師さんがかかとに水腫れができていることを発見しました。彼女は、「大変だ！褥瘡《じょくそう》ができている」というと、慌てて看護師長を呼びに行きました。私はまだのんきな気持ちで寝ていましたが、看護師の驚き方に不安になりました。褥瘡の意味は知りませんでした。

師長の説明では、「麻痺している部位で、とくに骨が突出している部分は体の重さで高い圧力を受け、血液が流れなくなり、その時間が長くなると、皮膚が壊死《えし》する」というものでした。

「壊死というのは、何ですか？」と聞くと、「皮膚が腐っていくようなこと」という答えが戻ってきました。

私は、「寝ているだけなのに、皮膚が腐っていくの？このまま体が腐っていくのか」と動転しました。「命はどのくらいもつのだろう」「いつまで生きることができるのか」と、急に深刻な思考回路になったのを思い出します。それまでは、骨折した背中が治るのを待つための入院と考えていたのですが、もうじき死ぬのかと思うようになり、心臓の鼓動が早まりました。

翌日、主治医に思い切って聞きました。

「私の身体はどうなっているのですか」。

すると、主治医は、ティッシュペーパーの箱をおもむろに持ち上げると、それを両方の手で叩き潰しました。

「あなたが知っている事故で、あなたの胸椎の9番はこの箱のように圧迫され潰れてしまったのです。ぶつかったとき脊椎の第9胸椎が圧迫骨折しており、その脊椎に囲まれて保護されている脊髄も一緒に潰れてしまっているので、損傷した部位から下の感覚や動きがなくなっています。麻痺しているのです。だから、足が思うように動かせないでしょう。足がどのように曲がっているのかわからないし、触られても感覚がないでしょう」。そう説明してから、「現在の医学では治せません。残念ですが、足は一生動かせません」といいました。私は足が動かないことより、皮膚が腐っていって死ぬことを心配していました。ですから、「私は、どのくらい生きられますか？」と医師に聞きました。医師は答えにくそうにしながら、「20年くらいかな」と答えました。私は、心の中で、「えっ、20年も？」と、少しほっとしたのを覚えています。想像していたよりも長い年数で、「死ぬのは明日ではない」と安心したものです。20年という時間は、若い私には想像できないくらい長いものでした。

しかし、今、考えると、20年というのは、私が40歳そこそこになるころです。当時、脊髄損傷者というのは、感染症やさまざまな生活上の困難、合併症などから、寿命が短かったのです。当時は、脊損の寿命に関して、統計も出されていなかったので、医師は、私が失望しないように、それらのことを勘案して少し長めの20年という数字を割り出したようです。それにしても、これだけの会話の中で、状況は深刻だったのに、医師も私も互いに異なることを考えていたようです。

## 障害は「かわいそう」ではない

その後、私は、父が交通事故で頸椎の痛めた部分を手術で治してくれた久留米の病院へ行けば治してくれるかもしれないと思い、転院させてくれるようにお願いしました。入院期間が半年に及ぶといわれ、久留米が実家の佐賀に近いことも転院の理由でした。

**図表 3-2　生活環境の要素**

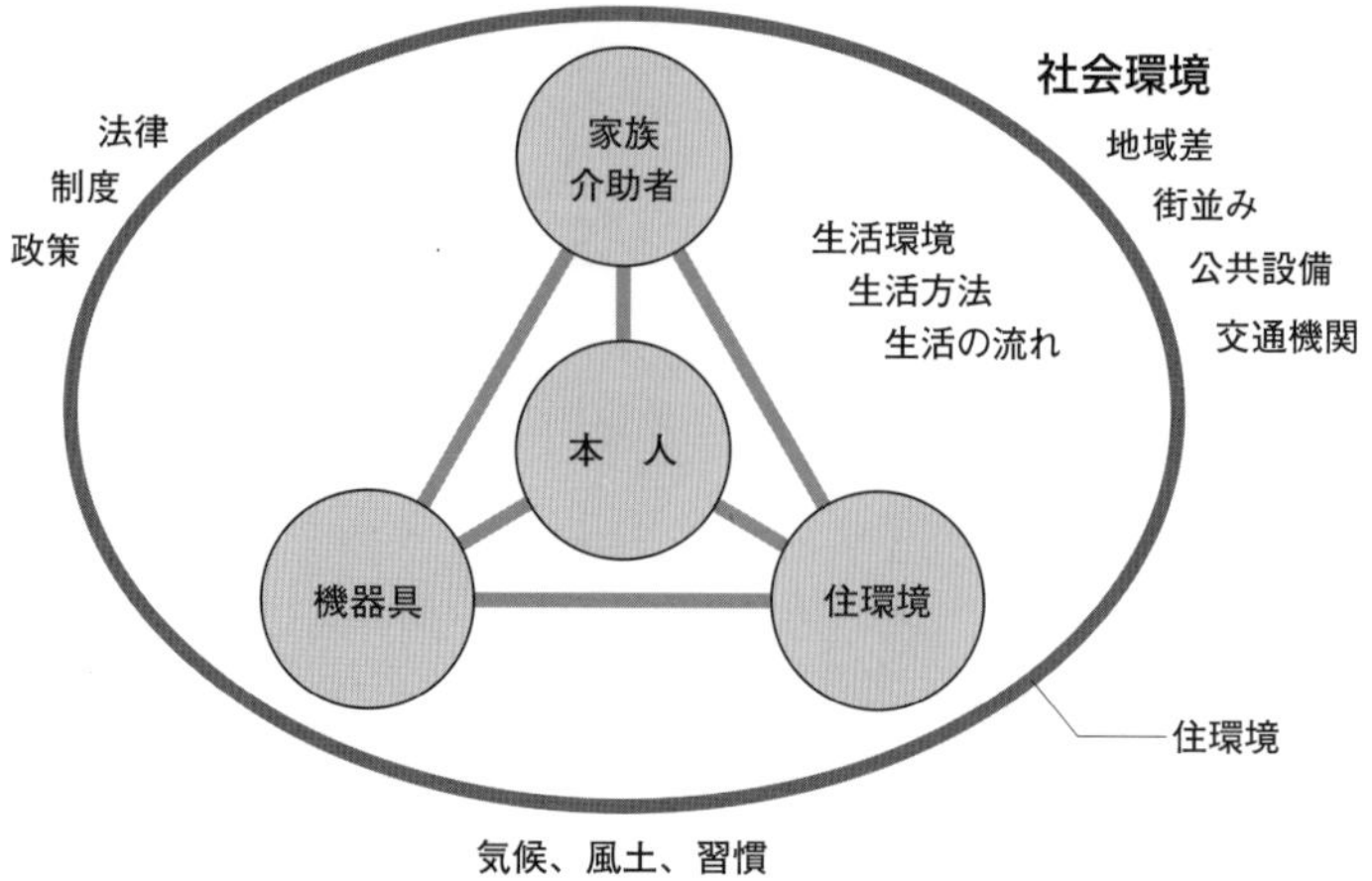


１９７０年代はまだ経済成長期で、工事件数も多く、車の急増などで、交通事故や労働災害で若い世代の脊髄損傷が多発していました。しかし、当時、脊髄損傷者が病院を退院しても、社会環境が整っておらず、車いすでは満足に生活することができず、多くの人が長期に入院していました。

筆者は、工学部機械工学科で学んでいましたので、大学卒業後、幸いにも新設されたばかりの総合せき損センターに就職することができ、車いすをはじめとする福祉機器の設計、研究開発の仕事に就くことができました。「リハ工学（リハエンジニア）」と呼ばれる分野です。

当時、リハ工学は、日本ではスタートしたばかりなので、世界的にもまだ研究が進んではいなかった最新分野の仕事で働く機会を得ました。その後、現在まで、リハ工学分野での研究開発で特許を36件取得しました。また、福祉機器に合うバリアフリー住宅を設計するために、就職してすぐに2級建築士の免許を取得して、これまでに１８００件ほどの住環境設計を行ってきました。

この間、妻（作業療法士）はじめ、さまざまな人との出会い

**図表 3-3　生活環境要素の内容**

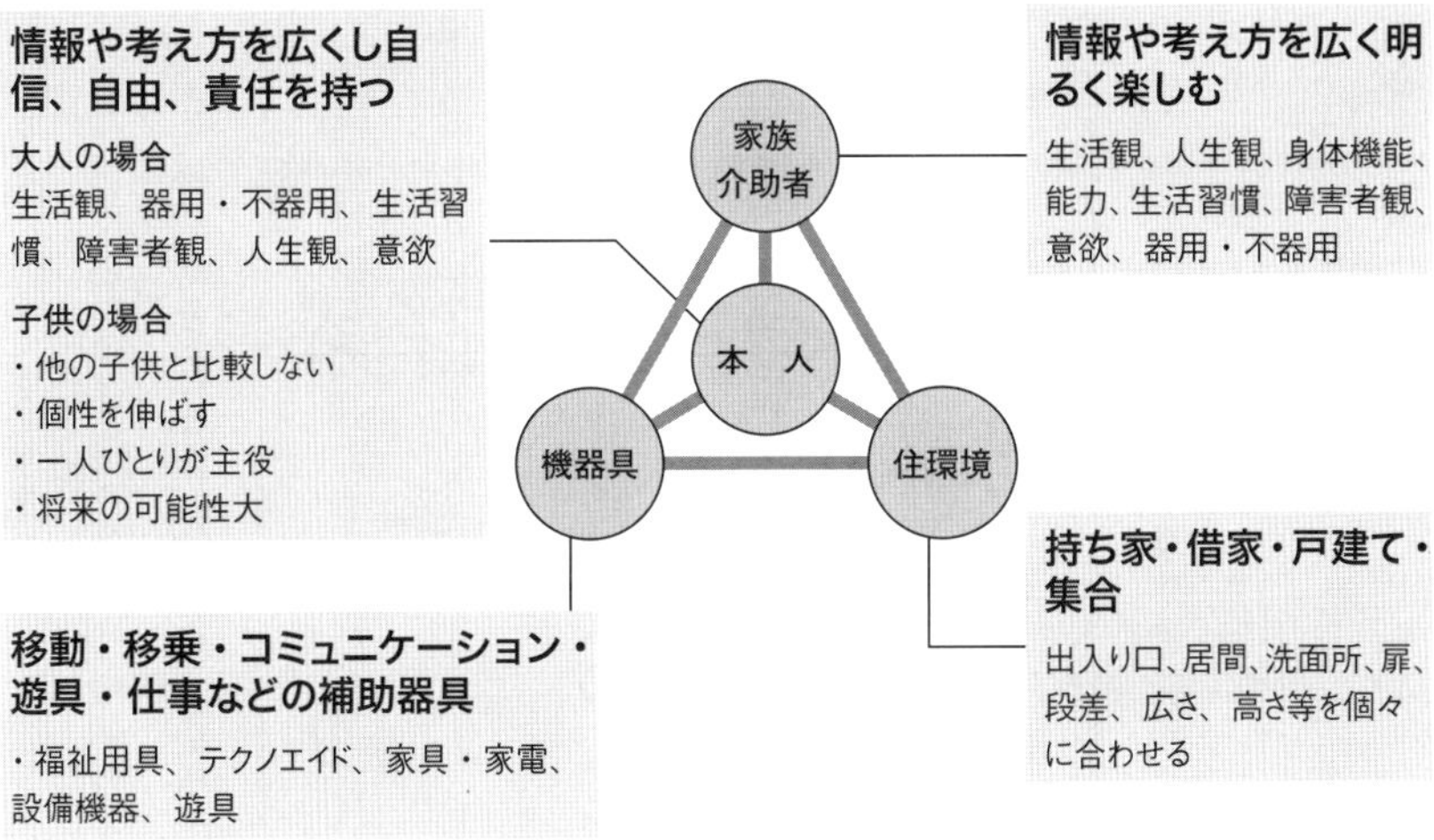


があり、私にとって、交通事故は災いではありましたが、多くの仕事や研究、楽しみを得るきっかけにもなりました。

　クライアントからも、さまざまなことを教えていただきました。脊髄損傷になり、肢体が不自由になっても、福祉機器や生活環境を整えることによって、生活を充実させることができるという筆者の思いは次第に深まっていきました。

　身体に障害を持つことは「かわいそうなこと」ではないのです。車いすを使って、人生を楽しみ、活き活きと生活することができます。「五体満足」な人でも、年とともに身体機能が低下し、障害が出ることは避けられません。生きている間をどのように生きるかが大切なのです。

## 福祉用具はすべての人に関係する

　福祉用具を使用することは、恥ずかしいことでも不幸なことでもなく、そういう時期がいずれ誰にでもやってきます。「自分はそうはならない」という自信には何の根拠もありません。

　われわれリハエンジニアの仕事は、単に身体に合った福祉機器を整備するだけではありません。次の3点は、リハエンジニアの仲間が共有している認識です。
①安全に生活することができる環境や道具を整えること。
②高齢者も障害のある人も、障害のない人と同じ地域や世界で共に生きられる、という当然の考え方を広く育て伝達すること。
③自立生活を目指して努力する喜びや、自分で自分の生活を決定する勇気を機器や環境改善を通してうながすこと。

## リハビリテーションは人の心を支える

身体障害のある人の心身を支える環境条件には、①家族・介助者、②福祉機器、③住環境の3要素があります(図表3-2)。

さらに、この要素の内容詳細が図表3-3です。これらの要素は、広義のリハビリテーション(社会参加への方法)を実践するために、当人と家族と話し合いながら、確認していくべきものです。これは単なる概念図ではなく、生活を支えるためのチェックリストにもなります。

この3つの要素を使って、身体機能の改善だけではなく、当事者の心や気持ちを優先し、人生、障害、車いすなどに対する気持ちを支えます。それが機器、環境を使いこなす意思を養います。事故直後のショックも、慢性期も、当人の心をどうやって支えるかに重点をおきます。図3-3の機器具の中の「テクノエイド」とは、福祉用具などの補助機器だけでなく技術的支援のことです。

# 第四章 車いすと住宅改造

## 車いすが障害を重くすることも

すべての人は「車いす生活にはなりたくない」と考えていると思います。しかし、そう考えていると、自分が車いすを使う立場になったとき、自分の価値がいちだん落ちると思ってしまいがちです。高齢の人が、杖や車いすを使うことに、はじめは抵抗する気持ちと同じです。

この感覚は理解できますが、そのことが日本の車いすの進歩をはばんできたかもしれません。「車いすは、座って移動するものだ、かえって立って歩くより楽だ」と思っている人もいるようです。

しかし、そう考えるのは間違いであり、危険です。車いすを必要とする人にとって車いすは、その人の脚となりますから、非常に精巧な機器です。

病院やデパートなどに置かれている、いわゆる「標準型」といわれる車いすは、一時的に座るもので、長時間座ることはできません。いってみればキャンプ場で使う折りたたみ式の簡易いすに車輪をつけたようなもので、障害のない人でも長時間座ると疲れます。

## 図表 4-1　車いす姿勢が悪いと臀部や腰への負担が大きい

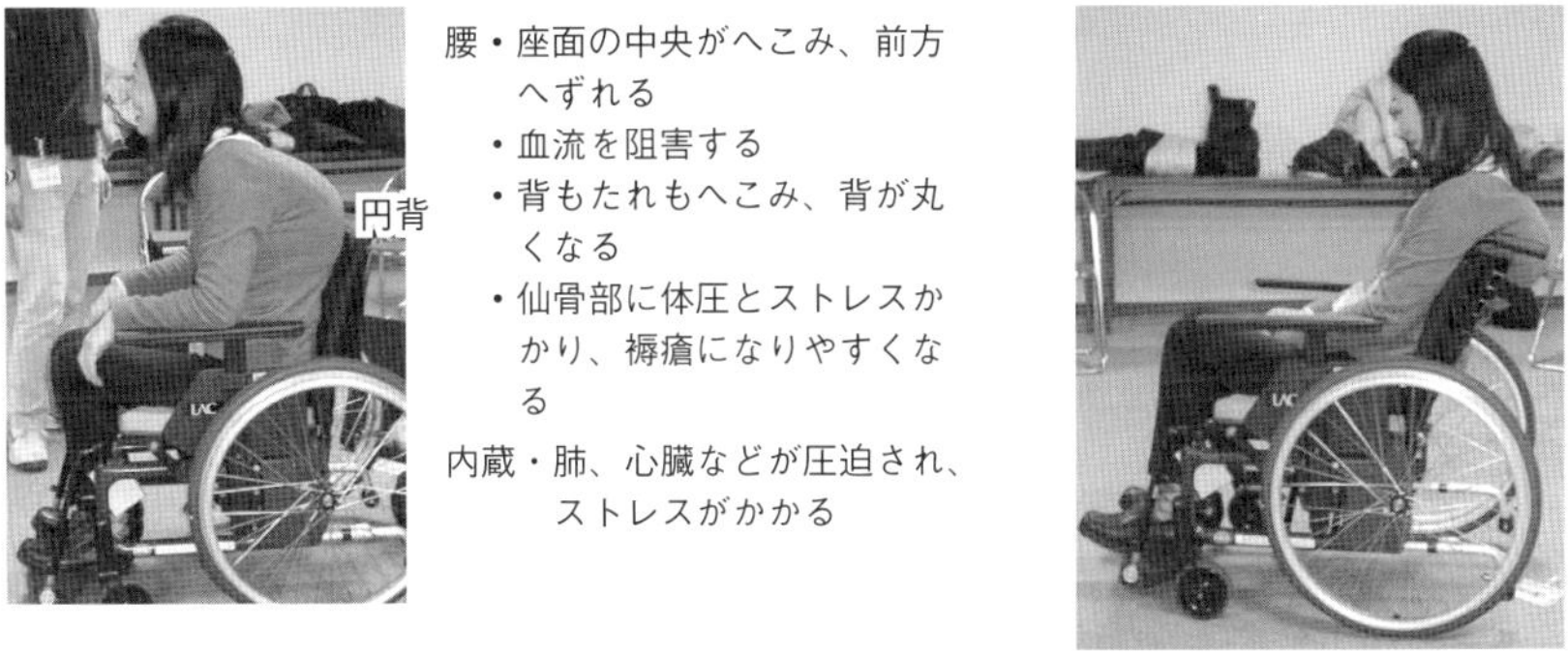

腰・座面の中央がへこみ、前方へずれる
・血流を阻害する
・背もたれもへこみ、背が丸くなる
・仙骨部に体圧とストレスかかり、褥瘡になりやすくなる
内蔵・肺、心臓などが圧迫され、ストレスがかかる

左は調整前の車いす。右は調整後の車いすで、姿勢が良くなった。

これはスリングシートと呼ばれるもので、人が座るとその重量でシートの中央が下がり、座骨部に圧力が集中してしまいます。臀部が少し前方へずれたズッコケ姿勢で座ると仙骨の下端の尾骨周辺に圧力が集中します。この姿勢は疲れやすく、臀部に褥瘡ができやすくなります。また自動的に背中を丸めた姿勢になり、猫背になります。これが円背といわれる姿勢です。この姿勢は、首、背中、腰への負担が大きく、疲れやすく骨格の変形をまねきます。

ですから、高齢者や障害のある人が「標準型車いす」に座ると、褥瘡のほか、脊椎変形などの二次障害を起こしやすくなります。

これらのことが原因で寝たきりになることもあります。つまり、身体に合わない車いすに座っていると、大きな圧力やストレスを長い時間受けることになり、血行不順から皮膚、筋肉組織が壊死し、腰、背中の変形を起します。その過程で、痛みがひどくなり、その結果、長時間座っていられず、ベッドにいる時間が長くなり、廃用性《はいようせい》の機能障害を起こすようになのです。

廃用性とは、使わない筋肉、神経細胞などが萎縮することで、廃用《はいよう》症候群《しょうこうぐん》ともいわれ、高齢になり、動けなくなると、ますますこの傾向が強まります。

## 車いすを選ぶ

ケアマネージャー（ケアマネ）だけではなく、リハビリ専門職でさえ、いまだに車いすに対する認識が低いのは問題です。一つの眼鏡が誰にでも使えるわけではないように、車いすも一人ひとりに合ったものを、正しく適合させる必要があります。

車いすは、自立に大きく関わるものです。ベッドから起き上がり、移乗して車いすに座っていられれば、どこにでも移動でき、生活範囲は広がります。逆にベッドにいる時間が長くなれば、心身機能は衰えて、廃用性の寝たきりになっていくことが多いのです。

日本の車いすは、欧米に比べ10年遅れていましたが、現在は追いついています。その人にフィットする調節可能な車いすが普及しつつあります。

しかし、欧米の長足の進歩に比較して、普及している溶接仕上げの「標準型車いす」は、車いす各部の機能が遅れています。これは国内メーカーに開発力がないのではなく、車いすに対する日本人の考え方が「この程度でいい」という認識であるためか、障害者や高齢者の人権に対する思いが軽いせいか、車いすに向けられる期待、助成などが小さいためです。

車いすを選択するポイントは、「座り心地」「移乗のしやすさ」「操作のしやすさ」です。

車いすをどう選ぶかは極めて重要ですが、医療や介護の現場では、まだ十分に理解されていません。

リハ専門職、ケアマネや支援者が、車いすの選択と使い方そして環境との適合の指導までできるようになれば、在宅生活の自立度を向上させることができ、介助者の介助負担の軽減もはかれます。

## 車いすのチェックポイント

その人の心身に合わせて調整できる車いすに座ると、姿勢がよくなり、手、上半身を楽に動かすことができるようになります。なにより表情が生き生きとしたものに変化します。

バックサポート（背もたれ）に「張り調節機能」や、アームサポート（肘かけ）の「高さ調節機能」、クッションを設置していない車いすは、短時間しか座れません。これらは車いすをその人にフィットさせるための必要条件です。

車いすを当事者にフィットさせるとともに、車いすにフィットした住環境やまちの環境が必要です。いくらい車いすがあっても、住環境、まちの環境が車いすに合っていなければ、宝の持ち腐れになります。

住環境では、たとえば、車いすから、ベッドやトイレ、自動車などへ「移乗」しやすくすることで、自立度を高め、行動範囲を広げることができます。

自分で、車いすを少しでも漕ぐことができる場合は、自走の車いすに、あるいは簡単な駆動装置を着脱できるようにすることで、移動の自立度は高くなります。自立度を高めるには、車いすを選択する能力を養い、車いすをある程度、調整できることが大切です。

当事者は、とかく障害のショックや喪失感から、何ごとも人任せになりがちです。周囲の人が、最大限の思いやりと理性をもって、当事者の生活再建を支えていただきたいと思います。

子どもの場合は、成長してからの生活を考慮して、幼少期から学童期、中学高校という段階ごとに、在宅生活と社会生活における自立を優先した生活環境と教育方法を考えます。

## 図表 4-2　転倒防止装置を付けることで旋回直系を小さくできる

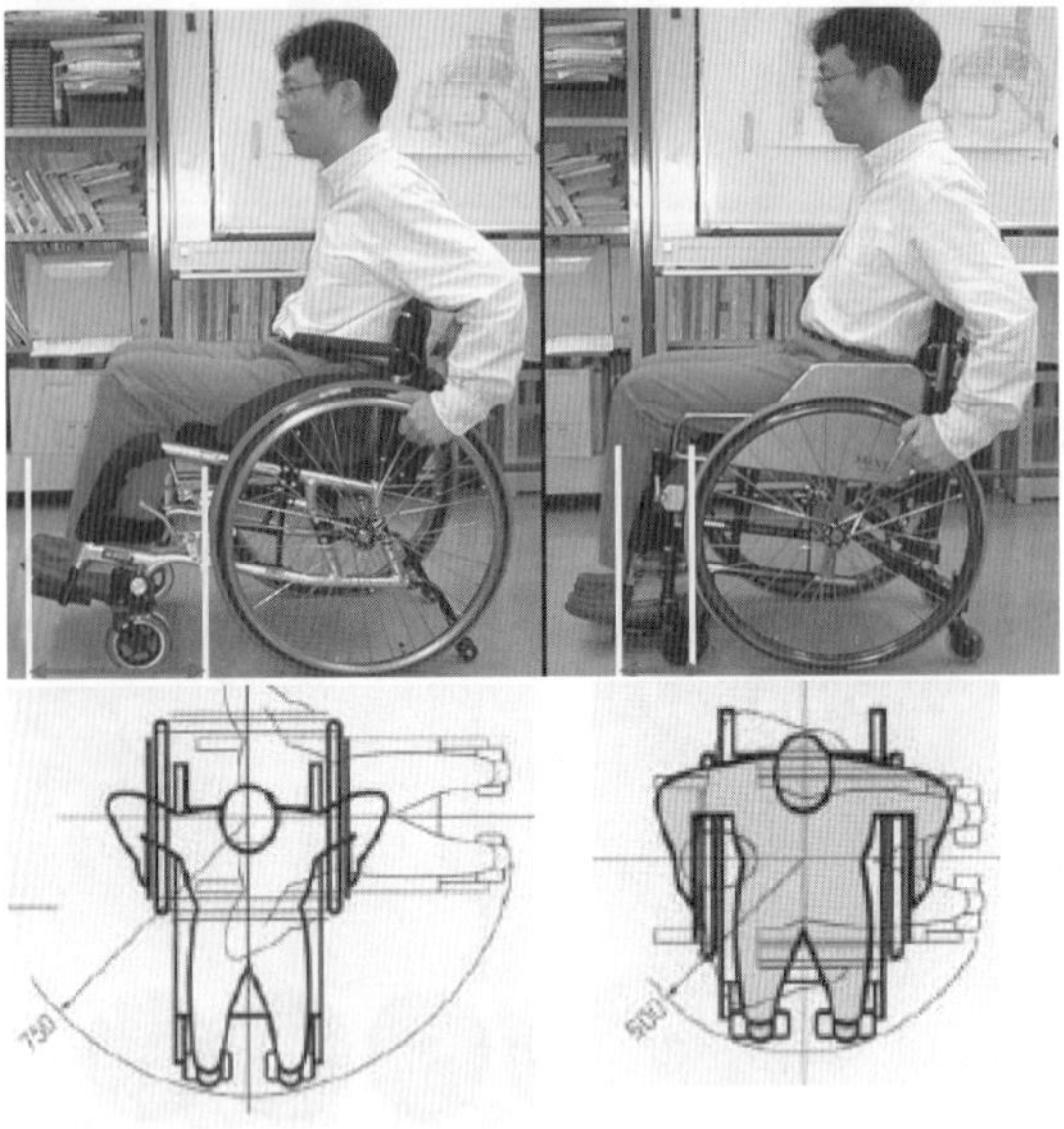


これまでのモジュラー型車いす（左）と6輪車（右）を比較すると旋回直径に差が出る。後部に小さな車輪（転倒防止装置）をつけて6輪にすることで、安定性が増す。またそれによって車長を短くすることができるので、小回りがきくようになる。

そのためには、大人の身体障害者や高齢者の生活の中から、将来の自立生活に必要な生活環境をどのように準備すればよいのか考え、しっかりしたビジョンを持って、現在の生活と教育を検討していくことが大切です。

## 簡単な車いすの改変でQOLが改善

車いすの大きさやデザインには多くの種類があり、トイレ、浴室といった狭い場所では、コンパクトな車いすを使うことで自立移乗が容易になり、自立度が高まります。

車いすをコンパクトにするためには、車いすの車長（前後の長さ）を短くします。それには駆動輪（大きな車輪）の車軸の位置を前方へ出せば短くなるのですが、それだけ車いすは後方へ不安定になります。

そこで転倒防止装置の車輪をつけて6輪にします。

駆動輪の車軸を前に移動させると、車長がコンパクトになるだけではなく、車軸をへその下に位置させることで旋回するとき体幹が外に振られなくなり姿勢が崩れに

## 図表 4-3　座面を前に出すことで横移乗がしやすくなる

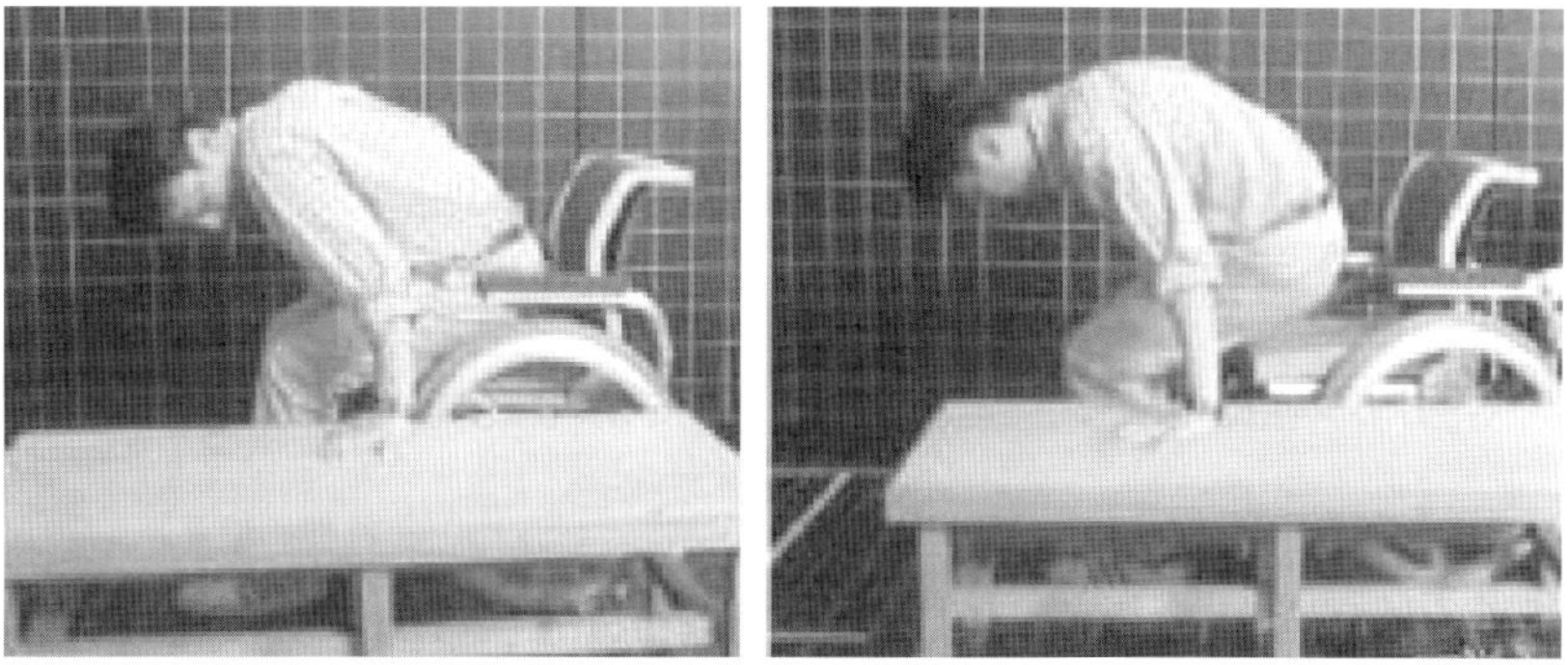

## 図表 4-4　座面の位置によって足漕ぎ可能に

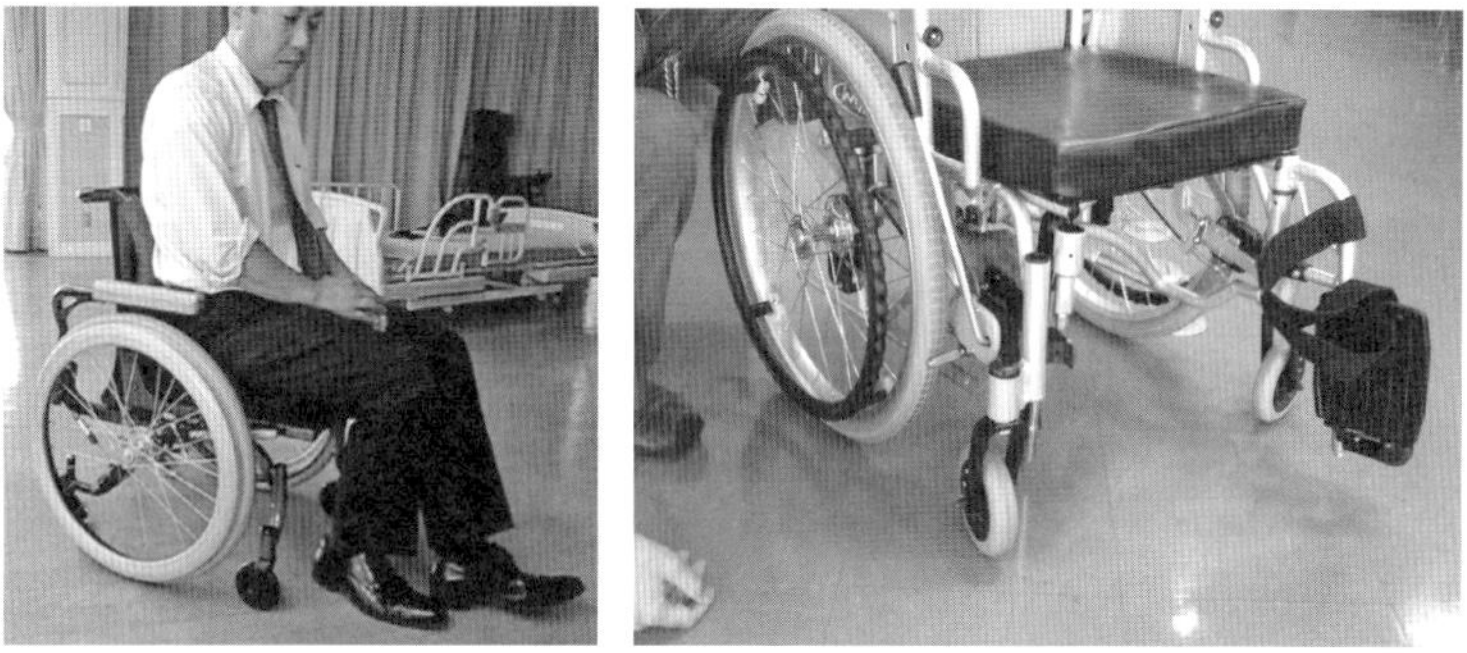

足下が広くなることで足駆動（足漕ぎ）がしやすくなる。

くく、旋回するときの姿勢がよくなり、よりポジティブな動きが可能になります。

　駆動輪の車軸が後方にあって前輪との距離が長いと安定性は増しますが、車長は長くなり、漕ぐときハンドリムの駆動範囲が狭くなります。

　車いすから、ベッド、便座、浴槽などへ横方向に移乗する場合、車輪とアームサポート（ひじ置き）が邪魔になり、移乗が難しくなります。アームサポートだけ跳ね上げる形式のものがありますが、それでは駆動輪が邪魔になります（図表4-3左）。

　そこでシート（座面）を10㎝前方へスライドできるようにします。すると、尻だけが前に出て横移乗がしやすくなります（図表4-3右）。

図表 4-7

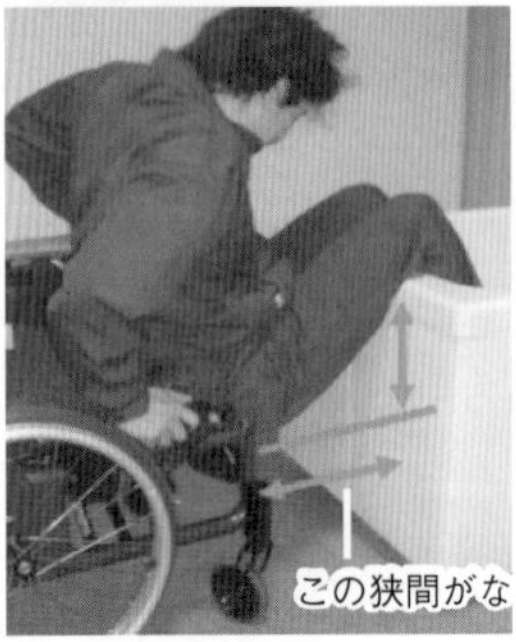


車いすから浴槽へのアプローチが可能になる。

図表 4-6

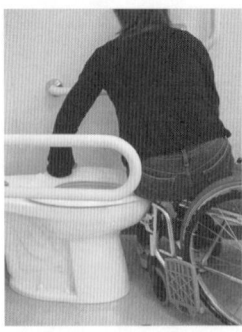

図表 4-5

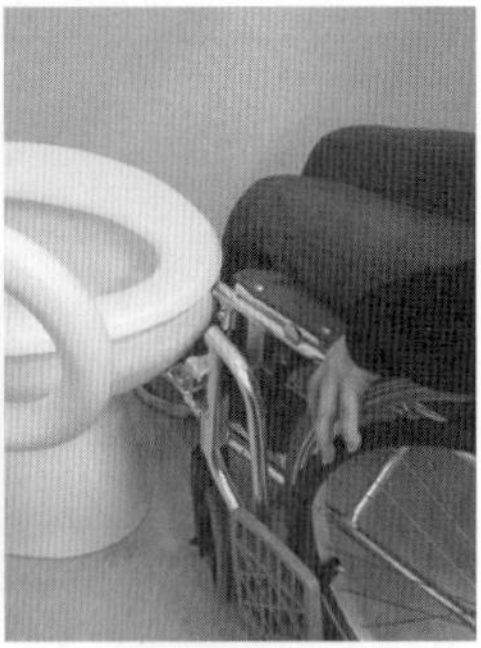

便座にアクセスして、尻をずらして横移動する。

これだけで、いままでできなかったトイレなどが自立できるようになる人がいます。このような工夫をすることで移乗の自立を促進することができます。

　また、レッグサポート（ふくらはぎ部分を支えるもの）を脱着式にすることで、足元に広い空間ができ、足で車いすを移動させる「足駆動」がしやすくなります（図表4-4）。

　レッグサポートを外すとトイレでは、斜め前方から便器へアプローチし、便器と車いす間の隙間《すきま》がなくなり、移乗動作が安全になります（図表4-5、図4-6）。

　横移乗だけではなく、前方移乗がしやすくなることもあります。たとえば、風呂場で、ベッドから浴槽への正面アプローチをすると隙間がなくなり、自力で移乗が可能になる人が多くなります。（図表4-7）。

　また、本来は脚を両側から支える支柱であるレッグサポート

図表 4-8

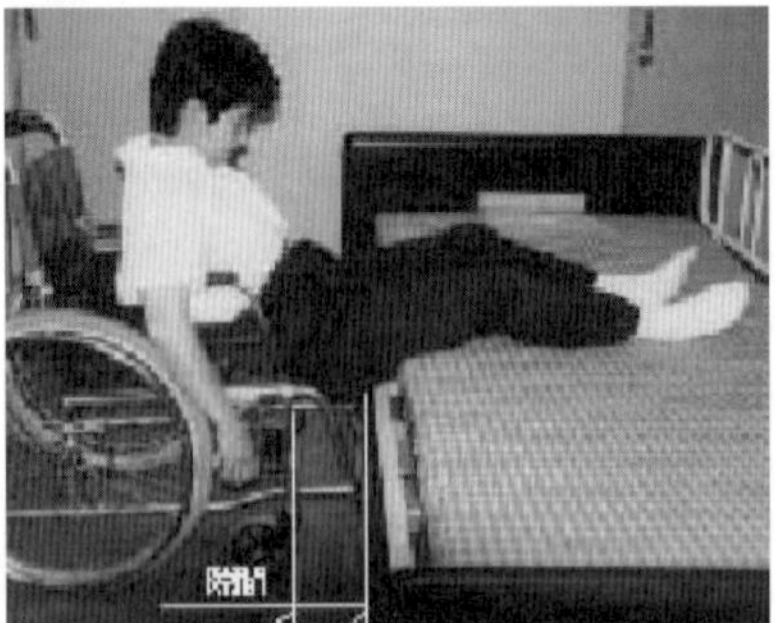

隙間が大きいため、車いすからベッドへの移乗が難しい。

の形状を変えるだけで使い勝手がよくなる人がいます。たとえば、図表4-8の方のお尻の下をご覧ください。
斜めについたパイプがレッグサポートです。このままでは、三角形の底辺部分がベッドの下部にあたってこれ以上ベッドに接近できません。すると車いすのシートとベッドの距離が広がり、尻が落ちて移乗できません。そこで、レッグサポートをほぼ垂直にすることでベッドへのアクセスを可能にしました（図表4-9）。

レッグサポートとアームサポートの形状、そしてひざベルトの工夫で、横移乗が可能になります（図表4-10）。

このように、移乗場所ごとに、段差や隙間、当事者の移乗能力を考慮して、シート、クッション、レッグサポート、アームサポートを工夫すると、自立度が高まります。

## 図表4-9

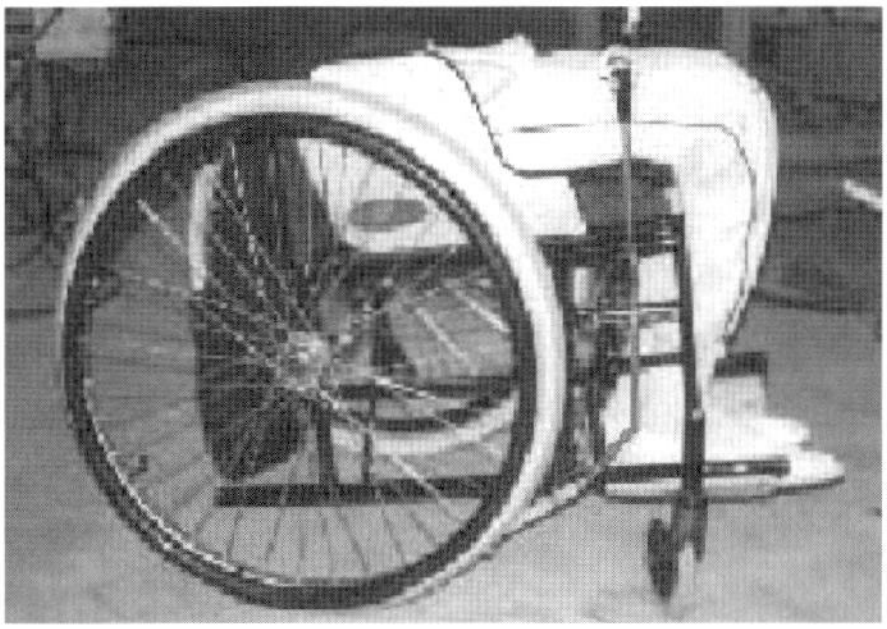

レッグサポートをほぼ垂直にすることで前方移乗をしやすくする。

## 図表4-10

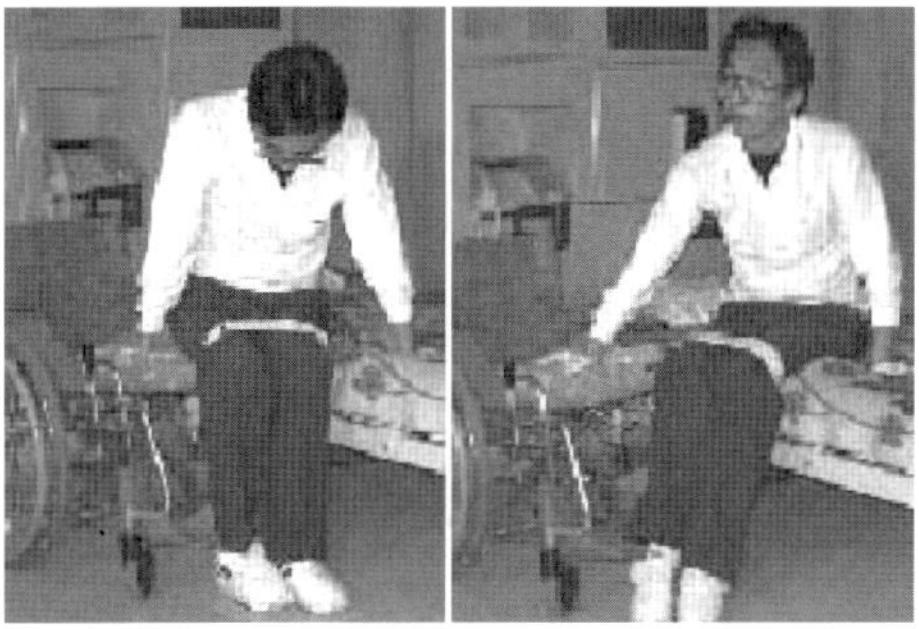

レッグサポートを垂直にすることで横移動がしやすい。

## 図表4-11

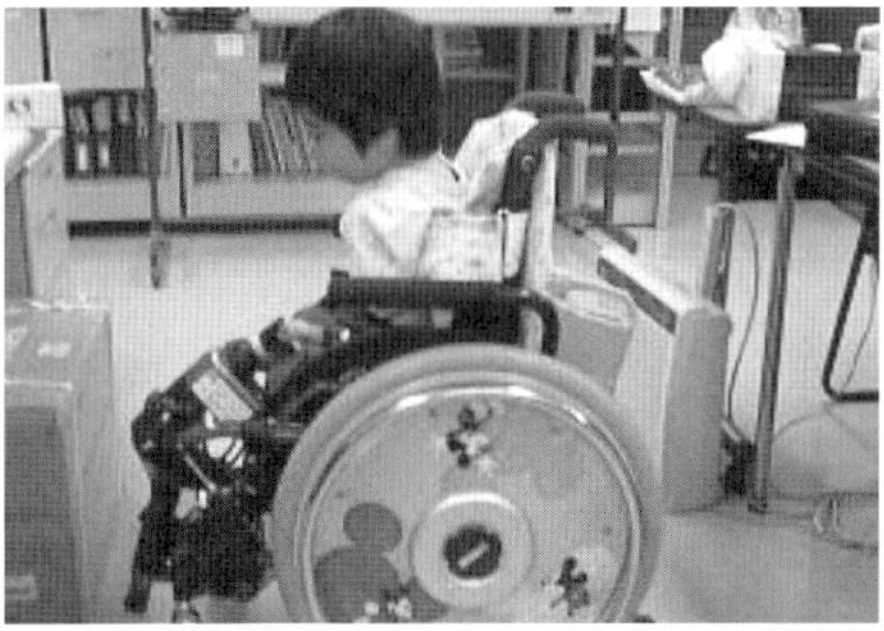

四肢の欠損した子どもだが、電動車いすで自由に移動でき、生活を楽しむことが可能に。

図表4-12

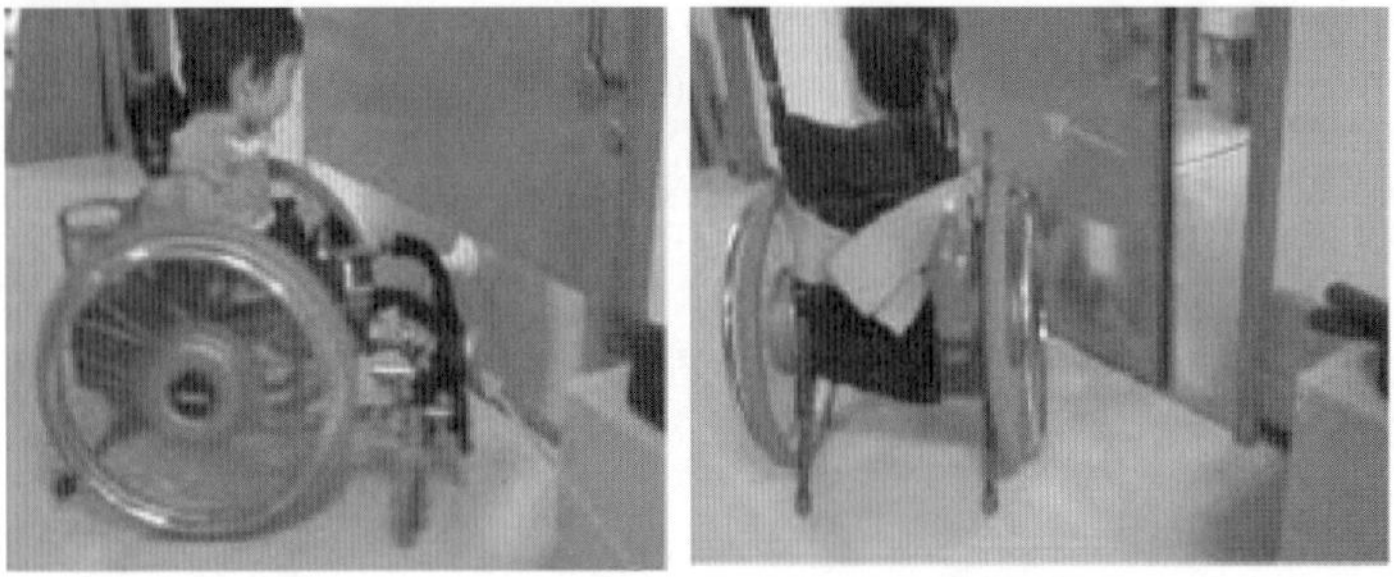

車いすのフットサポートのパイプをドアに押しあててドアを開け、部屋の出入りを行う。

## 四肢のない3歳の子どもが自由に移動

図表4-11は、四肢のほとんどない子どもで、筆者が初めて会ったのは、3歳6か月のときでした。母親が抱いて来られ、「この子が自分で移動できる方法はないだろうか」という相談でした。

身体を見せていただくと、自由に動かすことのできる左足が10㎝ほどあったので、その足で、電動車いすのジョイスティックをコントロールできるようにしました。

図表4-11は、自立移動を開始したときの写真です。OXエンジニアリング社の子ども用フレームに、ヤマハのJW-1というモーターを装着した車輪を付けたもので、簡易電動車いすという種類の車いすです。この車いすの操作レバー(ジョイスティックレバー)を左足でコントロールできる位置に設置しました。

その結果、乗った直後から電動車いすのジョイスティック・レバーの操作を上手に行うことができ、4週間後には転倒防止装置(後ろの小さな車輪)の付いた電動車いすで、5㎝程度の段差を「ウィリー」(自力での前輪上げ)で乗り越えられるようになりました。それまでは、母親にバギーを押してもらっていましたが、母親と並んで移動できるようになりました。

車軸を前方に配置した転倒防止装置付きなので、屋内でもこの簡易電動車い

**図表4-13**

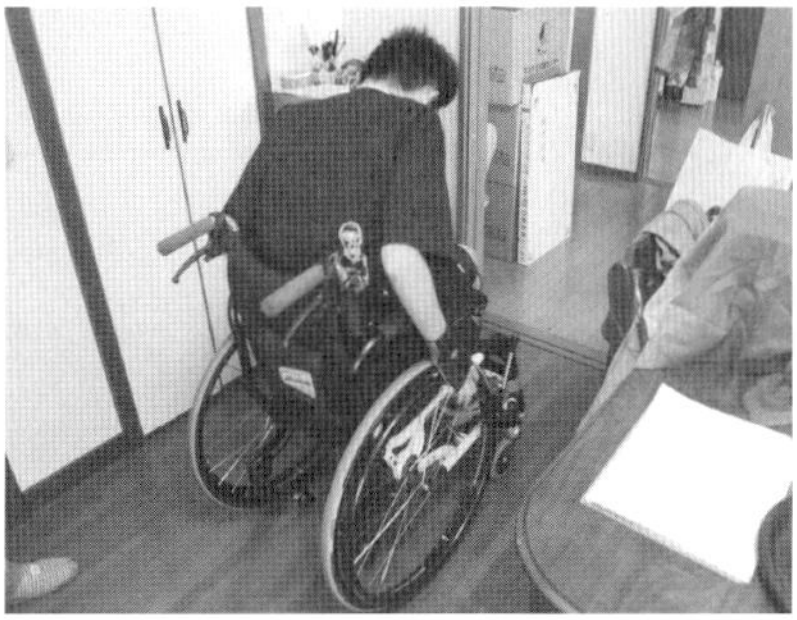

手を動かせる範囲に車いすのハンドリムが位置するようにしたところ自力移動が可能になった。

**図表4-14**

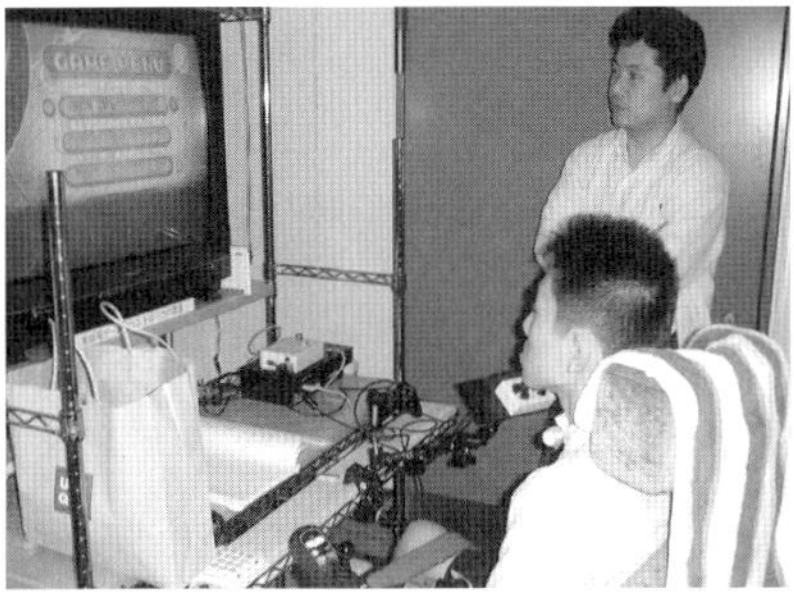

あごを使ってコンピュータ入力を行う。

すで、狭い空間を旋回できます。屋内の引き戸の下部に取っ手を付けたところ、電動車いすのフットサポート（足乗せ台）のパイプをフックにして扉を開けることができるようになりました（図表4-12）。また、成長と共にリハビリ訓練で臥位《がい》からの起き上がりなど、できることが増えています。

段差解消機（小型のエレベーター）のスイッチも足で操作できますから、屋内も屋外もほぼ自由に移動できます。実際に学校へ自立通学し、勉強して帰ってくることができるようになりました。大人になれば、足で操作できる自動車を入取すれば自動車の運転免許を取得することもできます。就業も可能になるので充実した生活を送れるように支援したいものです。

## 大学に通う四肢麻痺の学生

高校生のA君は、体育祭で頸髄を損傷し（第2、3頸髄損傷）、人工呼吸器を必要とする四肢麻痺になりました。

当初は、四肢を使えず、チンコントロールで電動車いすを使っていましたが上肢のリハビリの効果があり、電動車いすを改良することで、上肢でジョイスティックを操作できるようになりました。呼吸器も不要になりました。

また、上肢の可動域にハンドリムが接するように車軸を前に出して調整したので、室内では、図表4-13のような姿勢で手動車いすを自力駆動できるようになりました。

図表4-14は、受傷当初に、あごでコンピュータ入力を行っている様子です。ゲームも楽しむことができます。また、寝室内の天井走行式リフトやベッド、机、オーバーベッドテーブル（ベッドの上を横切るタイプのテーブル）などの福祉用具を上手に配置することで自立度がアップし、家族の介助負担を減らすことができました（図4-15）。

排便は、ベッドから介助でトイレキャリーに移動し、トイレキャリーのまま便器の上に移動することができるので、介助負担が少なくなりました（図4-16）。浴室へは、ベッドからリフトでシャワーキャリーへ移し、そのシャワーキャリーで介助移動して、介助でシャワーを浴びたり、リフトで浴槽に移乗できます（図4-17）。

**図表4-15**

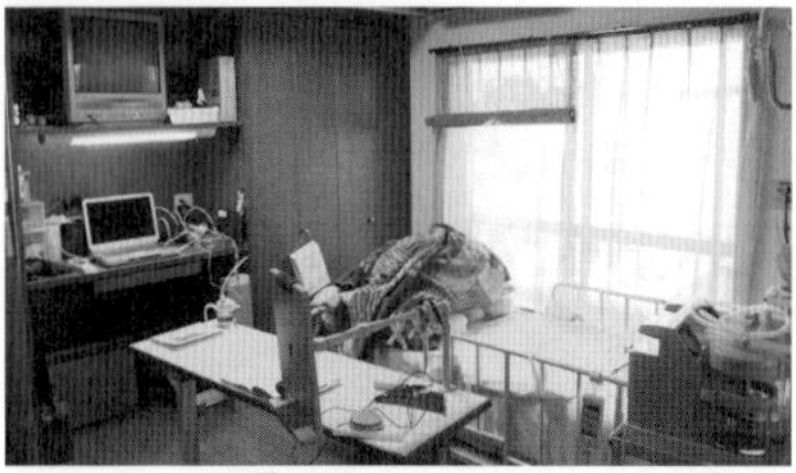

天井走行リフトの設置と、部屋の中の配置を工夫することで自立度がアップした

**図表4-16**

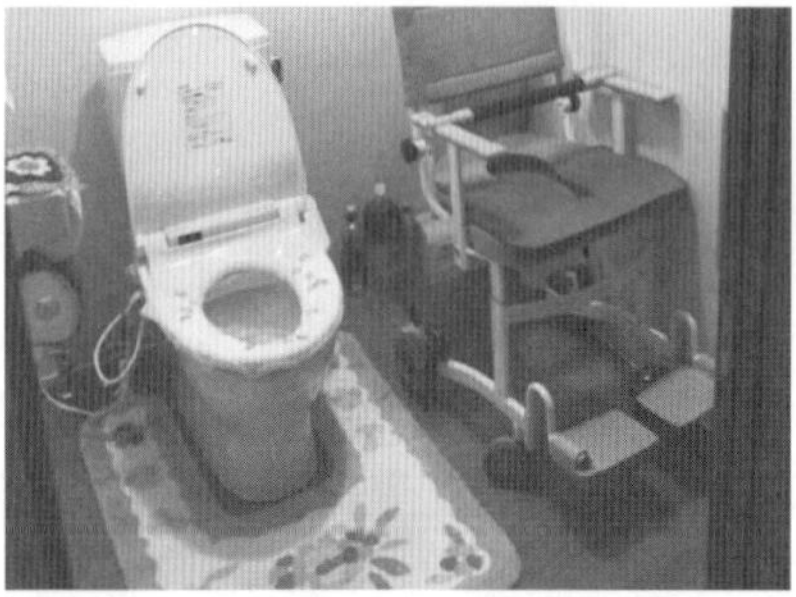

ベッドからトイレキャリーに介助移動し、トイレキャリーのまま便器へ移動することができる。

**図表4-17**

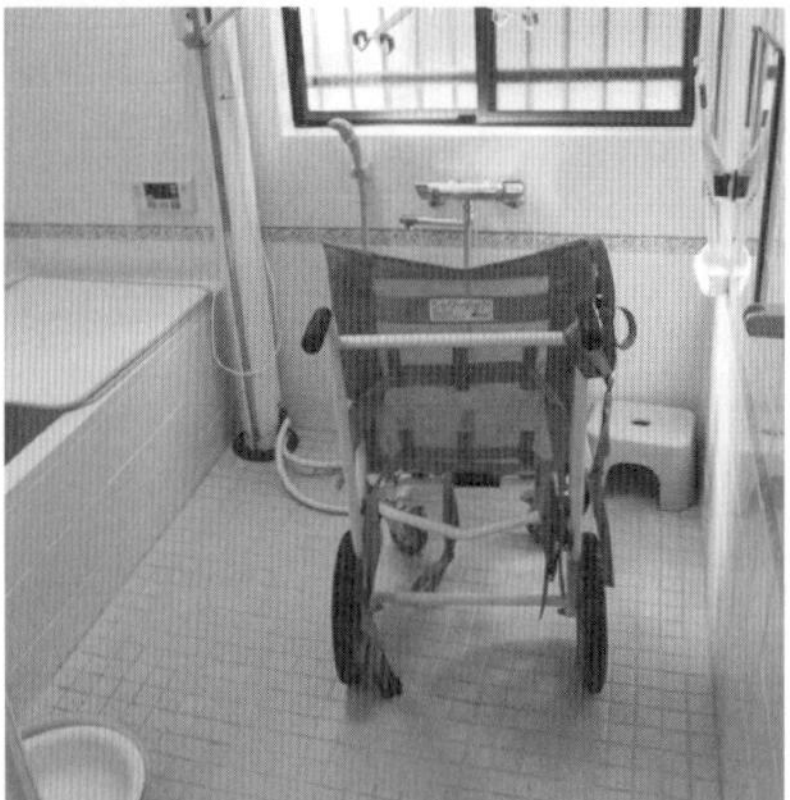

風呂場では、シャワーキャリーで体を洗い、シャワーキャリーのシート部に吊り具をつけるとリフトでシート部と身体が浴槽内に移動できる。

## 図表4-18

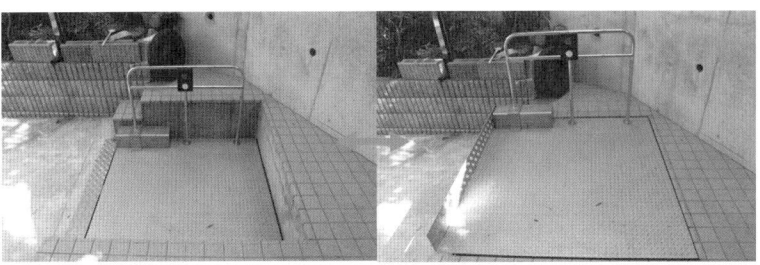

玄関は写真右側にあり、段差解消機で道路レベルに下りる。段差解消機の左端に転落防止柵があり、道路レベルに下りると柵が自動的に倒れる。

シャワーキャリーはシート部が分離でき、シート部を吊り具に装着すると、座ったままリフトで浴槽内に移動できます。このリフトは水道の水圧で上下します。

図表4-18は、出入口の段差解消機で、ひじの位置にリフトの大型押しボタンスイッチを設置したことで、屋内外の出入りが自立しました。

また、高校では、校舎内のドアを電動車いすに座った状態で開閉できるように自動化するとともに段差を解消し、休憩室を設置するなど、車いす対応にしてもらいました。こうすることで、安心感を得、勉学意欲が喚起され、高校卒業後、国立大学の人工知能学科に進学しました。現在は専門分野の仕事に就き納税者となられています。このように重度の障害があっても納税者になることは可能であり、また重要なことです。

## 図表4-19

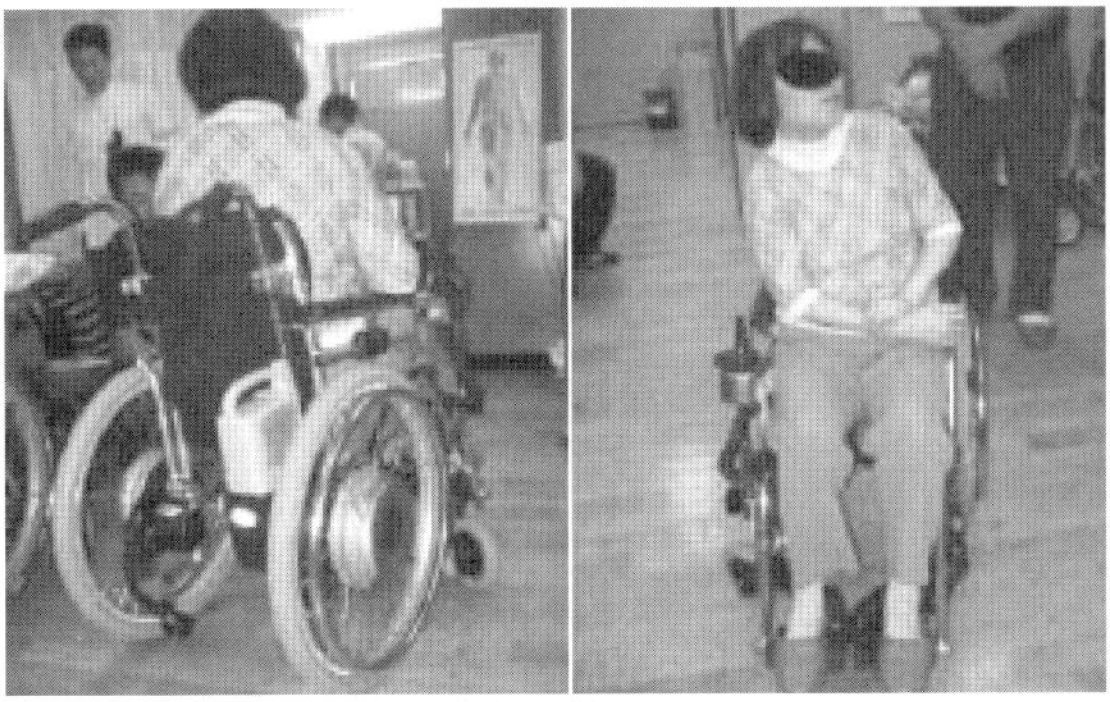

簡易電動車いすで、移動の自由を確保した。

## 進行性の病気で歩行困難になった女性の自立例

進行性の病気で、徐々に歩行できなくなった60歳代の女性は、自立生活のための車いす移動、生活環境の改造を決意しました。足で歩く方法から、

**図表 4-20**

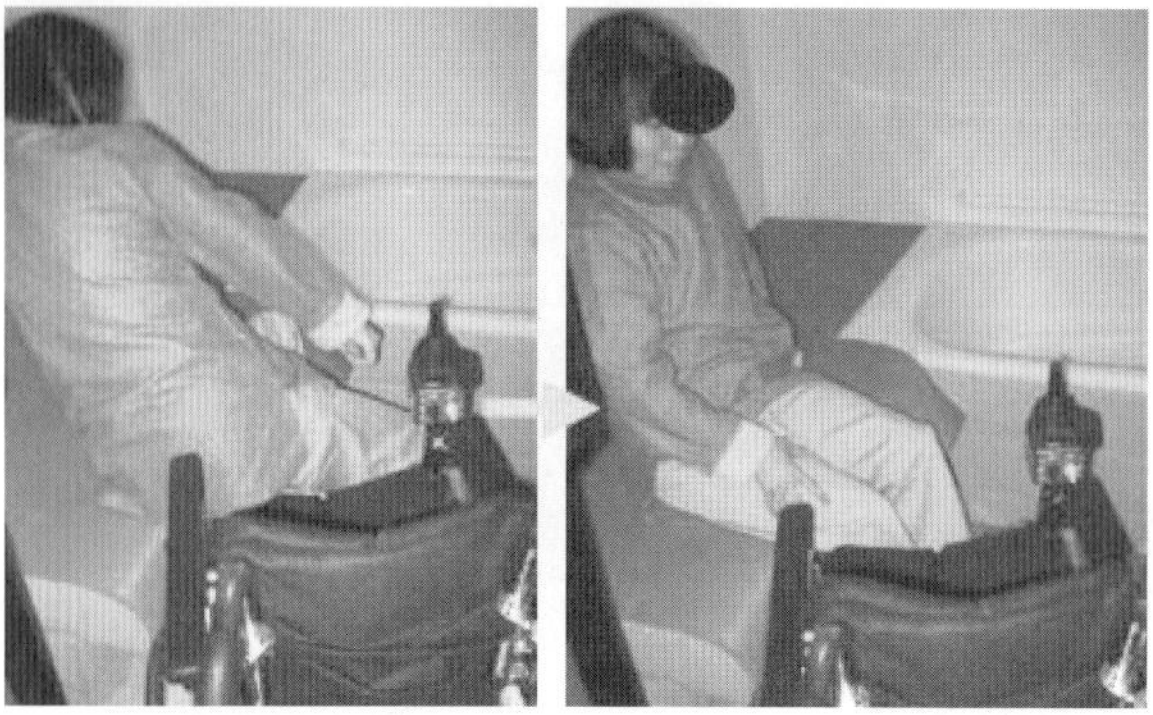

車いすから浴室の洗い場への移乗の様子。

**図表4-22**

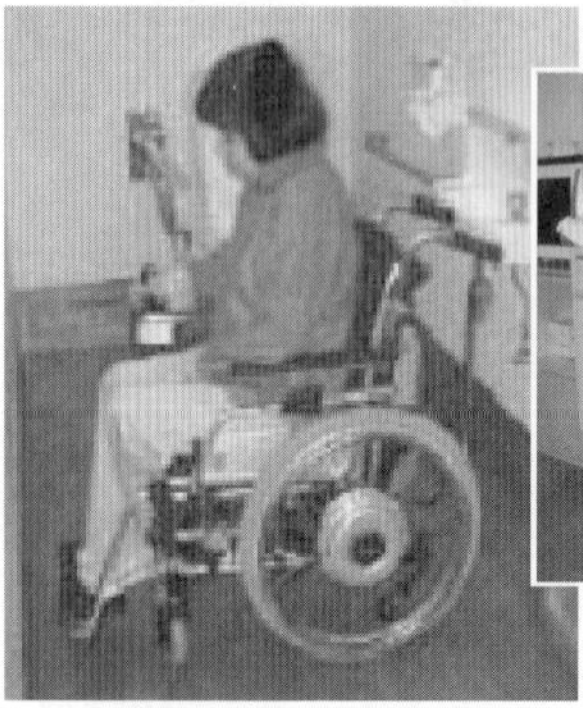

トイレ内では車いすを旋回させて便座へ。

**図表4-21**

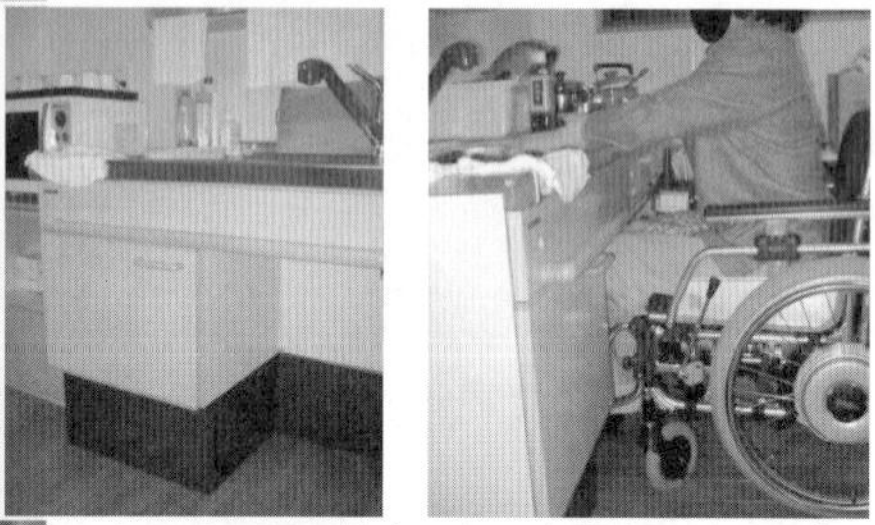

シンクの下に足をいれる空間をつくり、車いすでそのままアクセスできる。

**図表4-23**

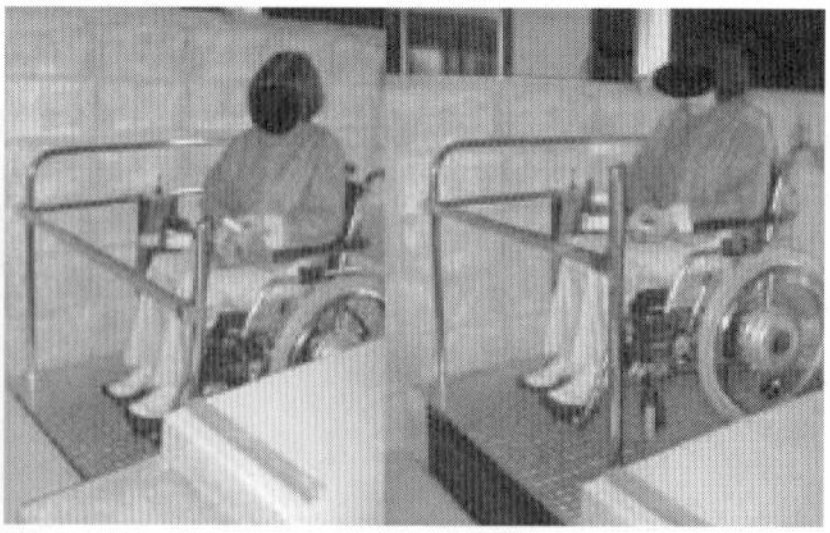

玄関と道路をつなぐ段差解消機。

**図表4-24**

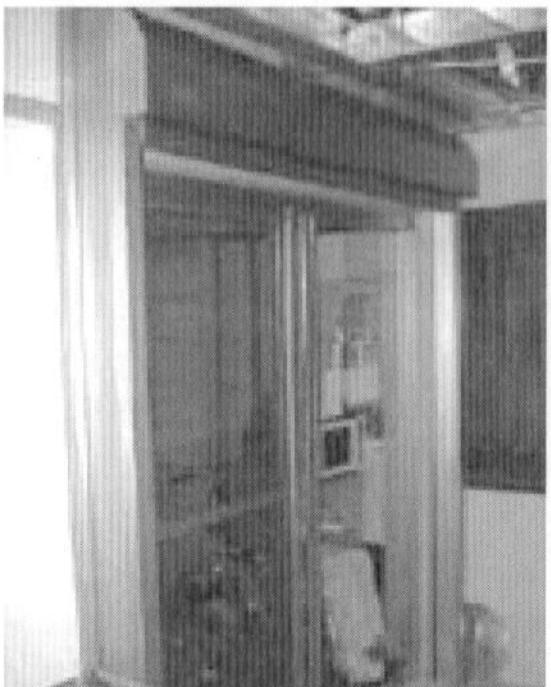

屋内と物干し台の間の段差を解消してフラットにするとともに雨が屋内に入らないように排水口をつくる。

車いすを使った移動に変えることで、自立度が高くなった事例です。

まず簡易電動車いすを使って移動の自由を確保しました（図表4-19）。

住宅改造を行うにあたって、ベッドと車いすの間の移乗をはじめ、車いすから便器や浴室の洗い台等への移乗動作がどのように行われるかを確認して、車いすに必要な機能や、住宅改造で配慮するべき内容を決めました。

そのとき、簡易電動車いすを使って、家の出入り、トイレ、浴室、台所などでの移乗動作や生活状況を再現してもらいました（図表4-20）、図表4-21、図表4-22、図表4-23、図表4-24。

実際に使用している車いすを使って、各部屋での動作を試してから住宅設計を行ったので、完成後にはすぐに自立動作が可能になりました。台所での調理は、ヘルパーが主に行ないますが、一人のときでも電子レンジや流しを使えるようにしました。洗濯やテラスでの干し物も自立で行ないますので、テラスへの動線も確保しました。

## 「車いす社会」は誰にとっても暮らしやすい

20世紀に「車社会」がすっかり浸透しましたが、これからは「車いすで生活しやすい社会」ではないかと期待しています。

車いす社会は、車いすのユーザーはもちろんですが、高齢者、一般市民にとっても安全でゆったりとした街の環境です。ルールを決めれば自転車も使いやすくなります。すでに部分的ではありますが、多くの街づくりに採用されています。

車いす社会のチェックポイントは、①公衆トイレ、②道路と歩道、③街並み、④建物へのアプローチ（水平移動)、上下フロアの移動方法（垂直移動）の確保、⑤公共交通機関、駐車場の利用しやすさ、などです。

これには一般市民が「高齢者や身体障害者のこと」をどう考えるか、また当事者が「どのような生活をしたいか」を考えることがかぎになります。

とくに現在、電車、バスなどの公共交通機関は、車いす使用者にとって最も使用しづらいものです。車輛と乗り場の間の段差や隙間、ドア幅が狭いことなどが原因です。

これらを解消することで、下肢障害のある人、高齢者が利用しやすくなります。また、車いすの改善、使い方の工夫なども重要です。

以下に、車いす使用者が公共交通機関を利用する場合を例にとって、バス、鉄道、飛行機について現状および車いすの使い方を記述します。

**図表4-25**

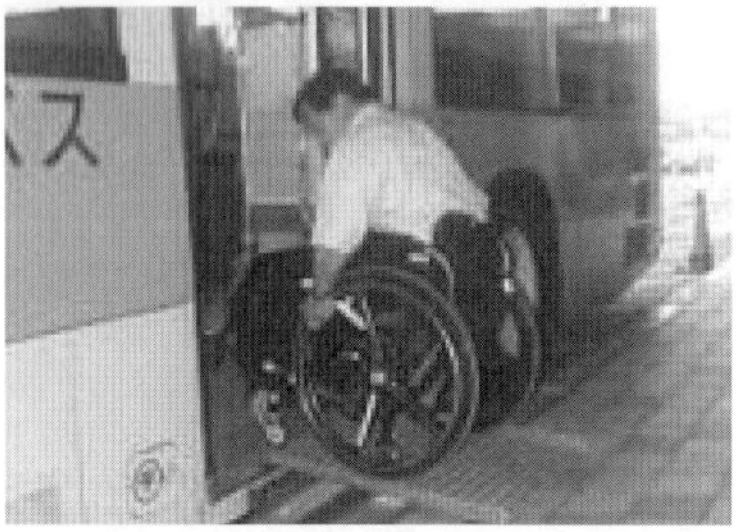


バスの車体が下がり、ドアからスロープが出るバス。

## 路線バスのバリアフリー化

米国には、「障害を持つアメリカ人のための法律（ADA）」や「差別禁止法」があります。

この法律によって、路線バスのステップが段差解消リフトになったり、ノンステップバスの車体がニーリングして、車体ごと低くなり、かつスロープが出て車いすで乗り降りしやすくなりました。車内に入ると、一般用の座席が折りたたまれて、車いすが固定できるようになっています。

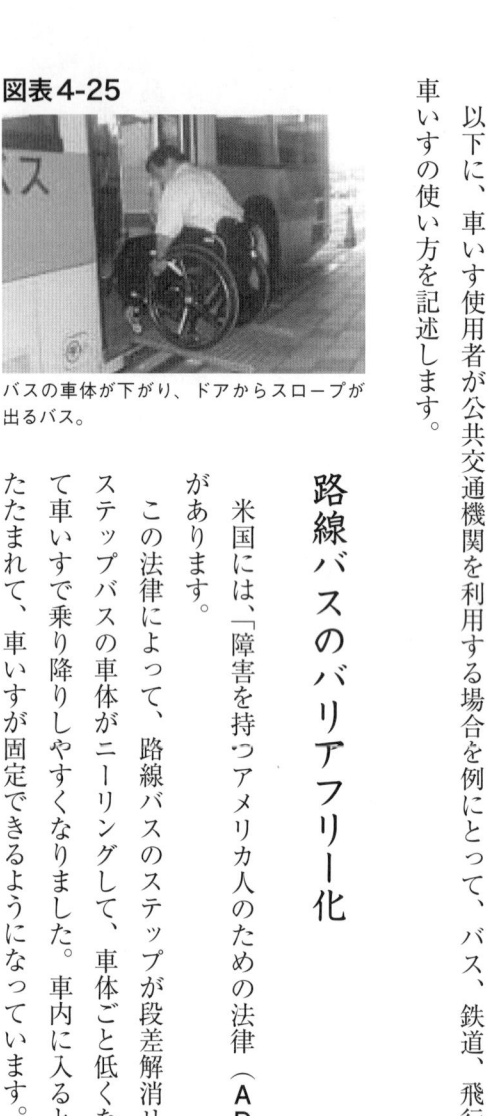

いっぽうヨーロッパでは、バスのサスペンション構造によって、バスそのものの車高が下がり、さらにドアの下からスロープが出てくるノンステップバスを採用している国が多くあります。

日本でもそういうバスが使われている地域があります（図表4-25）。ノンステップバスでは、わざわざリフトを使わずに済み、車いす使用者も高齢者も子どもも、誰でも同じ出入り口を使うことができ、乗降に時間をとられることがないので理想的です。リフトのように乗降に数分ずつとられると、ただでさえ遅れがちのバスの運行に差し障りが出ます。

## 図表 4-26　路線バスのバリアフリー化の課題

| |
|---|
| ① 乗降口の段差の問題を解消する。 |
| ② 車内のスペースを確保。 |
| ③ 急ブレーキ時の安全を確保。 |
| ④ リフトなどの機具を付加した場合は、運転士が自由に使えるように、操作方法と管理方法の周知を徹底。 |
| ⑤ バスの停車位置の確保。 |
| ⑥ ユーザーは操作しやすいコンパクトな車いすを使う。 |

## 図表 4-27　電車、地下鉄、モノレールのバリアフリー化の課題

| |
|---|
| ① 改札口の広さ |
| ② 階段にはエレベータ設置 |
| ③ 車輌の出入口の広さを確保 |
| ④ 車輌の床とホームの段差と隙間の解消 |
| ⑤ 車輌内での車いすの固定 |
| ⑥ 車輌内通路の広さの確保 |
| ⑦ 車輌内の洗面所とトイレ設備 |
| ⑧ 駅舎の洗面所やトイレ設備および扉の広さの確保 |

ADA　American with Disabilities Act の略。米国で１９９０年に制定され、その後世界中で「差別禁止法」として広がり、すでに欧米はじめ数十カ国で制定されている。この法律によって、障害のある人の雇用機会の均等といったソフト面だけではなく、レストランなどの入り口に段差をなくして、スロープ、段差解消機を設置するなど何らかの対策（合理的配慮）がなされなければならない。

図表4-28

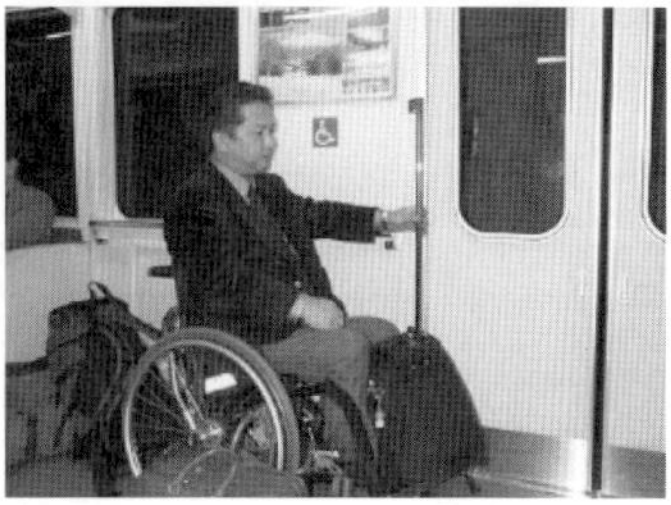

車いすスペースがあり、簡単に固定できるモノレール。

図表4-29

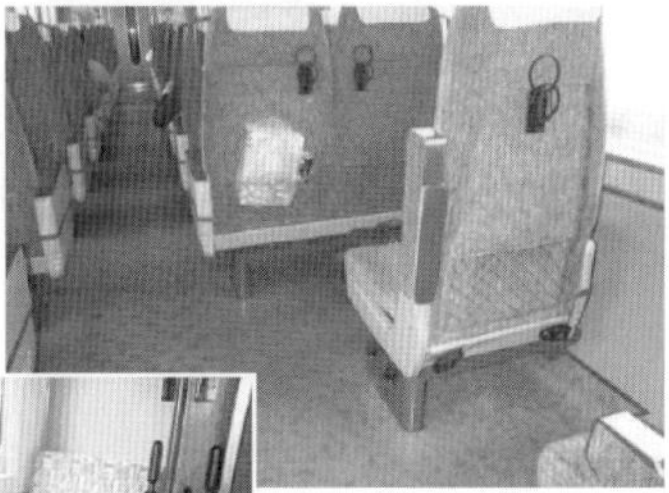

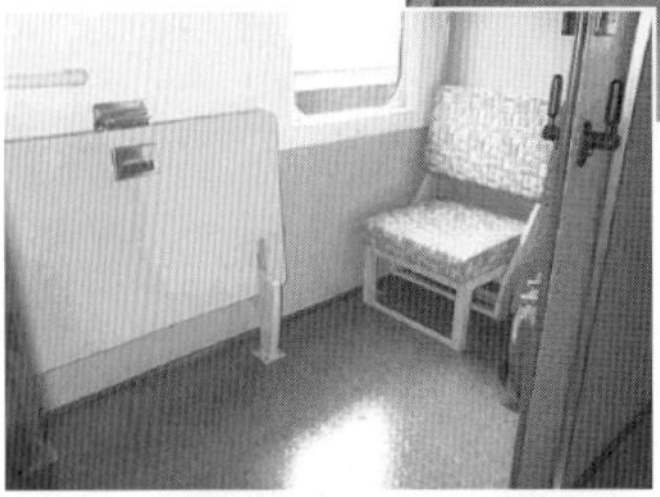

上は、在来線の車いすスペース。使い方が限定される。左は、ベッドに変わる新幹線の多目的室。複数の同伴者と自由に使える。

図表4-30

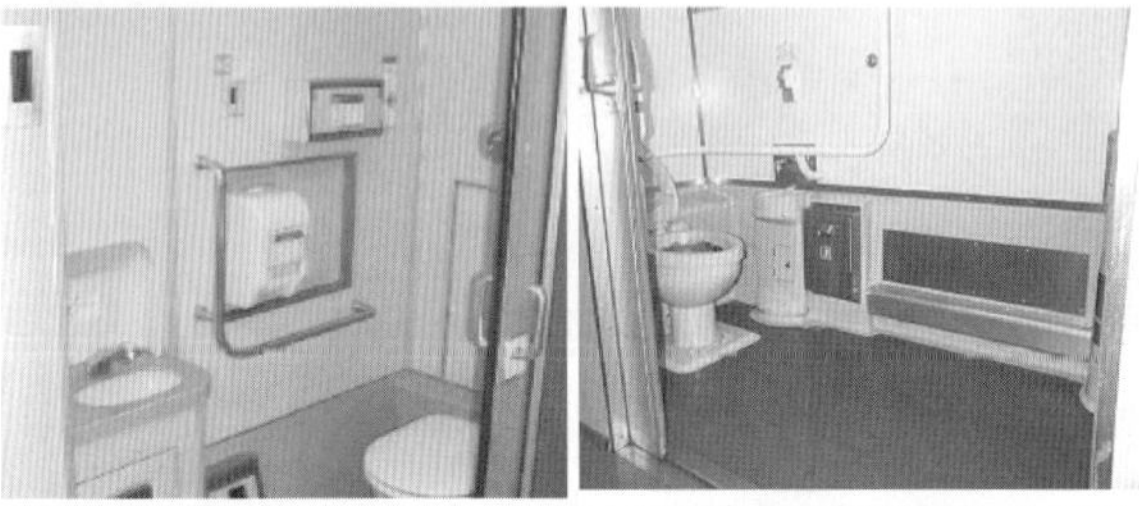

右は新型車両の車いすトイレ。アクセスが容易。左は旧型のもので、非常に狭く使いにくい。

日本でも、ノンステップバスが徐々に増加しています。公営だけでなく私営を含めすべての路線バスを障害者や高齢者が利用できるようにするための課題は図表4-26のようなものになります。

## 鉄道のバリアフリー化

鉄道のバリアフリー化の課題は図表４-27のようなものです。

車いすユーザーは、鉄道などの公共交通機関を使う場合、使用する車いすを操作しやすくコンパクトなものにすることが大切です。

設備の新しい新幹線やJRの特急等の新型車輌は、図表4-27の課題のうち、「⑤車いすの固定」（図表4-28）「⑥広さの確保」（図表4-29）「⑦トイレ設備」（図表4-30）をそれぞれ解決しています。

JRの新型通勤電車（２０９系）の場

## 図表4-31

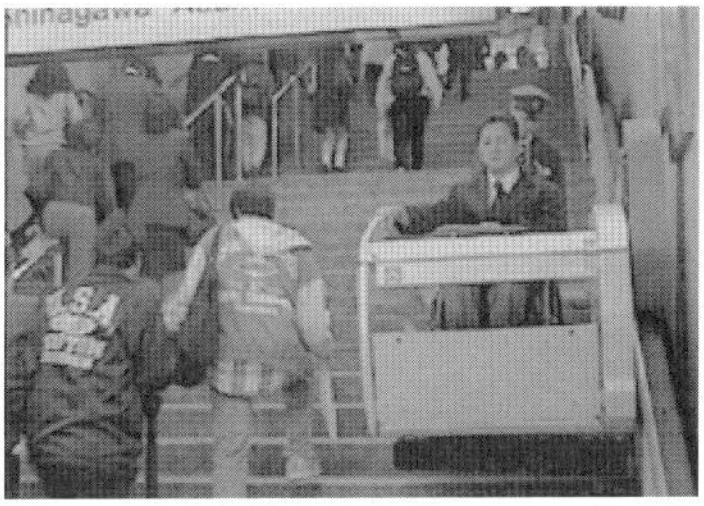

エスカルは準備に時間がかかり、車いす利用者が目立ちすぎるが電動車いすも利用できる。

## 図表4-32

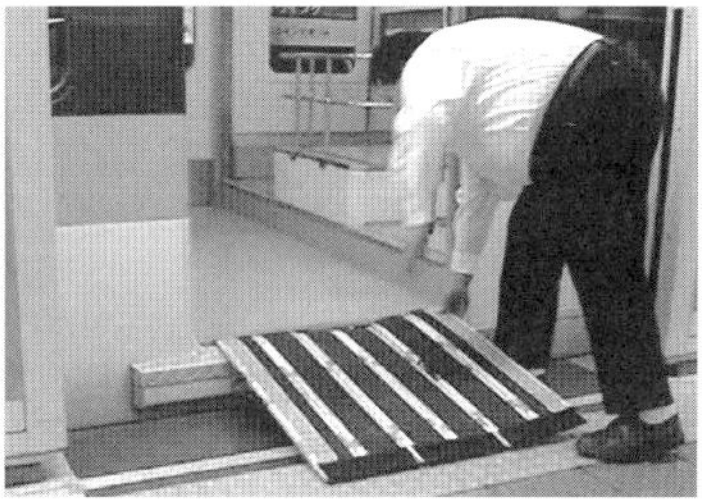

駅員に、そのつどドアとホームの間にスロープを置いてもらう。

合は「車いすの固定」の問題を解決し、JR東日本の新幹線「やまびこ」「あさひ」（200系）の2階建て車輌には2階への階段昇降機がついており、前述の問題を一部解決しているものもあらわれました。

　また、エレベーターのない駅では、エスカルが使われます（図表4-31）。エスカルは、階段の端に設置されたレールの上を一人用の箱が昇降するものです。これを使うときは、外出の計画を立て、そのつど駅事務所に連絡したうえで時間通りに行動しなければなりません。あるいは、呼び鈴を押して係員を呼んで準備してもらうことになりますが、乗れるようになるまでに長い時間がかかります。なにより昇降している間、衆目が集まるので、目立つことが嫌いな車いすユーザーは使うのをいやがり、外出を控えることがあります。車いすの上でずっとうつむいている人も少なくありません。

　外出計画を立てて、駅事務所に連絡し、時間通りに行動するとなると行動範囲が制約されます。車両とホームの間の段差や隙間が大きい場合は、駅員がボードを運んで対応しますが（図表4-32）、この場合も移動に制約がかかります。

　これらは次善の策で、超高齢社会の現在、高齢者は外出することで心身の健康

## 図表4-33

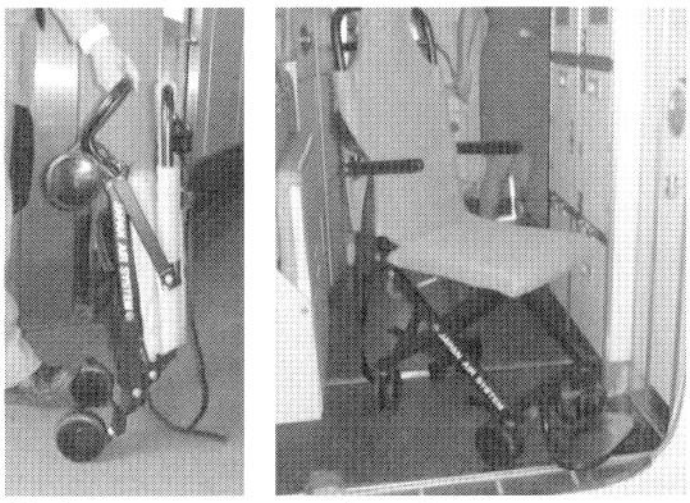

機内にそなえつけの車いす。

が保たれますから、これらのバリアフリー化を進めていただきたいと思います。

## 航空機のバリアフリー

航空券を予約するとき、車いすを使用していることを旅行会社や航空会社に伝えることで、本人の状況に合わせて対応してくれるので、旅行を安心して楽しむことができます。

空港では、飛行機の座席に移乗するまでの人的サービスを受けられます。車いすは、空港カウンターで他の荷物と一緒に預け、空港備え付けの車いすに移乗します（図表4-33）。

**図表4-34**

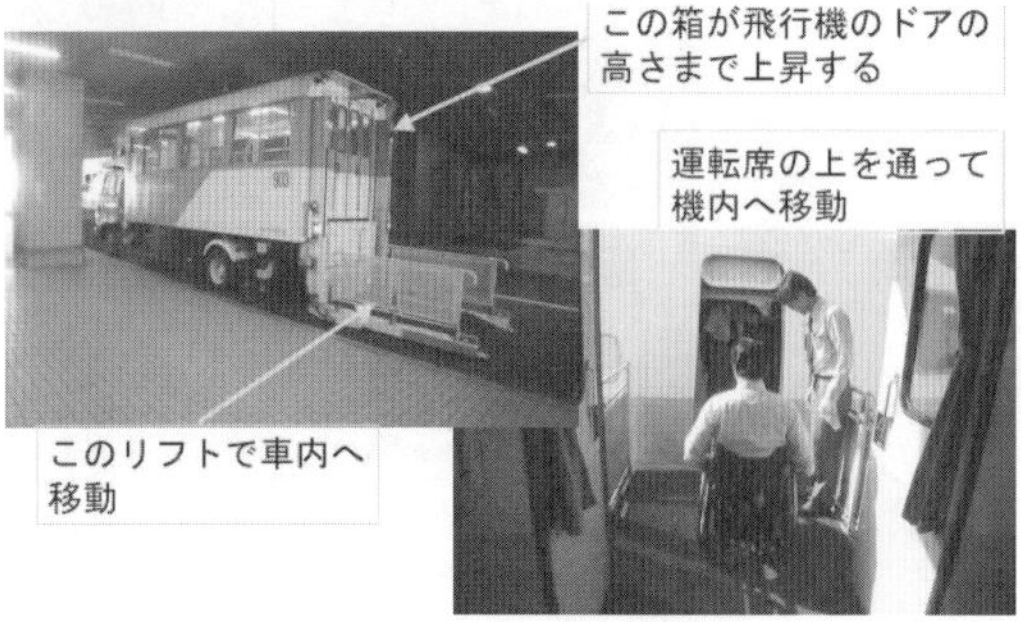
この箱が飛行機のドアの高さまで上昇する
運転席の上を通って機内へ移動
このリフトで車内へ移動

**図表4-35**

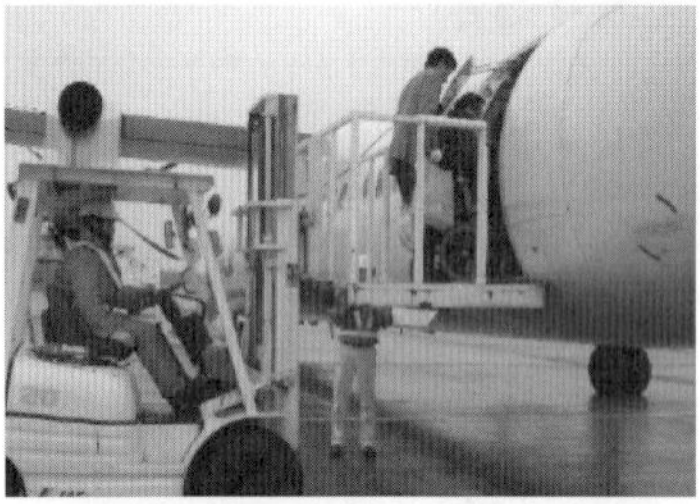

フォークリフトでの移動。松本空港。

**図表4-36**

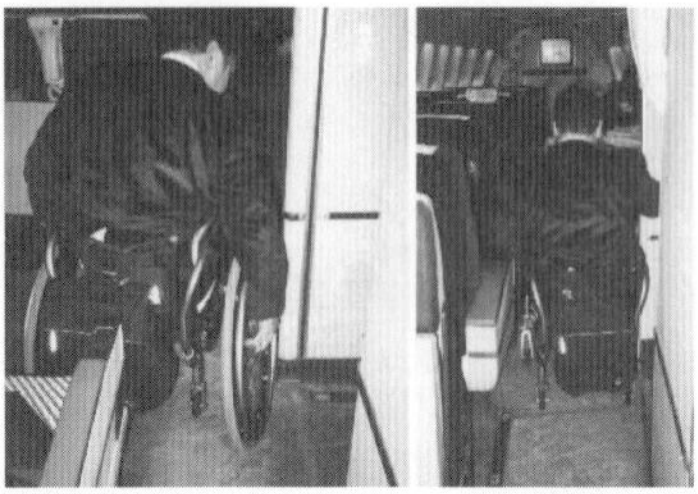

自分の車いすで大車輪を外して移動。

空港の車いすは、狭い機内では駆動輪（大車輪）をはずして移動します。座席へは、車いすから移乗しますが、飛行機の座面は硬いため、褥瘡の心配のある人はクッションを敷くなどの配慮が必要です。

機内には、機内用の車いすが用意されていて、リクエストすれば、客室乗務員がトイレ移動などを介助してくれます。座席に自力で移乗できない場合は、航空会社の地上スタッフや、客室乗務員が介助してくれます。

地上からタラップで飛行機に乗る場合は、空港スタッフの案内で、リフト付きのリムジンバスで飛行機まで移動し、リフトで機内に入るようになっている空港もあります（図表4-34）。また、小さな飛行機ではフォークリフトを改良したリフトで飛行機への乗降を行っている空港もあります（図表4-35）。

しかし、機内のトイレは狭くて使いづらく、とくに国内線で機内用の車いすがない小さな飛行機の場合は、1、2時間のフライト中はトイレに行かないですむように、空港でトイレを済ませる人が多くいます。ボーイング777など新しい飛行機には車いす用トイレが付いており、機内用の車いすでトイレに入ることができます。

国内線では、ほとんどの旅客機に機内用の折りたたみできる車いすが積載してありますが、座席まで自立移動したい人は、車いすに補助輪を装備することで、大車輪を外して狭い通路を移動することも可能となりました（図表4-36）。

公共交通機関を利用するための車いすの構造の工夫としては、できる限りコンパクトにして、大車輪がはずせるものを使うと便利です。

## 「無知」が寝たきりの原因に

自立（律）を支えることは、人権に関わることです。人間は自立（律）によってプライドを保つことができます。先述しましたが、ここでは自律（autonomy）を、たとえ自分の力だけで目的を達すること（自立、independence）ができなくても、行動に自分の意思が生かされていることと定義しています。自立できなくても、自律の道が講じられれば誇らしい生活を獲得できると考えています。

人間は、自律なしに「介助されっぱなし」であれば、自信を失い、心をむしばみ、心を弱めてしまいます。心が弱くなれば積極性が失われ、体の動きも小さくなり、自動的に身体機能が低下します。しかし、自立（independence）できない動作や行為があっても、自分の意思で自分が考えられる方法で介助してもらう自律（autonomy）があれば、自分の能力を発揮できます。

機器や環境によって、少しでも自立（律）が可能になれば、家族などの介助負担が軽くなり、そのことが本人の心に跳ね返って本人の心をも軽くします。

介助する側は、最大限に本人のプライドを尊重する支援をするべきです。このことは、家族だけではなく、医療や介護スタッフも同じです。

医療・介護スタッフは、本人と家族が、プライドを持って前向きな姿勢となるように支えます。自分たちが指導し、リードし、「従わせる」のではなく、本人と家族の心を中心に、やりたいことを発見し、それを実現する努力を本人といっしょに行うことで、充実感を覚えてもらえるように支援します。

そのような姿勢と気持ちを持った医療・介護者は多くいます。しかし、そのために福祉機器や環境改善などの情報を日々増やしていこうと思っている人はあまり多くないようです。

障害を持つ人の動作を一つひとつとらえて分析し、これまでのさまざまな調査・研究開発の成果を貪欲《どんよく》に取り入れてほしいと思います。自分でできなければテクノエイド協会やリハ工学協会あるいは筆者に相談をしましょう。

図 4-37　子どもを対象とした支援チームに必要な専門職と学び合いの必要性

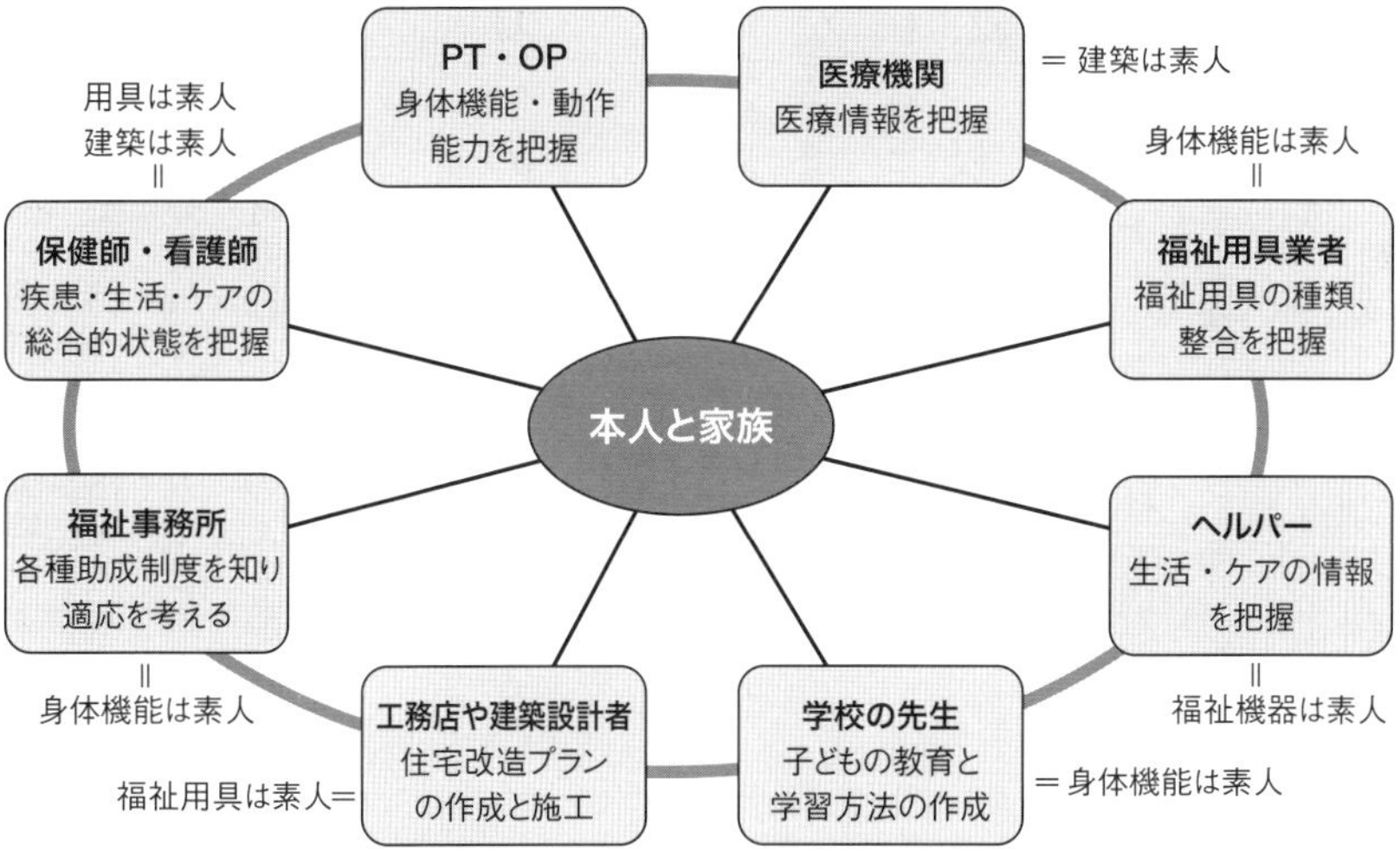


われわれも、車いすをはじめとする福祉機器の選び方と使い方の情報や生活方法に関する情報を伝えていかなければならないと思います。新しい機器を採用するだけではなく、ちょっとした工夫で自立（律）が可能になることがあるのです。

## つくられる「寝かせきり状態」

高齢になり、身体に障害があらわれると、ベッドで過ごすことが多くなります。

しかし、これは、単に、当事者の身体機能や生活方法に合わせた車いすや道具（福祉機器や家具、電気製品など）を知らないためであることが多いのです。住環境を改善することで、自立（律）生活が可能になることを知らないのです。その結果、寝かせきりにしてしまいます。

高齢者だけではなく、障害のある子どもの生活環境も、自立（律）を目指す考え方が不足しています。「歩けなければ、寝たきりなる」と考えるのは間違いです。身体に障害があっても、福祉機器と住環境を本人の身体機能や寸法、生活方法などに適合させることで、自立度の高い生活と将来への希望を持った生活を実現することができます。

同時に、病院や地域で、１人や２人の専門職で支援しても、決して満足な支援はできません。とくに、子どもの場合は将来の可能性が高いので、多くの専門職種のチームで、福祉機器と住環境整備を通し、自立（律）を目指して支援したいものです。図表4-37ではチーム支援に必要な専門職の例を示しました。

## 在宅リハのほうがコストは安い

われわれリハエンジニアは、行政や市民、ケアマネジャー、生活支援に関わる看護師やＯＴ（作業療法士）、ＰＴ（理学療法士）、ヘルパー、社会福祉士、介護福祉士などに、車いすの選び方・使い方や適合・調整の仕方を伝えなければなりません。

福祉住環境コーディネーター、建築士、大工などへ、住宅における車いすと身体機能と道具、環境との関係を伝える必要があります。

リハビリチームを病院・施設内だけではなく、それらを超えて地域全体で養成し、チームで働くことで、はじめて、「リハビリテーション（社会復帰、社会参加）」は成立します。

「寝たきり」の人が減れば、その分の社会コストも減少します。というのは、施設でケアされる重度障害者へ支出される公的資金は月額20〜40万円台ですが、在宅で生活する場合は障害基礎年金の月８万円程度です。社会コストの配分を、地域がチームをつくって智恵を絞って変えることで、当事者の「生活の質」（ＱＯＬ）はいちじるしく向上します。

今のままでは、将来1・4人で1人の高齢者を支えなければならないとも推計されています。子孫の精神的・肉体的負担を軽減するためにも、今、動きはじめなければならないと思います。

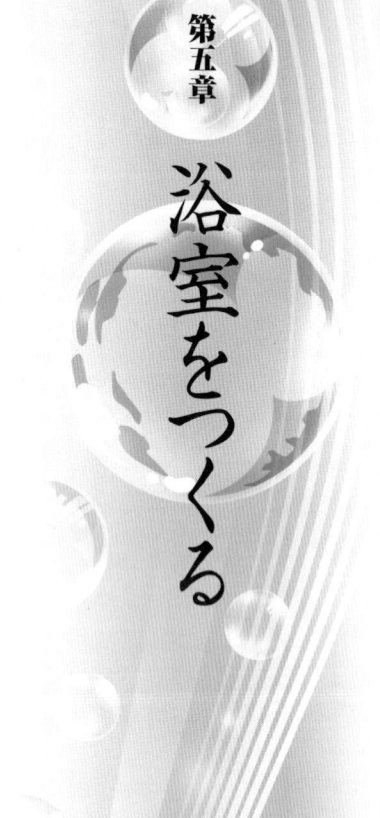

# 第五章
# 浴室をつくる

## 浴室は単なる「洗浄場」ではない

入浴環境は、生活動作の中で最重要項目の一つです。

入浴は単に身体洗浄・衛生管理が目的で行われるのではありません。入浴はリラックス効果が高く、自律神経を整え、血行改善、代謝改善、褥瘡予防などさまざまな健康効果が認められています。

とくに多くの日本人にとって入浴には特別な思いがあります。「お風呂にのびのび入りたい」という欲求をかなえることは、身体機能の改善をうながし、生活に張りをもたらすうえでも重要なテーマです。したがって、浴室改修には身体とともに心に働きかけるという大きな意味があり、多くの場合、自立（律）を獲得する第一歩になります。

## 事前のシミュレーションを行う

脊髄損傷者の多くは、車いすを使って生活していますが、その身体機能はさまざまです。他の障害者や高齢者

**図表 5-1　自立移乗できない場合の入浴動作の流れ**

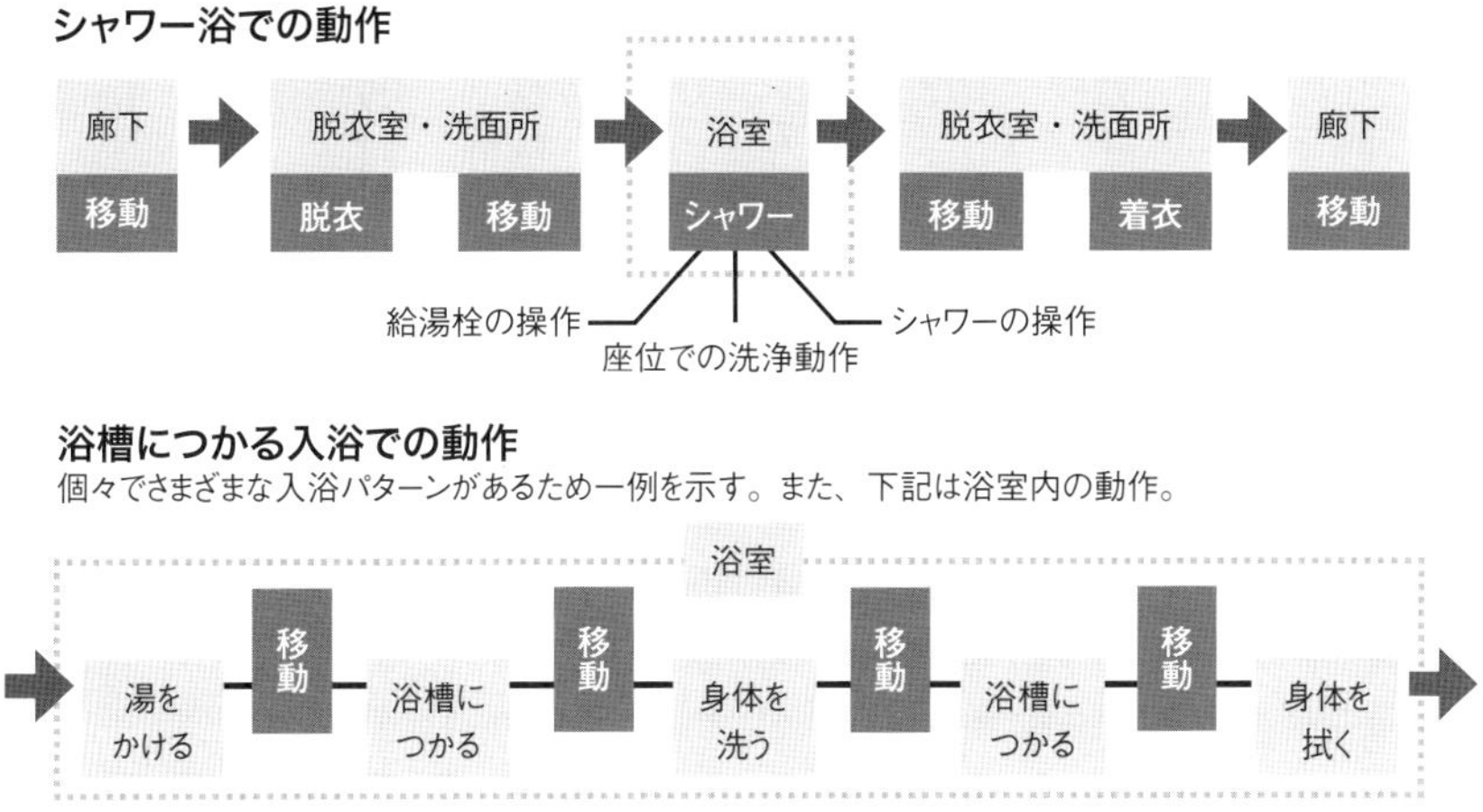


も同様に、身体機能や残存機能はさまざまなのです。

しかし、浴室改修を行うには、本人の残存機能を考慮するだけでは不足で、次のようなことが重要になります。

①どのような生活、入浴をしたいのか(介助者の介助能力を含む)。

②どのような車いすを使っているか。

③浴室までの移動方法。

④車いすから洗い場への移乗方法や洗浄方法。

⑤洗い場から浴槽内などへの移乗方法。

これらを聞き取り調査したり、現場調査をしながら実際の計測などを通して改修を行うことで、自立入浴を獲得する可能性が高くなります。

自立移乗できない場合、図表5-1の入浴・シャワー浴動作の流れにそって計画を立てます。

本人の移動・移乗・姿勢・機能を観察し、入浴方法、浴槽の洗浄、後片付け、また介助者へ介助方法の伝達、練習を含めて検討します。入浴方法は、百人百様ですから、実際の道具を使ったシミュレーションの後に改修を行います。

丸山芳郎さんの場合、シミュレーションをして入浴方法や入浴環境を選び、さらに、介助の柾子さんとの練習を入院中に繰り返したことで、日常生活への自信をもってもらいました。

## 浴室改修のポイント

住宅改修の規模や方法に最も影響するポイントは本人の移乗能力にあると考えられます。

そこで、ここでは車いすから洗体場所（洗い台）への移乗や洗い台から浴槽内への移乗能力を次の4段階に分けて考えます。

移乗能力Ⅰ：両上肢の力で床から一気に臀部を
　車いすへ移動することができる。

移乗能力Ⅱ：Ⅰの移乗は不可だが、床と座面
　の中間の高さの台に臀部を一度
　乗せることで移乗できる。

移乗能力Ⅲ：ⅠやⅡの移乗はできないが、車
　いすの座面と同じ高さの台であ

**図表 5-2　洗い場への移乗パターン**

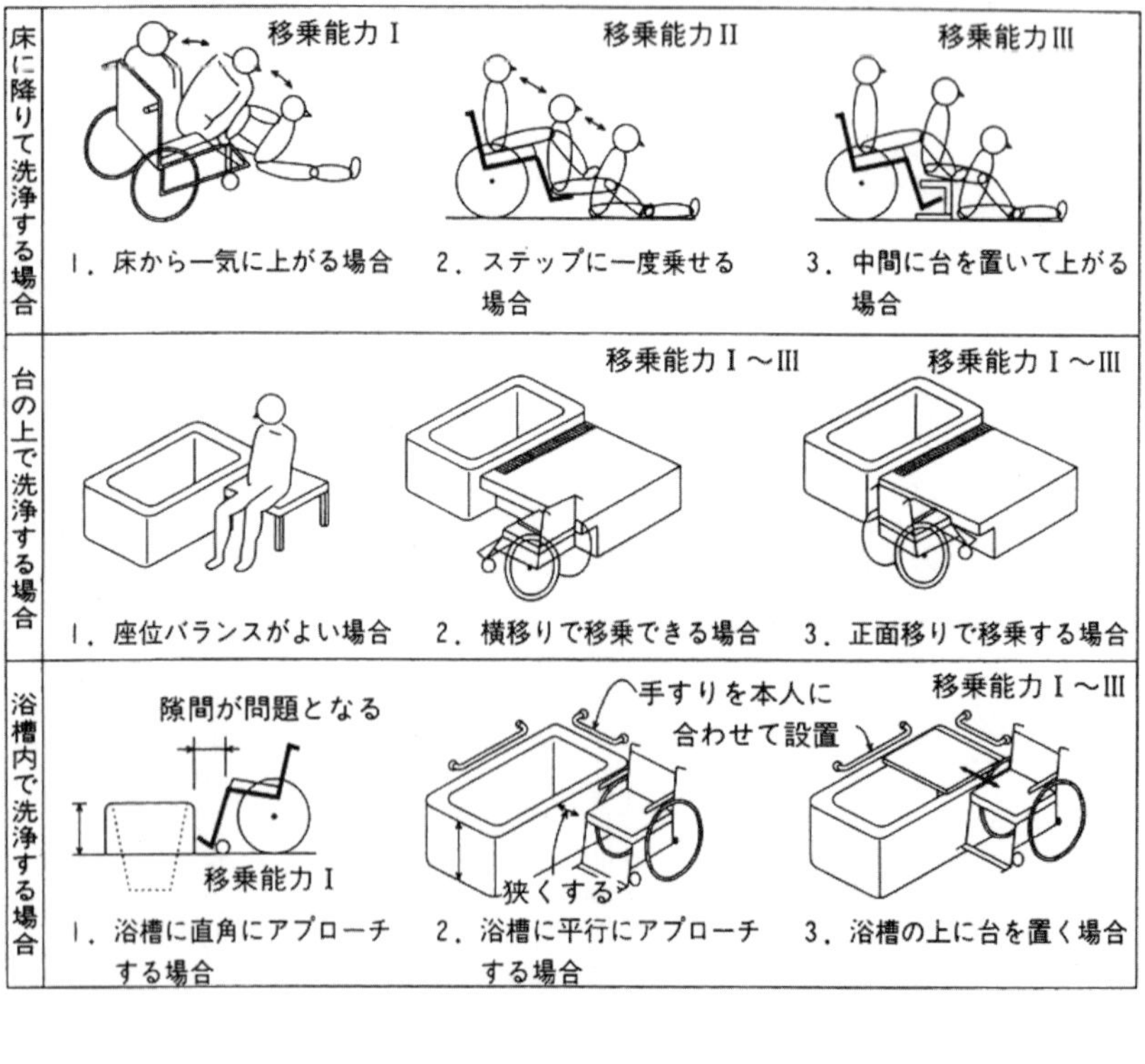

れば並行移動で移乗できる。

移乗能力Ⅳ：移乗動作を自力でできない。

図表5-2はⅠ～Ⅲまでのものです。移乗能力Ⅳの場合は吊り上げ式リフトと吊り具などを使いますが、さまざまな種類の製品があり（図表5-3）、本人の安全性と心地、そして介助能力を中心に選ぶことになります。

移乗能力Ⅰ～Ⅲの場合でもさまざまな方法があります。個々の残存能力によって移乗能力が異なりますが、本人や家族の能力に合わせて改修すれば、自立が可能になったり、半介助あるいは介助負担の少ない全介助入浴が可能になります。残存レベルを横軸にして、さまざまな移乗方法を図5-4にまとめました。

図表5-3　吊り下げ式の移乗用リフトの例

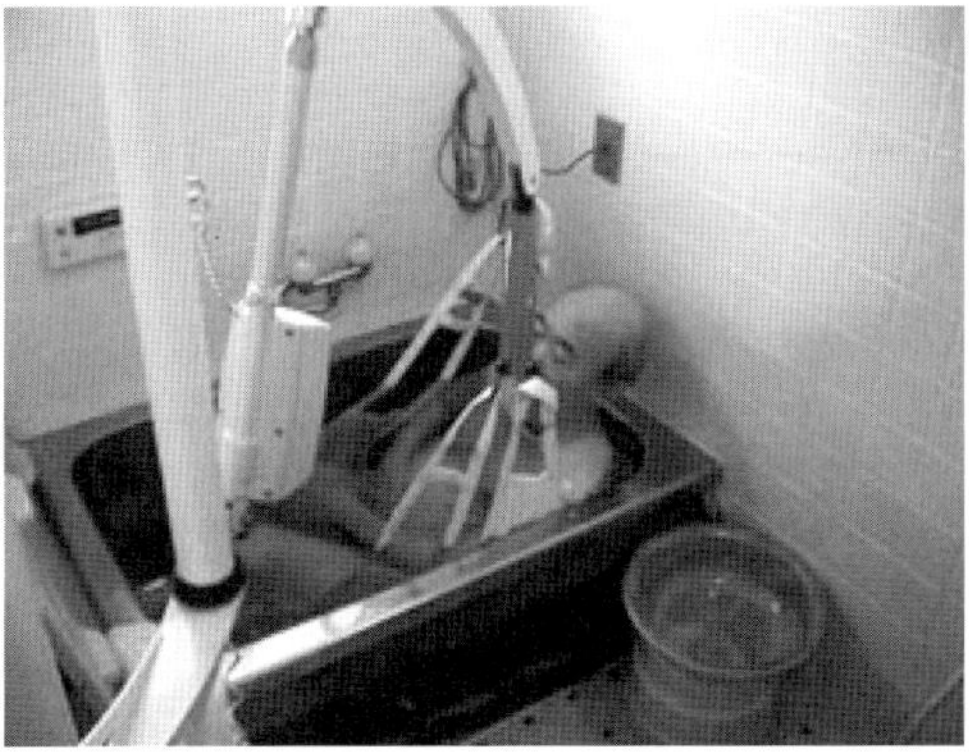

## 浴室改修の特徴と改修時の注意点

脊損は、事故などによる中途障害ですから、それまでの生活スタイルがあり、その人なりの入浴方法を持っているはずです。

それができなくなると、落胆や不安などにさいなまれながら、生活方法を探ることになります。したがって図表5-2や図表5-3に記述したような移乗方法を理解して、本人の生活方法や浴室環境、入浴方法を観察しながら、改修方法を提案します。

## 図表 5-4 残存レベル別のさまざまな移乗方法

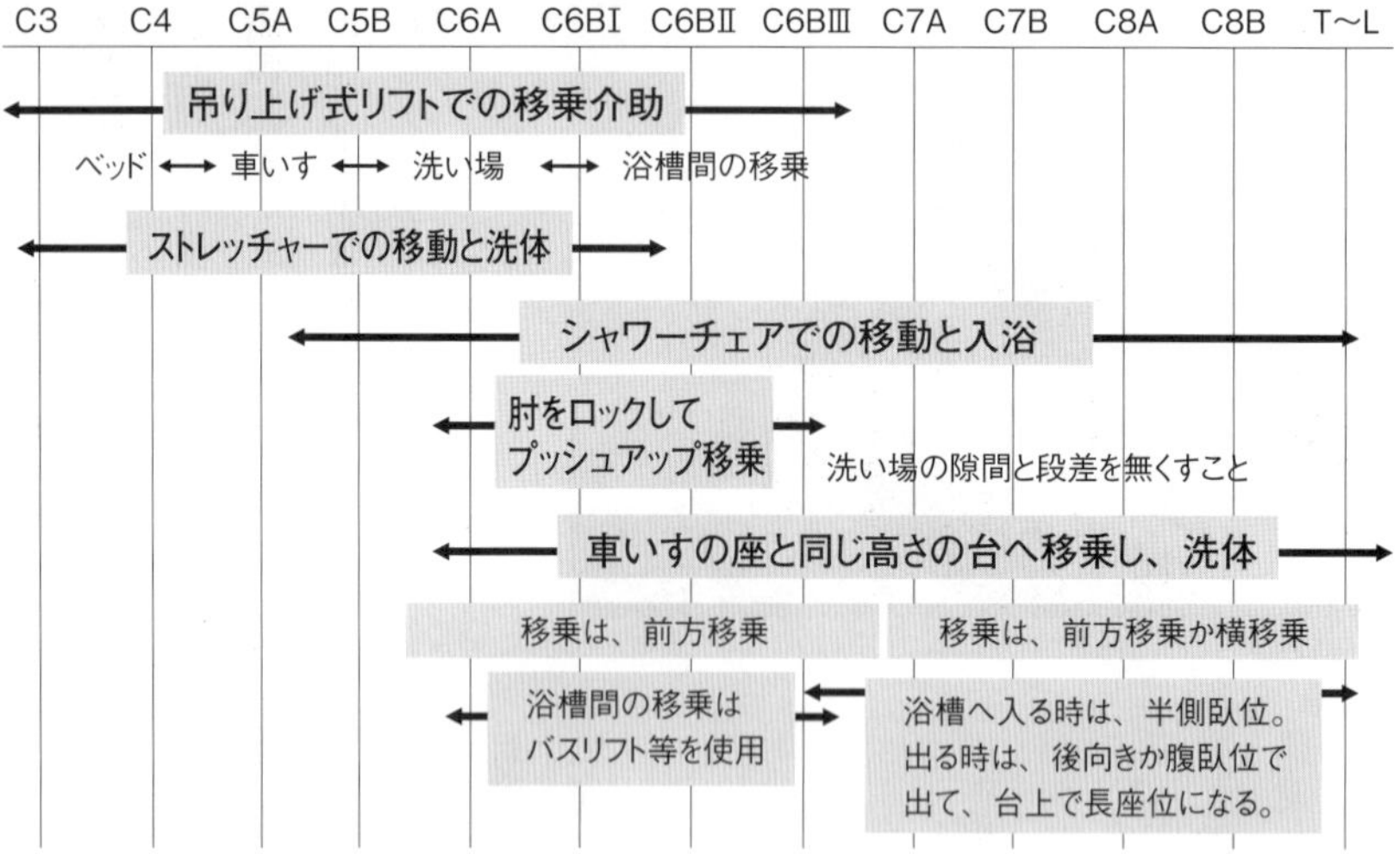


「損傷レベル」の「損傷」は脊椎の損傷を意味し、「残存レベル」の「残存」は、脊髄の髄節を意味します。たとえば、不全麻痺では、C2 〜 C4 の頸椎の損傷があっても、その周囲の C3 〜 C4 の髄節は一部が損傷していても部分的に残っていることがあります。

そのうえで、さまざまな移乗動作を本人と介助者に試してもらい、入浴の準備や体洗い、後片付けなどの一連の作業も含めて、本人に選んでもらうという流れで進みます。同じ「入浴」といっても、自分で決めた入浴方法・介助方法ならば、自信につながり、入浴の楽しみを得られます。

次に、脊損の浴室改修の特徴として、入浴に伴う移乗能力と移乗方法で3つの事例を示します（図表5-5）

**【事例1】** 移乗動作自立の改修（移乗能力Ⅰ・Ⅱの方の改修）

①車いすから移乗する洗い場（台）の広さ・・・本人の臀部《でんぶ》と、足の洗体方法と姿勢をみて、もっとも安定する広さを決める。

②安全に入浴できる洗い台の高さと広さ・・・浴槽内への移乗を行う場合、浴槽の高さとの関係や寸法の取り合いを行う。移乗時に危険を感じる場合は、浴槽を洗い台より2cm程度上げる改修を行う。洗い台

## 図表 5-5　さまざまな入浴用補助機器がある

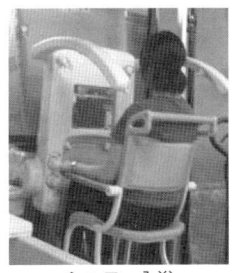

シャワー入浴

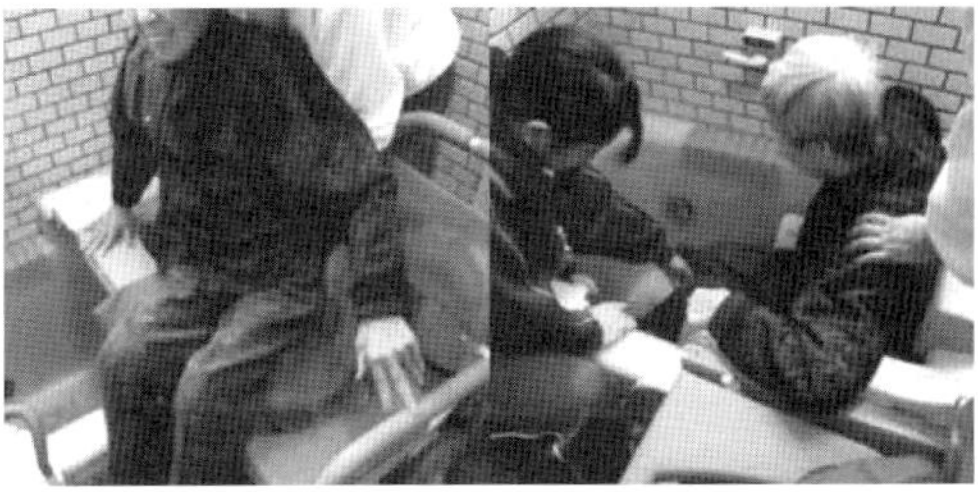

バスリフトで浴槽の出入り介助

リクライニングして入浴できるシャワーキャリー

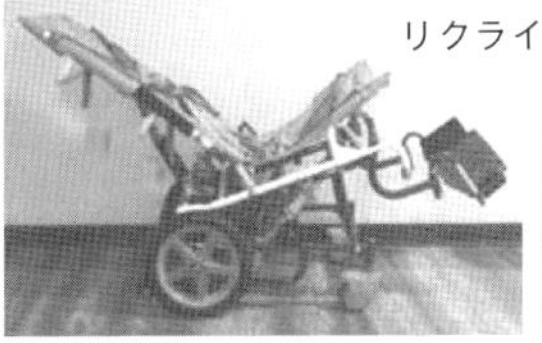

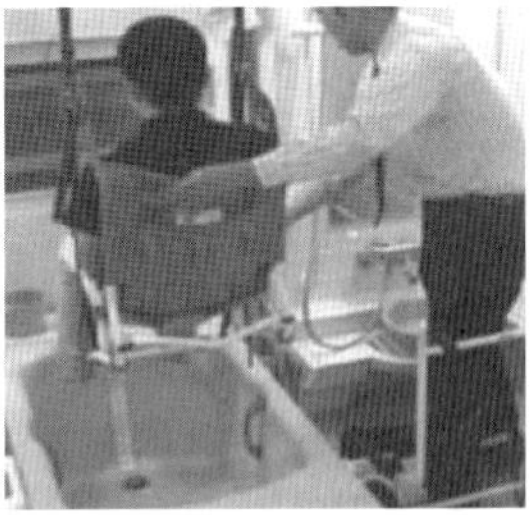

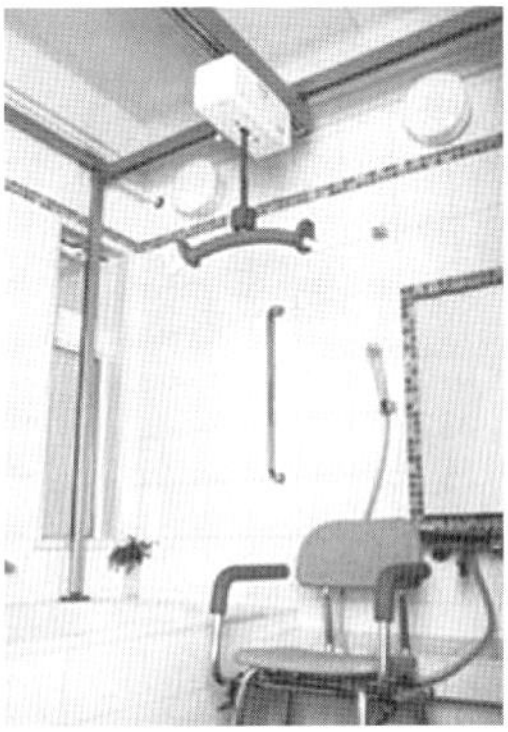

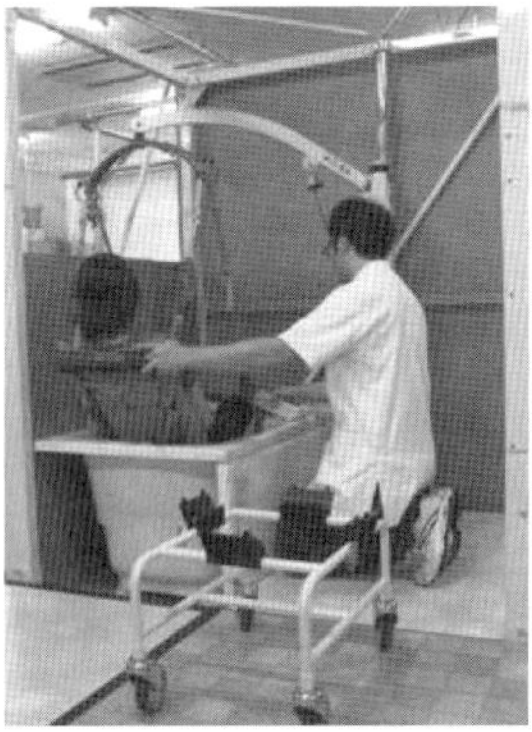

浴室設置式の吊り上げ式リフトの例

の広さは、シャワーチェアの大きさ（40㎝四方）から、1m四方を越える大きさまでさまざまである。

**〔事例2〕** 移乗介助を「押す・引く」という軽い動作で行うための改修（移乗能力Ⅲの方の改修　基本的に事例1の改修方法と同じ）

Ⅲの場合、車いすの座面と同じ高さの洗い台への移乗が可能ですから、洗い台の高さを合わせて改修すれば自立が可能となる場合が少なくありません。移乗場面に段差が無ければ、スライディングシートを使って、臀部やかかとの摩擦を少なくし、滑りをよくすれば、移乗の自立度が高くなるだけでなく、介助負担が軽くなります。

浴槽の底と洗い場には段差があるので、図表5-5のバスリフトのように、バスリフトを設置すると浴槽の出入りをスイッチ操作で自立できるようになり、自立度は向上します。

**【事例3】** 吊り上げ式リフトと吊具での介助入浴のための改修（移乗能力Ⅳの方の改修）（図表5-5）

吊り上げ式リフトには、天井走行式や浴室設置式、据え置き式などがあります。

また、吊具はシャワーキャリー（シャワーチェア）のいすの部分が分離して座ったまま浴槽へ移乗させるもの、撥水《はっすい》性の高い布製の脚分離型吊具、シート型、ベルト型、トイレ用などの吊具があります。身体機能や介助者の能力などで決めることが大切です。

改修は、採用するリフトの設置方法や、介助するときの本人の姿勢、介助者の人数や位置で、洗い場の面積やリフトの位置などが決まります。本人や家族、ヘルパーなどと話し合いながら決定します。

## 浴室改修の効果

浴室改修によって、入浴動作の自立を促し、介助負担を軽減して入浴回数を増やすことができます。それによって、筋力やバランス感覚などロコモ（筋骨格系）関係の改善につながり、脳への刺激効果も見込めます。さまざまな健康効果のほか、バリアフリー改修によって、移動時の転倒などの危険性やストレスを防ぎ、移乗動作の自立と安全性はますます強化されます。

筆者は、第9胸髄損傷で下肢に障害を抱えますが、ときには五十肩などで移乗動作ができなくなったり、手首の腱鞘炎《けんしょうえん》、テニスひじなど、上肢にもさまざまなトラブルを経験してきました。

上肢に支障をきたすと、とたんに移乗動作などの自立度が下がります。入浴でも、それまでの浴室環境では入浴できなくなり入浴回数も減ります。入浴以外でも、活動性が落ちて行動範囲が狭くなります。それによって、運動能力が低下し、運動量が減りますので体力や免疫力が落ち、生活習慣病も発症しやすくなります。

入浴、トイレ、ベッド回り、自動車など移乗能力を高めるバリアフリー改修は、障害のある人が単に生活をスムーズにできるというだけではなく、健康そのものを維持するのに有効です。自立度が高まれば、それだけ自分に自信がもてます。ですから、バリアフリー改修は、誇らしい生活や社会参加を実現するための条件です。

第六章

# 移動を支える道具

「不完全損傷」の場合は、ある程度の感覚あるいは運動機能が損傷レベルより下にみられますが、その程度はさまざまです。

移動をスムーズにする道具は「移動支援機器」と総称されます。歩行器、車いす、トランスファボードやスライディングシートなどの移乗補助器具、クッション、自動車運転装置などさまざまなものがあります。手指に障害があっても、電動車いすを使えば、あごや前腕など、自分で動かせる部位で入力操作することができ、生活行動を大きく広げることができます。

図表6-1は、これらを選択するときの注意点です。

## 必要な移動支援機器

ひとくちに移動支援機器といっても、居間――寝室間の室内移動から、飛行機での国外移動までさまざまです。それぞれの麻痺状況、残存機能によって必要な機器が異なります。

## 図表 6-1　麻痺の種類と道具適用時の注意点

＊「損傷レベル」の「損傷」は椎骨の損傷を意味し、「残存レベル」の「残存」は、脊髄の髄節を意味します。
不全麻痺では、C2 〜 C4 の頸椎の損傷があっても、C5 〜 C6A の髄節が保たれていることがあります。

<table>
<tr><td>C2 〜 C4 の損傷</td><td>人工呼吸器を必要とする場合がある。チンコントロール（あご操作）の電動車いすを使い、呼吸器や吸引器を搭載できるようにする。またリクライニングしても身体がずれない工夫や装置が必要（リクライニングすると、仙骨周辺に体幹の圧が集中する）。脊椎の形状を考慮しながら、呼吸しやすく姿勢調節ができる機構も必要。座位姿勢では、肋間筋（T1 〜 T12 に支配されている）や胸部を圧迫しない姿勢調節が重要。</td><td rowspan="5">麻痺の種類や程度により移乗支援機器やクッションなどの支援機器を適合する。排尿・排便、性機能　すべて脊髄損傷で、ある程度障害されるので、移動支援機器としては、便器やベッドへの移乗がしやすい車いすフレームや、フットサポート（フットレスト）、アームサポート（アームレスト）の工夫が大切。</td></tr>
<tr><td>C5 〜 C6A 残存</td><td>上腕二頭筋を活用した車いすのハンドリム駆動方法が使える。残存レベル C6B レベルになれば肘を伸ばしてロックした状態で肩関節周囲筋を活用した駆動ができるようになる。</td></tr>
<tr><td>C7 〜 C8 残存</td><td>手指は動かないが、上腕三頭筋で肘を伸ばす力がある場合が多いので、肘を伸ばして車いすのハンドリムを押すことができるため、手動車いすが実用的な移動支援器具になる。</td></tr>
<tr><td>T12 レベル以上の損傷</td><td>下肢が不随意に伸びたり曲がったりする痙性が生じるため、痙性麻痺と呼ばれる。この痙性は、ときによっては立位や移乗動作の助けになったり、邪魔になったりする。</td></tr>
<tr><td>T12 以下の損傷</td><td>弛緩性麻痺のため筋肉が動かないところは、筋肉が落ちていく。腰髄損傷では下肢装置を装着すると、松葉杖やロフストランド杖などを使うことで、歩行も可能となる。</td></tr>
</table>

### コラム　頸髄損傷のうつ熱に注意

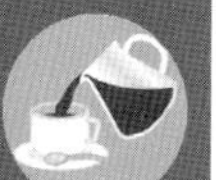

先述のように、Ｔ６以上の損傷では、体温と血圧を調節する機能に重大な影響を与え、「自律神経過反射」と呼ばれる合併症をもたらし、血圧の上昇を招くことがあります。頸髄損傷の完全麻痺では、発汗がまったくない場合が多く、温度が高い所に長くいると熱が身体にこもってしまう「うつ熱」に注意が必要です。

炎天下に長時間滞在することは生命に影響することがあります。夏場の外出では、顔や首に霧吹きをしたり、濡れタオルを首に巻く等の工夫が必要です。また、冬場の外出では、麻痺部位の防寒対策が大切です。

巻末資料の図表6-2（230ページ）は、これまでの筆者の経験から、歩いて移動する場合（歩行移動）、座って移動する場合（座位移動）、立位での移動、自動車移動のそれぞれの場合で、どのような機器が必要になるかをまとめたものです。

移動支援機器を選択・適合《フィッティング》するときは、その後のライフスタイルを考えながら、本人が試用したうえで決めることが大切です。

この図表6-2の横軸は、残存レベルと麻痺の状況を次の6分類で示してあります。

①四肢機能が個々でまったく異なる不全麻痺
②四肢がまったく使えない四肢麻痺
③上肢が少し使える四肢麻痺
④上肢に力のある四肢麻痺
⑤下肢の対麻痺（左右に麻痺がある）
⑥下肢で歩行できる不全麻痺

それぞれの移動支援機器を「利用できる」は◎、「どうにか利用できる」は○、「利用できることもある」は△、「利用できない」を×で表現しています。ただし、これまでの筆者の経験で判断しており、可能か不可能かという判断は、実際の残存機能だけでなく、人によって異なることもご承知ください。

次に図表6-2（231ページ）の縦軸にそって機器の選択の方法を説明をします。

## 図表 6-3　歩行支援機器の種類

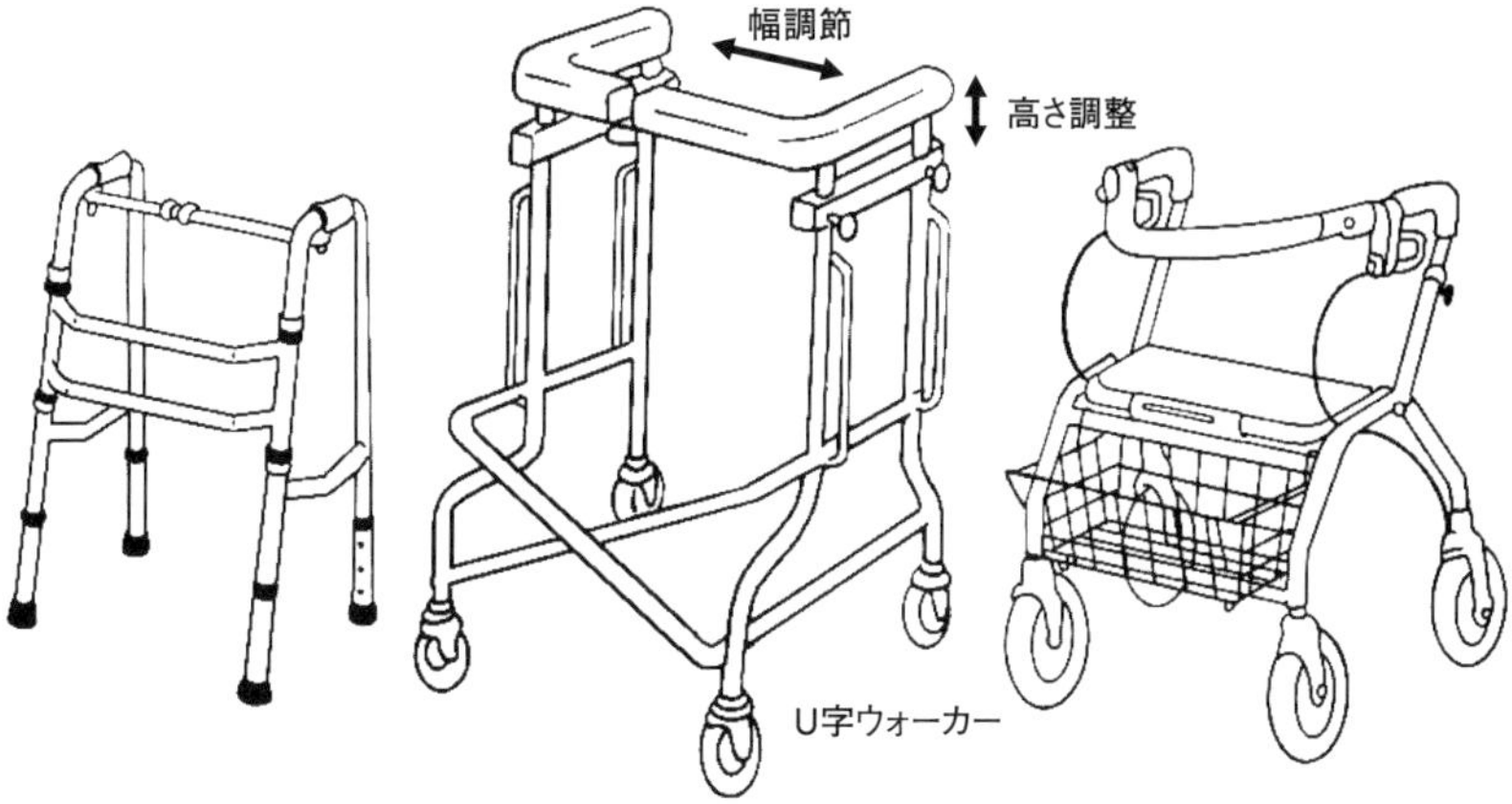


歩行器（左　車輪がついていない）、歩行車（車輪がついている）の例

### 歩行支援機器を選ぶポイント

歩行支援機器を使って安全に歩行できる場合は、できる限り足で歩行すべきです。

歩行支援機器には、杖、歩行器（図表6-3左）、歩行車（図表6-3中央・右）などがあり、杖については歩行の安全性と痛みの軽減、歩行可能時間の延長などを目的として選択します。

歩行器や歩行車もさまざまなものが市販されており、実際に試してから使用機種を見きわめることが大切です。U字ウォーカー（ハンドル部が上から見てU字型をしている）は、病院や施設で使用される大きなものだけでなく、身体の幅や身長に合わせられ、住宅内で使用できるコンパクトなものが市販されていることは特筆に値します。

### 座位での移動支援機器を選ぶポイント

車いすは、身体機能と身体寸法そして生活環境や生活方法に合わせます。完全麻痺の場合は、麻痺部位の触覚や痛覚、温覚などが消失しているので、臀部、背中、大腿部下側など荷重が集中する部分の除圧を配慮します。とくに、臀部には、座り方にもよりますが、体幹の6～8割の圧がかかるため、個々人に適した体圧の分散と座位バランスを考慮して、クッションの材料や厚さなどを選択します。

## 胸髄損傷と腰髄損傷の座位移動の機器を選ぶポイント

胸髄や腰髄損傷の場合、両下肢（両脚）が麻痺します（対《つい》麻痺）。上肢（手・腕）を使って手動の車いすで移動が可能です。

効率的に車いすを走行させるためには、①ハンドリムの径やタイヤとの狭間、②車軸の前後位置、体幹（胴体）や肩などの相関位置が重要です。

胸髄損傷の場合、損傷レベルが高位であるほど、体幹バランスをとることが難しくなり、体幹を保持するために、車いすの座幅やバックサポートの高さや角度、張り調節（腰部の安定のための調節機構）や体幹サポート、アームサポート（アームレスト）、レッグサポート（レッグレスト）などへの配慮が必要になります。

腰髄損傷では、腹筋や背筋が残存しており、背もたれ（バックサポート）が低くても座位を安定して維持することができます。

## 頸髄損傷の座位移動の機器（車いす）を選ぶポイント

体幹（胴体）と両下肢（両手足）に加え、腕と指の全部または部分的な感覚と運動機能が影響を受けます。損傷部位がC1～C3レベルでは、体幹のサポートだけでなく頭部を常に支えられるようにネックサポート（ネックレスト）、ヘッドサポート（ヘッドレスト）を利用します。

また、車いすには、自分で操作可能なティルティングとリクライニング機構を持った電動車いすが理想です。

### 図表 6-4　損傷レベルと車いすの動かしかた

| | |
|---|---|
| C1 ～ C4 損傷レベル | あご・首の動き、眼球、舌など、首から上の動き、あるいは声を使って電動車いすをコントロールします。あごの動きを使ったチン（あご）コントロールはよく使われます。 |
| C4 ～ C5 損傷レベル | リクライニング時に頭部を支える必要があります。肩と上腕のコントロールでジョイスティックを操作します。 |
| C5 ～ C6 損傷レベル | 手動で車いすを漕ぐ場合、肩周囲筋と上腕二頭筋を主体として、ひじを曲げる力を使って手首でタイヤやハンドリムを駆動します。電動車いすを使う場合は、ジョイスティックでコントロールする方法などがあります。移動を自立するためには、それらの組み合わせが重要です。 |
| C6～ C8 損傷レベル | 頭部は安定しますが、体幹を支えるためにバックサポートの高さと、角度、張り調節やサイドサポート（両側面に倒れないようにするサポート）などを配慮します。 |
| C7 ～ C8 損傷レベル | 上腕三頭筋が強く、ひじを伸ばす力があり、車いすの駆動力はより強いので、手指は動かないものの、ハンドリムやタイヤに押し付ける力で、1/12 のスロープの昇降が可能です。このレベルでは車いすで生活移動を自立できる人が多くいます。 |

リクライニング機構は、単にバックサポート（背もたれ）が傾くだけですが、ティルティング機構は、座面とバックサポートが同時に傾くことで、座ったときにずれが生じません。

ティルティング機構なしにリクライニングする（バックサポートを倒す）と、体幹が自重で前に滑ることで摩擦が起き、せん断方向のストレスが増加し、褥瘡ができやすくなります。これはギャッチベッドと同じで、乗る姿勢や座位姿勢によって褥瘡をつくりやすくなります（褥瘡は圧だけではなく、ずれで起こりやすくなります）から注意が必要です。

頸髄損傷のレベルごとに、車いすをコントロールする方法は図表6-4のようになります。

## 移乗をスムーズにする機器を選ぶポイント

「移動」は、いうまでもなく、場所を自由に動くことですが、「移乗」は、車いすから別の場面への乗り移りです。健常者は立って歩いて、目的の場所で座れば生活

## 図表 6-5　歩行支援機器の種類

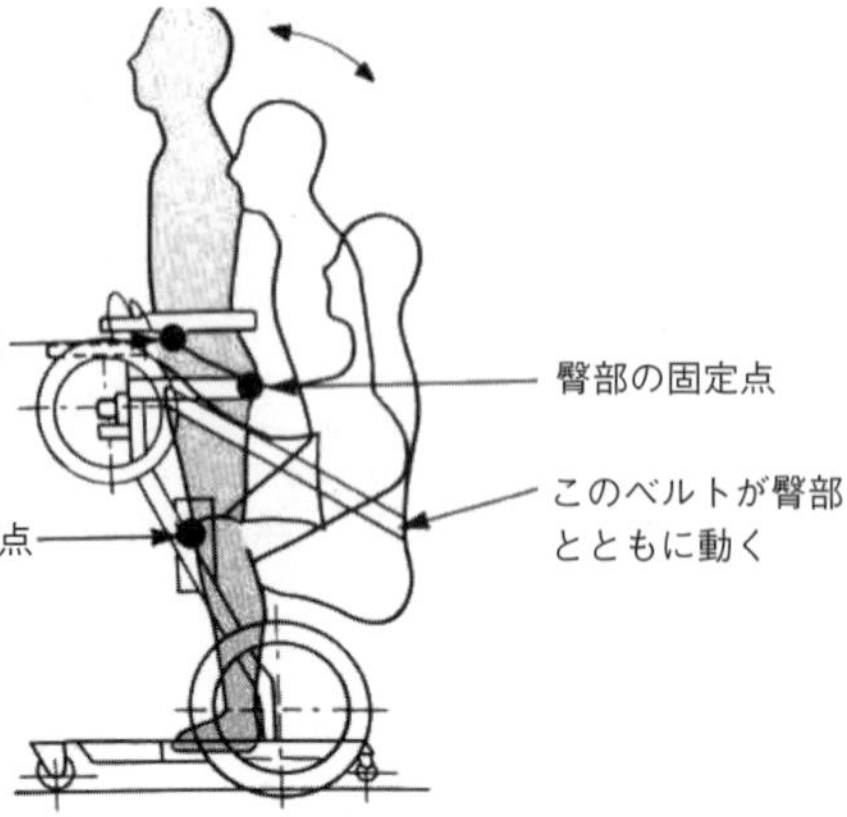


ひざ、腹部、臀部の３点を固定することで立位が維持できる

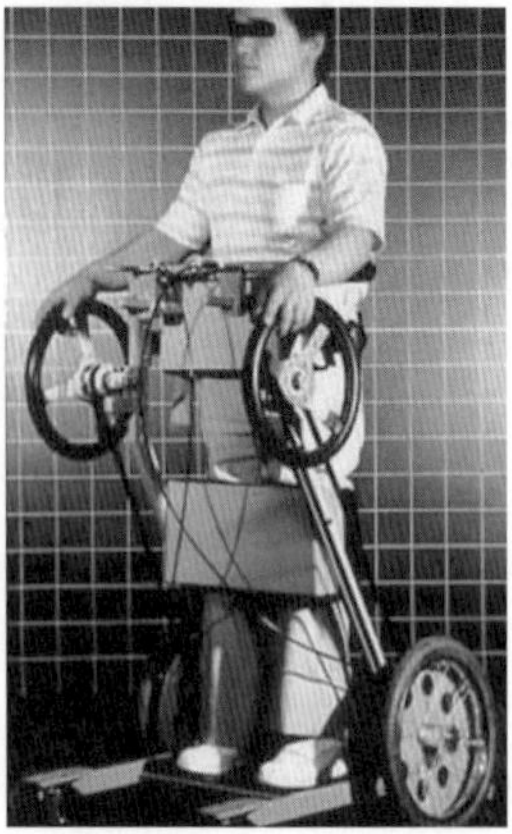

行為は達成できますが、立位、歩行が困難な場合、車いすからの移乗動作が必要になります。移乗には、座位移乗と立位移乗があります。

座位移乗を支援する機器としてトランスファーボードやスライディングシート、入浴機器で紹介した吊り上げ式リフトと吊具（215項の図表5-3）などがあります。種類はさまざまで、身体機能や使用場面によって選択し、自立移乗や、介助負担の軽減を目的として使います。

立位は、ひざと腹部、そして臀部の3点を固定すれば保持できます。立位移動機を使えば、立位移動ができます（図表6-5）。立位移動は、視点の高さが高くなりそれだけで爽快ですし、座位とは異なる高所からの視野を得られます。また下肢へ荷重がかかることで、骨の軟化を予防できます。立位姿勢をもっと見直す必要があると思います。

## 自動車での移動を支援する機器を選ぶポイント

自動車の運転補助装置には、さまざまな支援機器があり（図表6-6）、これらを利用すると上肢だけで自動車を運転することがで

**図表 6-6　自動車の運転補助装置**

I型手動装置　　T型手動装置

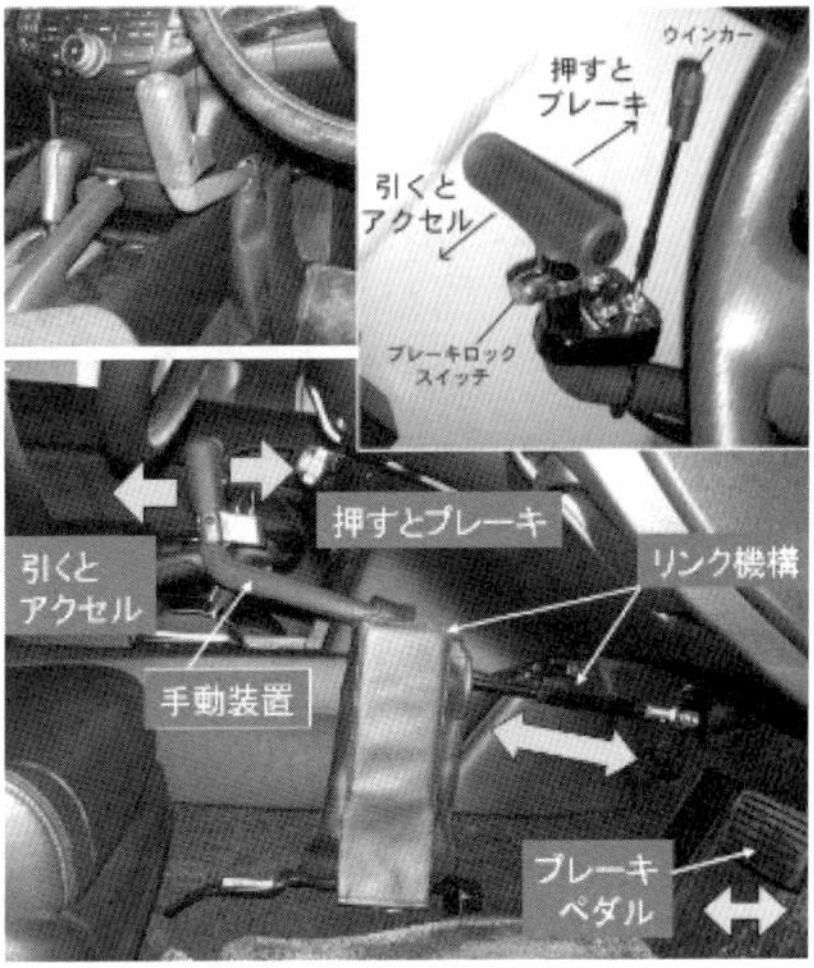


手動装置：筆者のように下肢機能が全廃していても上肢だけで運転できる装置。

き、社会参加が飛躍的に向上します。

最近では、手足のうち一肢でも任意に動かすことができれば、ジョイスティックレバーのようなレバー一本で自動車の運転が可能となりました。また、車いすの車載方法もさまざまで、天井に収納できるものもあります。

## 障害児の移動を考える

スイッチの操作で動かせる移動機器を考えることも大切です。自分で身体を動かすことができない障害児の場合、学齢期前には、多くの家庭で、抱っこやバギーなどでの介助介助移動が中心です。家の中では、床やベッドなどに寝かせたり、姿勢保持装置などで生活させることが多い

**図表 6-7**

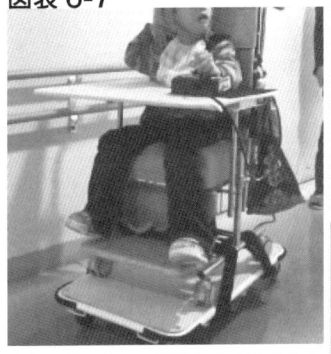

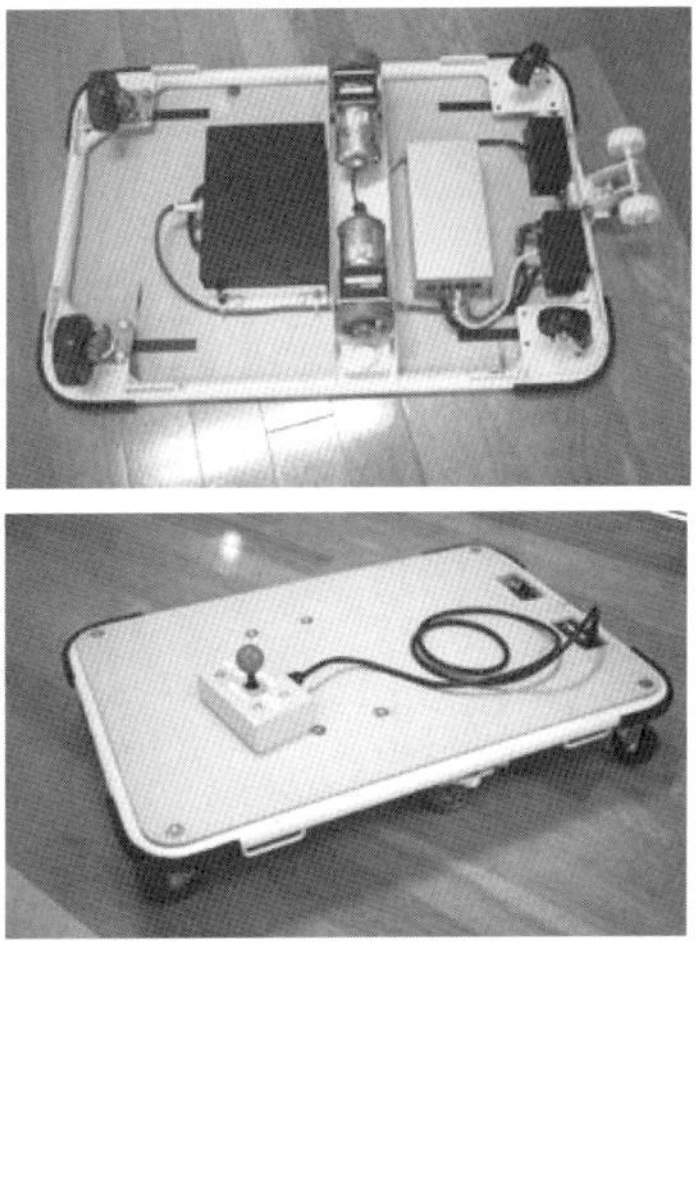

自力移動できない学齢期前の子どものための移動遊具。

**図表 6-8**

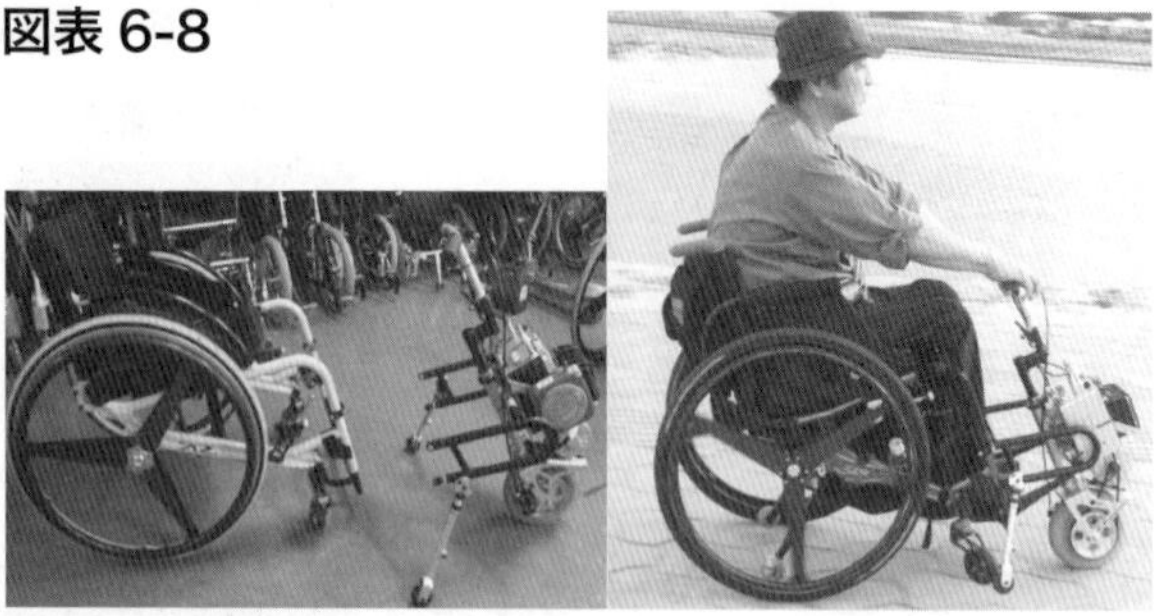

手動車いすと電動補助装置を組み合わせると、一台でさまざまな用途に使える。

**図表 6-9**

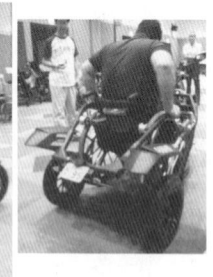

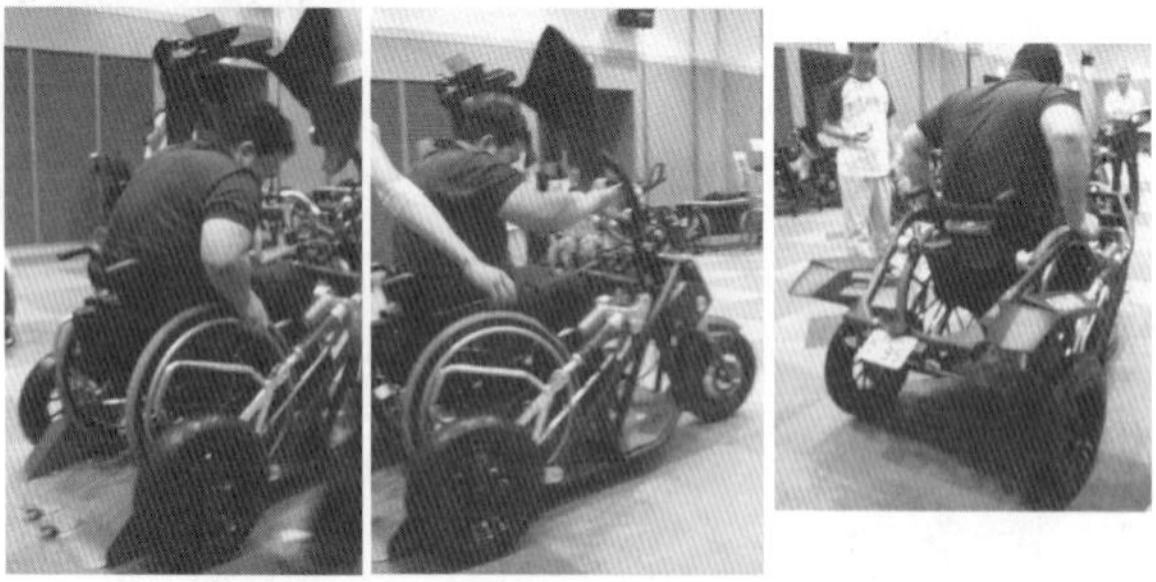

1. スロープを登る　2. フレームを下げ　3. タイヤ固定

車いすのまま乗り込む電動ミニカー。

と思います。

自分で動けないため、移動動作が親や介助者任せになって、姿勢保持装置に長時間座らせたままにしたり、長時間寝かせていると、もともと持っている能力を眠らせてしまう可能性があります。本人も自分では「動けない」と思い込んでしまいます。できる限り早期に自分で動く能力を開発させる移動支援機器を使うべきです。

図表6-7は、筆者と佐賀県そして佐賀県内の企業と共同で研究開発し市販したもので、自分の力で移動できない学齢期前の子どものための移動遊具です。遊びながら移動能力を養い、移動方法を獲得することで、学齢期には電動車いすなどで自立登校することができるようになることを目指したものです。

いっぽう、若いときは車いすスポーツをしたり、自動車に何の苦もなく移乗できていた人が、高齢になると次第に難しくなっていきます。身体機能が低下し、筋力の低下や肩の痛みが出て、移乗や移動方法が変わるようになります。

図表6-8は、手動車いすに、電動補助装置を装着することで、電動で自由に移動することができます。もうすぐ発売予定です。

また、図表6-9は、車いすのまま乗り込める電動ミニカーで、時速40㎞のスピードが出ます。50㎞程度の距離の移動に有効です。近年、これらの製品が開発されています。

## 障害受容は、自（律）生活への道

医療介護専門職、本人、家族は、自立（律）生活獲得のためにもっと貪欲にこれらの支援機器をチェックしてください。これらの支援機器は、写真をみるだけではわからないので、展示場などに足を運び、ぜひ試してみる機会をつくってください。

リハビリテーションという言葉は、今までは、「障害のある人」が対象でしたが、超高齢社会では、あらゆる人に、これらの自立（律）支援機器が役に立つようになります。

リハ機器の選択肢の幅が広がると、さまざまな人の社会参加が大きく促進されます。社会の目がこれらの機器に向けられるようになると、市場も充実してますます進化します。

障害受容はいのちの受容です。そして、また自立（律）生活への道でもあります。

自立（律）を応援する社会は、すばらしい社会だと思います。障害のある人、高齢の人にはもっと街・社会に出てもらって、多くの方と交流してもらいたいものです。そこから新しい街の新しいハーモニーや潮流が生まれるのだと思います。

**になる機器** 残存レベルで移動支援機器を利活用できる可能性
（◎：利活用できる、 ○：できる、 △：できることもある、 ×：利活用できない）

| 残存レベル | | | | | |
|---|---|---|---|---|---|
| 不全損傷 | 頸髄損傷 | | | 胸・腰髄損傷 | 腰髄～仙髄 |
| C.T.L の不全 | C1 ～ C3 | C4 ～ C5 | C6 ～ C8 | T ～ L | 下肢歩行可能 |
| 四肢機能が全員異なる | 四肢が全く使えない | 上肢が少し使える | 上肢が使える | 上肢が使える対麻痺 | 上肢が使える下肢が使える |
| △ | × | × | × | × | △ |
| △ | × | × | × | × | △ |
| △ | × | × | × | × | △ |
| △ | × | × | × | × | △ |
| △ | × | × | × | × | △ |
| △ | × | × | × | × | △ |
| △ | × | × | × | × | △ |
| △ | × | × | × | × | △ |
| △ | × | × | × | × | △ |
| △ | × | × | × | × | △ |
| ◎ | ◎ | ◎ | ○ | △ | △ |
| ◎ | ◎ | ◎ | ○ | × | × |
| ○ | ◎ | ◎ | ◎ | ◎ | ○ |
| ○ | ◎ | ◎ | ◎ | ◎ | ○ |
| △ | × | △ | △ | ○ | △ |
| △ | × | × | ○ | ○ | △ |
| △ | × | × | ○ | ○ | △ |
| △ | × | × | ○ | △ | × |
| ○ | ◎ | ◎ | ○ | × | × |
| ○ | ◎ | ◎ | ○ | × | × |
| ○ | ◎ | ◎ | ○ | × | × |
| ○ | ◎ | ◎ | ○ | × | × |
| ○ | ◎ | ◎ | ○ | × | × |
| △ | × | △ | ◎ | ◎ | △ |
| △ | × | × | × | × | △ |
| △ | × | ○ | △ | △ | × |
| △ | × | △ | ◎ | ○ | × |
| ○ | × | △ | ◎ | ○ | × |
| ○ | × | ○ | ○ | × | × |
| ○ | ◎ | ◎ | ○ | × | × |
| △ | × | × | △ | ○ | △ |
| ○ | × | × | △ | × | ○ |
| △ | × | × | △ | ○ | × |
| △ | × | △ | △ | △ | × |
| △ | × | × | △ | ◎ | ○ |
| △ | × | × | △ | ◎ | ○ |
| △ | × | × | × | × | × |
| ○ | ◎ | ◎ | △ | △ | × |
| ○ | × | × | ○ | ○ | △ |
| △ | × | × | × | × | ○ |
| ○ | ○ | ○ | ○ | ○ | ○ |
| ○ | ○ | ○ | ○ | ○ | ○ |
| △ | △ | △ | ○ | ○ | ○ |

## 図表 6-2　残存機能別に、歩行移動、座位移動、立位移動、自動車移動で必要

| 支援形態 | 移動形態 | 移動支援機器 | |
|---|---|---|---|
| | | 移動支援機器 | 移動支援機器の名称例 |
| 歩行支援 | 下肢で歩行 | 杖 | ステッキ、T 字杖 |
| | | | ロフストランド・クラッチ |
| | | | 松葉杖 |
| | | | 三脚杖、四脚杖 |
| | | 歩行器 | 固定型歩行器 |
| | | | 交互型歩行器 |
| | | 歩行車 | 四脚二輪歩行車 |
| | | | 四脚四輪歩行車 |
| | | | 三輪歩行車 |
| | | | 椅子付き歩行車 |
| 座位移動支援 | 介助用車いす | 介助用車いす | 介助用車いす |
| | | 電動介助車いす | 電動介助用車いす |
| | クッション | 圧分散性の高いクッション | 空気やジェルクッション |
| | | 圧分散性のあるクッション | ウレタン類クッション |
| | 車いすへの移乗 | 移乗補助器具 | トランスファーボード |
| | | | スライディングシート |
| | | | 回転板 |
| | | | ベッドの膝当て装置 |
| | | 移乗介助用<br>つり上げ式リフト | 床走行型リフト |
| | | | ベッド設置式リフト |
| | | | 浴室設置式リフト |
| | | | 据え置き式リフト |
| | | | 天井走行式リフト |
| | 自走用車いす | 手動車いす | 上肢駆動車いす |
| | | | 下肢駆動車いす |
| | | | 姿勢変換型車いす |
| | | 電動車いす | アシスト電動車いす |
| | | | 簡易電動車いす |
| | | | 普通型電動車いす |
| | | | 電動ティルト・リクライニング |
| | | 電動補助装着車いす | 装着型電動補助装置 |
| | | 電動三輪車・四輪車 | 電動三輪・四輪車 |
| 立位移動支援 | 立位移動装置 | 立位移動機 | 手動立位移動機 |
| | | | 電動立位移動機 |
| 自動車移送支援 | 自動車 | 電動・原付自動車 | ミニカー |
| | | 自動車装着運転装置 | 手動装置 |
| | | | 足操舵装置 |
| | | 自動車への移乗装置 | リフト |
| | | 車いす車載装置 | ルーフチェアーリフト |
| | | | トランクチェアーリフト |
| | | 介助による移動装置 | スロープ |
| | | | リフト |
| | | | 自動車の座席搬出装置 |

# おわりに

丸山柾子

この原稿を書きながら、私はあらためて夫の人生を考えました。

夫は、一介の体育教師でした。小、中学校で体育を教えた後、今度は体育の教師を育てる仕事にたずさわり、生きがいを感じていました。夫として、父親として私たちも慕っていました。その人がある日突然、有無を言わさず、「自分の身体が動かない、意のままにならない」という現実を突きつけられた気持ちは一体どうだったんだろうかと、いまでも振り返るたびに、私の思いはそこに行きつきます。

命があったことさえ悔やんだ日々から、何とか乗り越えてきた車いすの夫が、「体育とは、結局はいのちの教育なんだよ」と、私に話してくれたことがありました。

学生たち、子どもたちにもそれを伝えていたはずです。夫にその言葉を引き出させるために、神様はあの体験を与えられたのでしょうか。「こうなることが、俺の運命だったような気がする」と言ったこともありました。重い言葉でした。それが「受け入れる」ということだったのでしょうか。

そうして、「人間性と専門性は、医療でも教育でも両輪なんだよ。どちらが欠けても、だめなんだ。そして、それはずっと追い求めるものなんだ」という言葉にたどり着き、それを学生たちに伝えられたとき、彼が一人の体育教師としての答えを見つけられたのかもしれないと、私は思ってきました。

その夫が、それからときを経ずに、病で命を終えることになろうとは、無念としか言いようがありません。そして、私にはいろいろな後悔がまた頭を持ち上げてくるのです。

「先生は、最後までよく生きられました」と、多くの人が言ってくれましたが、夫の「人の心に残るような生き方をしたい」と願い、「身体には障害を持っているけれど普通の人として生きたい」との願いは果たして達成できたのだろうかを問うとき、また私は自分を振り返ります。傍にいて、私は何をしてきただろうかと・・・。

それでもこの重い体験から、私は確実に三つのことを学びました。

一つは、人生いつ、何が起きるかわからないということ、二つめは、人は人によって救われるということです。どんな暗闇の中からでも救い出されるのは人の力によってなのです。

そして三つ目は、人は必ず死を迎えるという当たり前のことです。

それを学んだ今は、突然何ごとかが起きたとしても、たとえいつの日か死を迎えることがあるとしても、必死にもがいて、一生懸命に生きようとしたことには意味があったと思いたいのです。そして、夫が人に繋がる心の大切さとその仕組みを今に残してくれたことに感謝したいのです。

総合せき損センターを退院するときに、森先生が言ってくださった「ハードルですか？　むしろチャンスだと思いますよ」の言葉が甦ってきます。実際、あれからいくつものハードルがありました。それを何とか乗り越えながらやって来ることができました。乗り越えたという体験が自信になって、次へのステップに必ずつながっていたと、いまになって思えるのです。

数知れないハードルを乗り越えるための多くの力をあの励ましの言葉からいただいていたことに感謝せずにはいられません。もしかしたらハードルを乗り越えること自体が、「生きる」ということだったのかもしれないと思うとき、あの言葉の重みをあらためて思うのです。

山下達郎さんの『希望という名の光』という歌があります。思いもよらず絶望的な障害を負わざるを得なくなって、「底知れぬ闇の中」にいる者に向かって、初めから「よくて寝たきり……」と言い放つ医療ではなく、「かすかな光の兆し」を寄り添って届けられる医療になって欲しいと、私は心から願うものです。

また、この文章がその兆しの一端に繋がることができたなら、丸山はきっと喜んでくれると信じて、この記録を閉じたいと思います。松尾先生とともに、この文章を書く機会に恵まれたことに、深く感謝申し上げます。ありがとうございました。

# Ⅱ部のおわりに

松尾清美

私は四十一年前の交通事故で第9胸髄損傷となり、下肢と体幹機能を失い、対麻痺となったとき、生きる希望をなくし、絶望的な気持ちとなりましたが、その後の心の変化などは丸山先生に共感することができました。四肢麻痺の身体で自立（律）生活を達成された先生に尊敬の念を覚えます。丸山先生の受傷初期のころの心の動きから「運命だった」と思えるようになり、その後、「生きているあかし」を求め、活動を行って自立（律）生活していく、このすばらしさを、多くの方に伝えたいと思い、出版を目差したものです。

また、私や丸山先生と奥様の自立（律）生活を可能とした医師やコメディカルなどの「人的環境」と、福祉器機や住環境などの「物理的環境」、そして「社会環境」を私なりに解説することで、今後も続くであろう多くのチャレンジャーが自立（律）生活を実現するための一助となるように第Ⅱ部をまとめました。

丸山先生の奥様の文章はトム・クルーズの映画『七月四日に生まれて』（脊髄損傷となって、社会参加していくまでの物語）を見たとき以上の感動を覚えました。ごいっしょに執筆させていただき、丸山先生と柾子さんに心から感謝します。

〈これまでに発表した以下の論文を参考にしました〉

1） 松尾清美：歩きにくくなった人や歩けなくなった人の乗り物について、第30回リハ工学カンファレンス 乗り物SIG基礎セミナー資料集、p.1 ～ 2、2015.
2） 松尾清美：高齢者や障害者（児）の自立（律）生活支援を目指したOTとリハエンジニアとの協働、石川県作業療法学術誌23、p.1 ～ 7、2015.
3） 松尾清美：障害者総合支援法における車椅子処方の考え方と工夫、第41回日本リハビリテーション工学協会車いすSIG講習会テキスト、p.56 ～ 64,2015.
4） 松尾清美：手動車いすに装着する電動駆動装置“パイロット”、福祉介護TECHNOプラス、Vol.8、No.9、p.12 ～ 15,2015.
5） 松尾清美：寝たきりにならないで自立（律）生活を続けるため、人生での移動補助機の必要性と位置づけ～移乗・移動・姿勢の考え方～、Poti,Vol.32、p. 7 ～ 9、2015
6） 松尾清美：車椅子の使い方、車いす・シーティングの理論と実践、日本車椅子シーティング協会、はる書房、p.377 ～ 390、2014.
7） 松尾清美：歩行が困難になっても大丈夫、車椅子と住環境整備で生活を楽しもう～身体機能と生活方法そして住環境に合った車椅子での生活基本動作～、日本リハビテーション工学協会復興支援講習会テキスト、p.5 ～ 12、2014.
8） 松尾清美：障害者（児）の生活環境改善による生活動作の改善、地域リハビリテーション、第8巻第1号、p.29 ～ 35、2013.
9） 松尾清美：街に出たくなる車椅子、特集「心からリハする」、リハビリテーション・エンジニアリング、Vol.28、No.3、p.122 ～ p.125、2013.
10） 松尾清美：電動車いす（屋外移動用）～在宅生活のための選択・調整・指導のワンポイント～、PTジャーナル、第46巻、第4号、p.348、2012.
11） 小宮雅美、木村利和、松尾清美、他：中等度頸髄損傷（C6BⅡ）、テクニカルエイド～生活の視点で役立つ選び方・使い方、第4章障害・疾患特性からみたテクニカルエイド、作業療法ジャーナル、Vol.46、No.7、p.872 ～ 875、2012.
12） 松尾清美：脊髄損傷の移動支援、地域リハ、Vol.6、No.4、p.264-270、2011.
13） 松尾清美：シーティングと走行性能の理論と実際　車いすの機能　（移乗や姿勢変換などの機能），第34回日本リハビリテーション工学協会車いすSIG講習会テキスト、p.93 ～ 96、2011.
14） 松尾清美：第25回　住宅関連用具　段差解消機・階段昇降機・スロープ類・昇降座いす他、①段差解消機・階段昇降機の適合方法や使い方、そして今後の展望福祉介護機器プラス、Vol.9、p.37 ～ 41、2010.
15） 松尾清美：子供のための機器開発　子供用電動車いす、福祉介護機器プラス、p45 ～ 49、2009.
16） 松尾清美：せき損の浴室改修、福祉介護機器プラス、p.9 ～ 12、2009.
17） 松尾清美：社会復帰のための工学的支援、脊髄損傷者の社会参加マニュアル、NPO法人日本せきずい基金、ｐ.109 ～ 120、2008.

丸山芳郎（まるやま　よしろう）

| | |
|---|---|
| 1936 年　1 月 | 新潟県生まれ。新潟大学教育学部卒業。新潟県公立中学校、新潟大学・広島大学付属小中学校教諭等を経て（この間、教員バスケットボールの選手として新潟県や広島県代表で国体に出場。 |
| 1982 年　3 月 | 上越教育大学学校教育学部・大学院助教授。 |
| 1990 年　4 月 | 教授。専門は体育科教育学で、体育教師を目指す学生の指導と大学院で現職教員の院生等の指導。 |
| 1998 年 11 月 | 福岡県の現職教員の講習会講師として福岡県教育委員会の招へいで行った先の福岡市で交通事故により負傷。総合せき損センターに入院。 |
| 1999 年 12 月 | １年の入院加療の後、退院して自宅療養に。 |
| 2000 年　3 月 | 大学に復職。 |
| 2001 年　3 月 | 定年退官。以後、非常勤講師として教壇に立つ。 |
| 2001 年　5 月 | 高齢者・障害者自立支援の NPO 法人スキップを設立、理事長就任。 |
| 2004 年　3 月 | スキルス性胃癌がみつかる。死の 15 日前まで非常勤講師を継続。 |
| 2004 年 11 月 | 死去。 |

**執筆**

●丸山柾子（まるやま　まさこ）
1943 年、新潟県生まれ。新潟大学教育学部卒業後、夫の勤務地・広島市で 9 年間小学校教諭。1975 年 3 月夫の転勤に従い退職。2005 年、夫の遺志をついで、NPO 法人スキップの理事長に就任。2016 年理事長退任。

●松尾清美（まつお　きよみ）
1953 年、佐賀県生まれ。1976 年、大学在学中に交通事故で脊髄損傷となり、以後車いす生活。1978 年、宮崎大学工学部卒業。1954（？）年、労働福祉事業団総合せき損センター医用工学研究室に就職し、福祉機器の開発と住環境設計研究を開始。1994 年、九州芸術工科大学生活環境専攻博士後期課程の社会人枠に入学。1997 年、単位取得退学。2007 年～ 2011 年、日本リハビリテーション工学協会理事長。2003 年佐賀大学へ異動し、医学部附属地域医療科学教育研究センター准教授となり、学生教育の傍ら、メーカーとの共同研究にて福祉機器の開発を行うとともに、障害を持つ人の住環境設計と生活行動支援の実施と研究を行う。福祉住環境コーディネーター協会理事、日本障害者スポーツ学会理事、福祉住環境アソシエーション理事、日本リハビリテーション工学協会車いす SIG 代表。

# 障害受容はいのちの受容

頸髄損傷（けいずいそんしょう）からの社会復帰

2016 年 8 月 20 日　第 1 版第 1 刷　発行

著　者　丸山柾子　松尾清美

発行者　小平慎一

発行所　ヒポ・サイエンス出版株式会社
〒 116-0011　東京都荒川区西尾久 2-23-1
電話 03-5855-8505　ファックス 03-5855-8506
http://hippo-science.com

ブックデザイン　徳升澄夫 (有)ホワイトポイント

印刷・製本　アイユー印刷株式会社

ISBN978-4-904912-03-4



価格はカバーに表示してあります。落丁本、乱丁本はお取り替えいたします。